海派中医肝病名家医案集

主编

季　光　高月求　邢练军

名誉主编

徐列明　陈建杰

副主编

陈　良　胡义扬　孟志强　梁海林

陈晓蓉　王晓素　王　淼

上海科学技术出版社

内 容 提 要

　　肝病属于重大疑难疾病与传染病范畴,其诊治一直是临床的一个重要课题。我国是肝病大国,慢性肝病严重危害人民群众健康,影响患者生活质量,大量消耗社会资源。海派中医衷中参西,兼容并蓄,在肝病学界独树一帜,代表有姜春华、王灵台、韩哲仙等中医名家。

　　本书整理海派名家诊治肝病的经验,结合临床的实际需求,以及作者多年的治疗体会,内容分上、下两篇。上篇论述了中医对肝病的认识,以及沪上中医肝病辨证施治特点。下篇整理名医名家诊治肝病医案,分析用药特点,评述治疗原则,从医案中反映海派中医名家诊治肝病的临床经验与学术特色。本书精选海派肝病名家医案,从临床实践出发,以临床疗效为本,以中医药为主要治疗手段,注重吸收现代医学的精华,突出海派中医特点,将海派中医的最新科研、临床研究成果展现出来,呈献给读者,提供肝病治疗思路,为进一步推广发展中医药肝病学术提供借鉴。本书内容理论与实践相结合,以能解决临床实际问题为宗旨。

　　本书可供中医临床工作者、中医科研人员、中医院校师生以及中医爱好者参考阅读。

图书在版编目(CIP)数据

海派中医肝病名家医案集 / 季光,高月求,邢练军
主编. —上海:上海科学技术出版社,2018.8
　　ISBN 978 - 7 - 5478 - 4095 - 5

　　Ⅰ.①海… Ⅱ.①季… ②高… ③邢… Ⅲ.①肝病
(中医)—中医治疗法—医案—汇编 Ⅳ.①R256.4

　　中国版本图书馆 CIP 数据核字(2018)第 146892 号

海派中医肝病名家医案集
主编　季　光　高月求　邢练军

上海世纪出版(集团)有限公司
上 海 科 学 技 术 出 版 社　出版、发行
(上海钦州南路 71 号　邮政编码 200235　www.sstp.cn)
上海雅昌艺术印刷有限公司印刷
开本 787×1092　1/16　印张 16.5
字数 290 千字
2018 年 8 月第 1 版　2018 年 8 月第 1 次印刷
ISBN 978 - 7 - 5478 - 4095 - 5/R · 1663
定价:128.00 元

编委会名单

序

　　中医药防治肝病是中医药特色优势领域之一,迄今积累了丰富的经验,研发了诸多药物,初步形成了若干临床诊疗方案。临床研究和临床实践证实了中医药的疗效,深得广大肝病患者的信任,为我国肝病防治工作做出了一定的贡献。中医药学是一门以经验为主体的医学,如何继承和发扬名家经验是中医药学发展的重要环节。临证医案是医家临床经验的主要载体,可充分体现名家临证思维、用药经验、治疗得失。认真研读医案是青年医师提高中医药临床诊疗水平的捷径之一。季光、高月求和邢练军是三位中医肝病领域的中生代杰出代表,他们组织一批上海市名中医继承人,以医案为载体,系统梳理、总结了上海市中医肝病领域的名中医和主任医师的临床经验。该书在系统梳理中医药防治肝病理论的基础上,重点介绍了各位名家的临证医案,书中所载医案鲜活地再现了名家治疗肝病的思维过程、理法方药,其中不乏疗效确切的经验方,可供广大读者临床试用。医案中的心得体会如同现场教学,名家们毫无保留地将毕生积累的真知灼见倾囊相授,相信对广大读者大有裨益。

　　中医药防治肝病具有一定的特色和优势,但也存在一些难点,需要大家共同努力。临床经验继承总结较多,大都形成一些文章、书籍。如何应用现代流行病学研究方法中个案分析方法进行科学合理的统计分析和提炼,在继承经验的基础上予以发扬,都是重要的问题和研究课题。毫无疑问,名家经验也需要临床再验证,个案的验证可以转化为个人的经验,通过大样本多中心的临床研究,可以更科学规范地验证,进而形成指南类或共识类的治疗方案,有利于推广应用和提升其价值。

　　目前,西医治疗药物和方法层出不穷,中西医结合越来越受到重视和推崇,明确中医药防治肝病的优势环节也显得十分迫切。其中抗肝纤维化似乎是比较明确的优势环节,但也因为中药成分复杂、作用靶点欠清等原因,难以得到西医同行的公认。

中医药以调整人体平衡见长,其调控肝病免疫的研究是肝病防治的热点之一,但目前尚无令人信服的结果。证实中医药优势是一个亟待解决的问题,通过规范的临床研究证明疗效是一方面,明确有效成分和阐明作用机制是另一方面,要做到知其然也知其所以然。上海中医药大学附属龙华医院和上海中医药大学附属曙光医院肝病科是全国、上海市的重点中医临床科室,一直以来对中医和中西医结合防治肝病的临床、科研和教学都做出了较大贡献。季光、高月求和邢练军等青年才俊历时数年编成此书,抛砖引玉,精神可嘉。希望各位中医同仁齐心协力,继续努力,共同为我国肝病防治事业做出应有的贡献。

王灵台

2018 年 4 月 2 日

前　言

　　肝病是我国一类常见病、多发病和难治病,目前大多尚缺乏有效的治愈手段,严重影响人民身体健康。中医药是中华传统文化的重要载体,在几千年防病治病实践中,形成了完善的理论体系和丰富的疾病防治经验。中医药防治肝病是其优势领域之一,具有悠久的历史和完善的理法方药体系,早在《内经》中就有丰富的论述,如《素问·平人气象论篇》中就有相关黄疸的论述:"溺黄赤,安卧者,黄疸……目黄者,曰黄疸。"《伤寒论》《金匮要略》已形成完整的理法方药,如黄疸的病机在于"湿热在里""寒湿在内不解""火劫其汗""黄家所得,从湿得之",治法"诸病黄家,但利其小便",形成的方药如茵陈汤、栀子大黄汤、茵陈五苓散等至今指导临床实践。

　　王永炎院士认为"读经典、跟名师、做临床"是中医成才的基本规律,跟名师是其中的关键所在,跟名师包括跟名师临诊和研读名师医案,名家病案是名家经验的载体,通过研读医案继承名家经验是提高临床疗效的关键措施之一。

　　名中医工作室是上海市中医继承工作的创举,跟师临诊工作室已积累大量文字和影像资料,收集了大量名中医医案。中医医案浓缩、涵盖了中医基础理论和临床经验,学习和研读医案,不仅能丰富和深化理论知识,而且可以提高临床诊疗水平,开阔视野,启迪思路。

　　为了进一步发扬上海名中医学术经验,我们组织上海市名中医工作室的继承人认真总结了上海名医名家的学术思想和临证经验,并精心挑选了一批疗效明确的完整医案集成此书。本书分上、下两篇,上篇阐述常见肝病的病因病机、辨证特点;下篇以上海名医名家医案为载体,充分展示了上海名医治疗急性肝炎、慢性病毒性肝炎、脂肪性肝病、肝硬化、原发性肝癌等各种肝病的理法方药经验,重点阐述了各位上海名医的学术思想和治疗特色、有效验方以及心得体会。本书内容翔实,查阅便利,易学易懂,尤其是各位名医的用药经验和有效验方,对青年医师临床实践具有较好的指导意义,适合广大医务工作者、中医药爱好者及医学院校广大师生学习参考。

衷心感谢各位作者于百忙中撰写本书所付出的辛苦!

本书编写过程中,由于时间和水平所限,遗漏、不足之处在所难免,敬请同行批评指正。

季　光　高月求　邢练军

2018 年 4 月

目　录

上篇　导　论

下篇　名医名家医案

上篇　导论

第一章
中医对肝病的认识

　　肝位于腹部,横膈之下,右胁下而稍偏左。"肝居膈下,上著脊之九椎下"(《医宗必读·改正内景脏腑图》),"肝之为脏……其脏在右胁右肾之前,并胃贯脊之第九椎"(《十四经发挥》)。说明中医学已正确地认识到了肝脏的部位是在右胁下右肾之前而稍偏,需要指出的是,在中医学中还有"肝左肺右"之说。它始见于《内经》,"肝生于左,肺藏于右"(《素问·刺禁论篇》)。张景岳说:"肝木旺于东方而主发生,故其气生于左。肺金旺于西方而主收敛,故其气藏于右。"(《类经·针刺类》)总之,肝生于左,谓肝气主升,其治在左。

一、肝脏的生理功能

　　1. 肝主疏泄　肝主疏泄,是指肝具有疏通、舒畅、条达以保持全身气机疏通畅达,通而不滞,散而不郁的作用。肝主疏泄是保证机体多种生理功能正常发挥的重要条件。疏,即疏通,疏导。泄,即升发,发泄。疏泄,即升发发泄,疏通。"疏泄"一词,始见于《素问·五常政大论篇》"土疏泄,苍气达",与土得木而达同义。元代朱丹溪首次明确地提出"司疏泄者,肝也"(《格致余论·阳有余阴不足论》)的观点。肝主疏泄在人体生理活动中的主要作用是:

　　(1)调畅气机:肝主疏泄的生理功能,总的是关系到人体全身的气机调畅。气机,即气的升降出入运动。升降出入是气化作用的基本形式。人体是一个不断地发生着升降出入的气化作用的机体。气化作用的升降出入过程是通过脏腑的功能活动而实现的。人体脏腑经络、气血津液、营卫阴阳,无不赖气机升降出入而相互联系,维持其正常的生理功能;肝的疏泄功能,对全身各脏腑组织的气机升降出入之间的平衡协调,起着重要的疏通调节作用。"凡脏腑十二经之气化,皆必藉肝胆之气化以鼓舞之,始能调畅而不病。"(《读医随笔》)因此,肝的疏泄功能正常,则气机调畅、气血和调、经络通利,脏腑组织的活动也就正常协调。

　　(2)调节精神情志:情志,即情感、情绪,是指人类精神活动中以反映情感变化为主的一类心理过程。中医学的情志属狭义之神的范畴,包括喜、怒、忧、思、悲、恐、惊,亦称之为七情。肝通过其疏泄功能对气机的调畅作用,可调节人的精神情志活动。人的精神情志活动,除由心神所主宰外,还与肝的疏泄功能密切相关,故向有"肝主谋虑"之说。谋虑就是谋思虑、深谋熟虑。肝主谋虑就是肝辅佐心神参与调节思维、情绪等神经精神活动的作用。在正常生理情况下,肝的疏泄功能正常,肝气升发,既不亢奋,也不抑郁,舒畅条达,则人就能较好地协调自身的精神情志活动,表现为精神愉快,心情舒畅,理智清朗,思维灵敏,气和志达,血气和平。若肝失疏泄,则易于引起人的精神情志活动异常。疏泄不及,则表现为抑郁寡欢、多愁善虑等。疏泄太过,则表现为烦躁易怒、头胀头痛、面红目赤等。故曰:"七情之病,必由肝起。""神者气之子,气者神之母,形者神之室。气清则神畅,气浊则神昏,气乱则神去。"

肝主疏泄失常与情志失常,往往互为因果。肝失疏泄而情志异常,称之为因郁致病。因情志异常而致肝失疏泄,称之为因病致郁。

(3) 促进消化吸收:脾胃是人体主要的消化器官。胃主受纳,脾主运化。肝主疏泄是保持脾胃正常消化吸收的重要条件。肝对脾胃消化吸收功能的促进作用,是通过协调脾胃的气机升降和分泌、排泄胆汁而实现的。

1) 协调脾胃的气机升降:胃气主降,受纳腐熟水谷以输送于脾;脾气主升,运化水谷精微以灌溉四旁。脾升胃降构成了脾胃的消化运动。肝的疏泄功能正常,是保持脾胃升降枢纽能够协调不紊的重要条件。肝属木,脾胃属土,土得木而达。"木之性主乎疏泄。食气入胃,全赖肝木之气以疏泄之,则水谷乃化。设肝不能疏泄水谷,渗泄中满之证在所难免。"(《血证论·脏腑病机论》)可见,饮食的消化吸收与肝的疏泄功能有密切关系,故肝的疏泄功能,既可以助脾之运化,使清阳之气升发,水谷精微上归于肺,又能助胃之受纳腐熟,促进浊阴之气下降,使食糜下达于小肠。若肝失疏泄,犯脾克胃,必致脾胃升降失常,临床上除具肝气郁结的症状外,既可出现胃气不降的嗳气脘痞、呕恶纳减等肝胃不和症状,又可出现脾气不升的腹胀、便溏等肝脾不调的症状。故曰:"肝气一动,即乘脾土,作痛作胀,甚则作泻,又或上犯胃土,气逆作呕,两胁痛胀。"(《知医必辨·论肝气》)

2) 分泌排泄胆汁:胆附于肝,内藏胆汁,胆汁具有促进消化的作用。胆汁是肝之余气积聚而成。诚如戴起宗所说:"胆之精气,则因肝之余气溢入于胆,故(胆)藏在短叶间,相并而居,内藏精汁三合,其汁清净。"(《脉诀刊误》)可见,胆汁来源于肝,贮藏于胆,胆汁排泄到肠腔内,以助食物的消化吸收。故曰:"凡人食后,小肠饱满,肠头上逼胆囊,胆汁溃入肠内,利传渣滓。"(《医原》)肝的疏泄功能正常,则胆汁能正常地分泌和排泄,有助于脾胃的消化吸收功能。如果肝气郁结,影响胆汁的分泌和排泄,可导致脾胃的消化吸收障碍,出现胁痛、口苦、纳食不化,甚至黄疸等。总之,脾为阴中之至阴,非阴中之阳不升,土有敦厚之性，非曲直之木不达。肝气升发，疏达中土，以助脾之升清运化，胃之受纳腐熟。

（4）维持气血运行：肝的疏泄能直接影响气机调畅。只有气机调畅，才能充分发挥心主血脉、肺助心行血、脾统摄血液的作用，从而保证气血的正常运行。所以肝气舒畅条达，血液才得以随之运行，藏泄适度。"血随气行，周流不停"（《风劳臌膈四大证治》）。血之源头在于气，气行则血行，气滞则血瘀。若肝失疏泄，气机不调，必然影响气血的运行。如气机阻滞，则气滞而血瘀，则可见胸胁刺痛，甚至瘕积、肿块、痛经、闭经等。若气机逆乱，又可致血液不循常道而出血。所谓"血为气之配，气热则热，气寒则寒，气升则升，气降则降，气凝则凝，气滞则滞"（《格致余论·经水或紫或黑论》）。

（5）调节水液代谢：水液代谢的调节主要是由肺、脾、肾等脏腑共同完成的，但与肝也有密切关系。因肝主疏泄，能调畅三焦的气机，促进上中下三焦肺、脾、肾三脏调节水液代谢的功能，即通过促进脾之运化水湿、肺之布散水津、肾之蒸化水液，以调节水液代谢。三焦为水液代谢的通道。"上焦不治，则水犯高源；中焦不治，则水留中脘；下焦不治，则水乱二便。三焦气治，则脉络通而水道利。"（《类经·藏象类》）三焦这种司决渎的功能，实际上就是肺、脾、肾等调节水液功能的综合。肝的疏泄正常，气机调畅，则三焦气治，水道通利，气顺则一身之津液亦随之而顺，故曰："气行水亦行。"（《血证论·阴阳水火气血论》）若肝失疏泄，三焦气机阻滞，气滞则水停，从而导致痰、饮、水肿，或水臌等。故曰："水者气之子，气者水之母。气行则水行，气滞则水滞。"（《医经溯洄集·小便原委论》）由此可见，肝脏是通过其疏利调达三焦脏腑气机的作用，来调节体内的水液代谢活动的，这就是理气以治水的理论依据。但需指出，理气法不是治疗水肿的主要治法，而是协助行水的重要一环。

（6）调节性与生殖

1）调理冲任：妇女经、带、胎、产等特殊的生理活动，关系到许多脏腑的功能，其中肝脏的作用甚为重要，向有"女子以肝为先天"之说。妇女一生以血为重，由于行经耗血，妊娠血聚养胎、分娩出血等，无不涉及血，以致女子有余于气而不足于血。冲为血海，任主胞胎，冲任二脉与女性生理功能休戚相关。肝为血海，冲任二脉与足厥阴肝经相通，而隶属于肝。肝主疏泄，可调节冲任二脉的生理活动。肝的疏泄功能正常，足厥阴经之气调畅，冲任二脉得其所助，则任脉通利，太冲脉盛，月经应时而下，带下分泌正常，妊娠孕育，分娩顺利。若肝失疏泄而致冲任失调，气血不和，从而形成月经、带下、胎产之疾，以及性功能异常和不孕等。

2）调节精室：精室为男子藏精之处。男子随肾气充盛而天癸至（促进性成熟并维持生殖功能的物质），则精气溢泻，具备了生殖能力。男性精室的开合、精液的藏泄，与肝肾的功能有关。"主闭藏者，肾也，司疏泄者，肝也。"（《格致余论·阳有余阴不足论》）肝之疏泄与肾之闭藏协调平衡,则精室开合适度,精液排泄有节,使男子的性与生殖功能正常。若肝之疏泄失常,必致开合疏泄失度。其不及,可见性欲低下、阳痿、精少、不孕等;其太过,则性欲亢奋、阳强、梦遗等。故曰:"肝为阴中之阳,其脉绕阴器,强则好色,虚则妒阴,时憎女子。"(《类经·藏象类》)

2. 肝藏血生血

(1)肝主藏血:肝藏血是指肝脏具有贮藏血液、防止出血和调节血量的功能。故有肝主血海之称。

1)贮藏血液:血液来源于水谷精微,生化于脾而藏受于肝。肝内贮存一定的血液,既可以濡养自身,以制约肝的阳气而维持肝的阴阳平衡、气血和调,又可以防止出血。因此,肝不藏血,不仅可以出现肝血不足,阳气升腾太过,而且还可以导致出血。

2)调节血量:在正常生理情况下,人体各部分的血液量是相对恒定的。但是,人体各部分的血液,常随着不同的生理情况而改变其血量。当机体活动剧烈或情绪激动时,人体各部分的血液需要量也就相应地增加,于是肝脏所贮藏的血液向机体的外周输布,以供机体活动的需要。当人们在安静休息及情绪稳定时,由于全身各部分的活动量减少,机体外周的血液需要量也相应减少,部分血液便归藏于肝。所谓"人动则血运于诸经,人静则血归于肝脏"。因肝脏具有贮藏血液和调节血量的作用,故肝有"血海"之称。

肝藏血功能发生障碍时,可出现两种情况:一是血液亏虚。肝血不足,则分布到全身各处的血液不能满足生理活动的需要,可出现血虚失养的病理变化。如目失血养,则两目干涩昏花,或为夜盲;筋失所养,则筋脉拘急,肢体麻木,屈伸不利,以及妇女月经量少,甚至闭经等。二是血液妄行。肝不藏血可发生出血倾向的病理变化,如吐血、衄血、月经过多、崩漏。

肝的疏泄与藏血之间的关系:肝主疏泄又主藏血。藏血是疏泄的物质基础,疏泄是藏血的功能表现。肝的疏泄全赖血之濡养作用,又赖肝之功能正常才能发挥其作用。所以肝的疏泄与藏血功能之间有着相辅相成的密切的关系。就肝之疏泄对藏血而言,在生理上,肝主疏泄,气机调畅,则血能正常地归藏和调节。血液的运行不仅需要心肺之气的推动和脾气的统摄,而且还需要肝气的调节才能保证气机的调畅而使血行不致瘀滞。在病理上,肝失疏泄可以影响血液的归藏和运行。如肝郁气滞,气机不畅,则血亦随之而瘀滞,即由气滞而血瘀。若疏泄太过,肝气上逆,血随气逆,又可导致出血。就肝之藏血对疏泄而言,在生理上,肝主藏血,血能养肝,使肝阳勿亢,保证肝主疏泄的功能正常。在病理情况下,肝之藏血不足或肝不藏血而出血,终致肝血不足。肝血不足,血不养肝,疏泄失职,则夜寐多梦,女子月经不调等症相继出现。

(2)肝主生血:肝主生血是指肝参与血液生成的作用。肝不仅藏血,而且还能生血。

"肝……其充在筋,以生血气。"(《素问·六节藏象论篇》)"气不耗,归精于肾而为精。精不泄,则归精于肝而化清血。"(《张氏医通·诸血门》)可见,肝参与血液的生成。

肝主疏泄与肝主生血:肝以血为体,以气为用。"肝主血,肝以血为自养,血足则柔,血虚则强。"(《温病条辨》)肝生血,血足则肝体自充。刚劲之质得为柔和之体,通其条达畅茂之性,则无升动之害。疏泄与生血,肝气与肝血,相互为用,动静有常。肝血不足则肝气有余,疏泄太过,而为肝气、肝火、肝风之灾。故曰:"肝血不足,则为筋挛、为角弓、为抽搐、为爪枯、为目眩、为头痛、为胁肋痛、为少腹痛、为疝痛诸证。"(《质疑录》)

二、肝脏的生理特性

1. **肝喜条达** 条达,舒展、条畅、通达之意。抑郁,遏止阻滞。肝为风木之脏,肝气升发,喜条达而恶抑郁。肝气宜保持柔和舒畅,升发条达的特性,才能维持其正常的生理功能,宛如春天的树木生长那样条达舒畅,充满生机。肝主升发是指肝具升发生长、生机不息之性,有启迪诸脏生长化育之功。肝属木,其气通于春,春木内孕生升之机,以春木升发之性而类肝,故称肝主升发,又称肝主升生之气。条达为木之本性,自然界中凡木之属,其生长之势喜舒展、顺畅、畅达,既不压抑又不阻遏而伸其自然之性。肝属木,木性条达,故条达亦为肝之性。肝喜条达是指肝性喜舒展、条畅、畅达,实即肝之气机性喜舒畅、调畅。在正常生理情况下,肝气升发、柔和、舒畅,既非抑郁,也不亢奋,以冲和条达为顺。所以,唐容川说:"肝属木,木气冲和发达,不致遏郁,则血脉得畅。"(《血证论·脏腑病机论》)若肝气升发不及,郁结不舒,就会出现胸胁满闷、胁肋胀痛、抑郁不乐等症状。如肝气升发太过,则见急躁易怒、头晕目眩、头痛头胀等症状。肝的这种特性与肝主疏泄的生理功能有密切关系。

肝气升发条达而无抑遏郁滞,则肝之疏泄功能正常。肝主疏泄的生理功能是肝喜升发条达之性所决定的。故曰:"肝之性,喜升而恶降,喜散而恶敛。"(《读医随笔·平肝者舒肝也非伐肝也》)"以木为德,故其体柔和而升,以象应春,以条达为性……其性疏泄而不能屈抑。"(《内经博议》)

2. **肝为刚脏** 肝为风木之脏,喜条达而恶抑郁,其气易逆易亢,其性刚强,故称。刚,刚强暴急之谓。肝脏具有刚强之性,其气急而动,易亢易逆,故被喻为"将军之官"。肝体阴用阳,为风木之脏,其气主升主动,喜条达而恶抑郁,也忌过亢。肝为刚脏,系由肝体阴用阳之性所致。肝体阴柔,其用阳刚,阴阳和调,刚柔相济,则肝的功能正常。故曰:"肝为风木之脏,因有相火内寄,体阴用阳,其性刚,主动,主升,全赖肾水以涵之,血液以濡之,肺金清肃下降之令以平之,中宫敦阜之土气以培之,则刚劲之质,得为柔和之体,遂其条达畅茂之性,何病之有。"(《临证指南医案》)在生理情况下,肝之体阴赖肾之阴精以涵,方能充盈,故肝之自身体阴常不足而其用阳常易亢。刚柔不济,柔弱而刚强,故肝气易亢易逆。肝气、肝阳常有余的病理特性,反映了肝脏本身具有刚强躁急的特性。故沈金鳌说:"肝……其体柔而刚,直而升,以应乎春,其用条达而不可郁,其气偏急而激暴易怒,故其为病也,多逆。"(《杂病源流犀烛》)若忤其性则恣横欺凌,延及他脏,而乘脾、犯胃、冲心、侮肺、及肾,故曰肝为五脏之贼。

3. 肝体阴而用阳　体用是中国古代哲学范畴,指实体及其作用、功能、属性,或本质与现象,或根据与其表现的关系,引入中医学领域,旨在说明脏腑的本体及其与生理功能、生理特性的关系。体指脏腑本体,用指脏腑的功能、特性。肝体阴而用阳:所谓"体",是指肝的本体;所谓"用",是指肝脏的功能活动。肝为刚脏,以血为体,以气为用,体阴而用阳。肝为藏血之脏,血属阴,故肝体为阴;肝主疏泄,性喜条达,内寄相火,主升主动,故肝用为阳。

肝脏"体阴"的意义:① 肝属阴脏的范畴,位居膈下,故属阴。② 肝藏阴血:血属阴。肝脏必须依赖阴血的滋养才能发挥其正常的生理作用,肝为刚脏,非柔润不和。

肝脏"用阳"的意义:① 从肝的生理功能来看,肝主疏泄,性喜条达,内寄相火,主动主升,按阴阳属性言之,则属于阳。② 从肝的病理变化来看,易于阳亢,易于动风。肝病常表现为肝阳上亢和肝风内动,引起眩晕、肢麻、抽搐、震颤、角弓反张等症状。气为阳,血为阴,阳主动,阴主静,因而称肝脏"体阴而用阳"。

肝体阴用阳,实际上概括了肝的形体结构与生理功能的关系,也揭示了肝脏在生理及病理变化上的主要特征。

由于肝脏具有体阴而用阳的特点,所以,在临床上对于肝病的治疗,"用药不宜刚而宜柔,不宜伐而宜和"(《类证治裁》)。往往用滋养阴血以益肝或采用凉肝、泻肝等法以抑制肝气肝阳之升动过度。

4. 肝气与春气相应　肝与东方、风、木、春季、青色、酸味等有着一定的内在联系。春季为一年之始,阳气始生,万物以荣,气候温暖多风;天人相应,同气相求,在人体则与肝相应;故肝气在春季最旺盛,反应最强,而在春季也多见肝之病变。证之于临床,春三月为肝木当令之时,肝主疏泄,与人的精神情志活动有关,故精神神经病变多发于春天。又如肝与酸相通应,故补肝多用白芍、五味子等酸味之品。

三、肝病的病因病机

1. 五行学说与肝病　五行是指木、火、土、金、水五种物质的运行。五行学说是以五行的抽象特性来推演络绎各种事物,以五行之间的"相生""相克"联系来解释自然界各种现象之间的相互联系和协调平衡。五行学说在肝脏疾病方面的应用非常广泛,主要有以下几个方面。

(1)阐释肝胆组织结构和生理功能的五行属性及其相互关系。依据五行学说,木的抽象属性是"曲直",喜舒畅条达,类比肝的疏泄功能,也具有疏通气血,向上升发而恶抑郁的特点,故以肝属木;肝与胆相为表里,肝在体合筋,开窍于目,其华在爪,在志为怒等均归属于木。五行学说对事物属性的五行归类,其目的就是将同一五行属性的不同事物,绎络成一个整体,如以肝为例,由于自然界东方属木,在季应春,风气当令,气候温和,春气主升发,草木向荣,万物滋生;在人体则肝气与之相应,肝气旺于春。此外,五行学说还以五行之间的生克制化来说明五脏之间的相互关系,如"肾生肝",可用精化为血来说明其相生关系;"肝克脾",可理解为肝的疏泄功能可疏泄脾土的壅滞等。

(2)阐释肝胆疾病的好发季节和病机传变。以五脏外应五时,阐释五脏的发病与季节的关系,如肝旺于春,肝脏在其所旺的春季,因其当令,易于受邪发病,故春多发肝病;如果不在当令之脏受邪,也多传于当令之脏而发病。五脏的生理功能之间是一个有机联系的整体,当一脏有病时,必然会累及其他的脏,甚至影响多个脏的一系列生理功能。例如在肾虚时,可影响肾精和肝血之间的相互化生,导致肝肾精血不足,不能滋养肝阴,而导致肝肾阴虚、肝阳上亢的水不涵木,及"母病及子";相反,如因肝火旺导致肾阴虚,即"子病犯母",以上两种即为相生关系的传变。此外,尚有相克关系的传变,主要包括"相乘"和"相侮"两个方面,如以肝木和脾土之间的相克关系来说,一般认为,由于肝气郁结,影响脾胃的运化功能,出现胸胁苦满、脘腹胀痛、口苦吞酸、便溏等症状时,称作"木旺乘土";反之,先有脾胃虚弱,不能耐受肝的"相克",而出现的头晕乏力、纳食不化、嗳气不舒、胸胁苦满、肠鸣便溏等症状时,称作"土虚木乘"。"相侮"的传变,即是在某一脏有病时,主要影响"克我"之脏,出现"反克"的变化,如肺金本是"相克"肝木,当由于肝火旺盛,肺金不仅无力相制,反而出现肝木"相侮"肺金的情况,即"木火刑金"。

(3)解释临床现象。机体内脏有病时的外在表现是多种多样的,对各种临床现象发生机制的探索,也并不限于五行学说,但是在中医对望、闻、问、切所收集的临床资料中,有很多时候是以五行属性分类、"相生"和"相克"关系来阐释其机制的。

2. 藏象学说与肝病 藏象学说对阐明肝胆病症的病理机制、指导临床治疗起到了重要作用。

(1)肝与胆:胆附于肝,两者有经脉相互络属,构成表里关系。在生理上,胆所储存的胆汁由肝分泌而来,而胆汁的正常排泄,也有赖于肝的疏泄作用。在病理上,若肝的疏泄功能失常,就会影响胆汁的分泌与排泄,出现胸胁胀痛、腹胀、呕恶、纳呆、黄疸等症状。反之,若胆的功能失常,胆汁排泄不畅,也会影响肝的疏泄功能,出现上述病症。由于肝和胆在生理病理上密切相关,肝病常影响及胆,胆病也常波及肝,故肝胆常常同病,如肝胆火旺、肝胆湿热等。此外,肝主谋虑,胆主决断,从情志和思维过程来说,谋虑后则必须决断,而决断又来自谋虑,两者也是密切相关的。

（2）肝与心:心主血而藏神,肝藏血而舍魂。因此,肝与心的关系主要表现在血液和神志两个方面。在血液方面,心主血,肝藏血。心是全身血液运行之枢机,心气是血液运行之动力,肝具有贮藏血液和调节血量的重要功能,两者相互配合,以完成血液循环。《素问·五脏生成论篇》:"肝藏血,心行之,人动则血运于诸经,人静则血归于肝脏。"在病理上,心血不足,则肝血也常因之而虚,反之肝血不足,心血因之而虚,两者互为因果,故血虚证一般指的是心血虚和肝血虚,常见心悸、失眠、面色不华、视物昏花、爪甲不荣等症。神志方面,心主神志,肝主疏泄,皆与精神、情志活动密切相关,人的精神活动主要由心所主宰,但与肝的疏泄功能密切相关,只有在肝的疏泄功能正常、气机调畅的情况下,才能气血平和、心情舒畅,精神活动正常,故神、魂不可分。在病理上,肝血不足和心血或心阴不足的患者,常兼有神志不宁的症状,而心肝火旺也常相互影响或同时并见。《灵枢·本神》曰:"肝藏血,血舍魂;肝气虚则恐,实则怒……心藏脉,脉舍神;心气虚则悲,实则笑不休。"

（3）肝与肺:肝与肺的关系主要表现在气机升降方面,肺气主降,肝气主升,两者协调,一升一降,对全身气机的调畅是一个重要环节。肝属木,木能生火,若肝升太过或肺降不及,则导致气火上逆,出现咳喘上气、咽干、咯血等"肝火犯肺"的病理现象,从五行关系说,则为"木火刑金"。反之,若肺气不足,不能制约肝,可出现肝气逆乱的症状,如胸胁胀痛、头目眩晕而痛等症。

（4）肝与脾:肝主疏泄,脾主运化,故肝与脾之间的关系主要是疏泄和运化的关系。脾的运化,有赖于肝的疏泄功能。肝的疏泄功能正常,则脾的运化功能健旺。脾脏健运,血液生化有源,则肝血充足而能保持正常的疏泄功能。在病理上,常见以下几种情况:一是肝脾不和,情志不遂可致肝气郁结、肝失疏泄,从而导致脾失健运,临床常见精神抑郁或急躁易怒、两胁胀痛、不思饮食、腹胀、便溏等,称之为"肝脾不和"或"肝脾不调";二是土壅木郁,脾失健运,水湿内停,湿困脾阳,或湿邪停久化热,熏蒸肝胆,导致肝之疏泄失职,胆热液泄,而见纳呆、便溏、胸胁胀痛、呕恶甚或黄疸等症。其次,肝与脾在血的生成、贮藏及运行等方面也有密切关系。脾为生血之源,且有统血之功,使血液在经脉内正常运行;肝主藏血,又主疏泄,与血液的调节和运行密切相关。脾运健旺,生血有源,且血不溢出脉外,则肝有所藏;若脾虚生血不足,则脾不统血而失血过多,均可导致肝血不足。

（5）肝与肾:肝与肾的关系主要表现在"精血同源"的关系上,肝藏血,肾藏精。藏血和藏精的关系,实际上即是精血之间存在着相互滋生和相互转化的关系。肝血的化生,有赖于肾中精气的气化;肾中精气的充盛,也有赖于肝血的滋养。所以说精能生血,血能化精,称之为"精血同源"。病理上,两者相互影响。若肾精亏损,可导致肝血不足,肝血不足也可以引起肾精亏损。此外,肝主疏泄和肾主藏精之间也存在着相互制约、相反相成的关系,主要表现在女子的月经来潮和男子泄精的生理功能方面。若肝主疏泄和肾主封藏的生理功能失调,则可出现女子月经紊乱、经量过多或闭经,男子遗精滑泄或阳强不射等。由于肝肾同源,所以,肝肾阴阳之间的关系也极为密切。肝肾之阴,相互滋生,病理上相互影响。如肾阴不足可引起肝阴不足,阴不制阳而致肝阳上亢,称之为"水不涵木";若肝阴不足,也可导致肾阴不足而致相火上亢,以上两者皆可出现头晕或痛、烦躁、盗汗、失眠、腰膝酸软或梦遗、滑精等肝肾阴亏的病症。若肝火太盛,又可下劫肾阴而出现肾阴不足的病理变化。

(6)胆与脾胃的关系:在六腑中,胆和脾胃的关系最为密切。生理上,胆排出的胆汁有助于脾胃的运化、腐熟功能,病理上,胆火亢盛,常可犯胃,影响胃的和降,使胃气上逆而见呕吐苦水;若脾胃湿热,熏蒸肝胆,使胆汁外溢,又可出现黄疸病症。

3. 六淫与肝胆病　六淫即风、寒、暑、湿、燥、火六种外感病邪的总称。

(1)风邪:风为阳邪,其性开泄,易袭阳位。《素问·阴阳应象大论篇》:"风气通于肝。"风气为厥阴风木之气,故风邪可因营卫不足而内客于肝经,从而引起肝风等症。《素问·至真要大论篇》所言:"诸风掉眩,皆属于肝……诸暴强直,皆属于风。"

(2)寒邪:寒主收引,寒邪所致的肝胆病症,主要是指寒邪侵犯足厥阴肝经所表现的病症,如肝经循行部位少腹、胁肋、外阴部的剧烈疼痛。此外,由于肝主筋,寒邪客于经脉,导致经脉活动不利所致的病症,也属于肝病范围。

(3)湿邪:湿邪所致的肝胆病症,主要表现在两个方面,一是侵犯经脉,经脉不利,发为痹证、痿证等,主要表现为关节重着、活动不利。二是湿注肝经、下流阴囊发为水疝,主要表现为阴囊水肿,或痛或痒或重坠。

(4)燥邪:燥为肺经主气,燥气太甚可伤肝。燥金乘肝可表现为大便不通、头痛等症状。此外,燥邪伤肝,还可烧灼肝之阴血和津液,筋骨失养则屈伸不利;经脉、毛发失养则咽干、耳聋、毛发干枯。

(5)火热之邪:肝为风木之脏,主升发疏泄。火热之邪最易导致肝之升发疏泄太过而为病。热郁气逆,闭塞清窍,可出现突然昏厥之热厥证;邪热引动肝火上逆,木火刑金可致鼻衄、咯血等症。邪热伤肝,肝气上逆,还可出现急躁易怒等情志变化。

六淫外邪所致肝胆病症中,最常见的还是风寒、湿热这两种复合的致病因素。如在急性黄疸性肝炎、急性无黄疸性肝炎的初期或胆绞痛时,可见恶寒、发热、头痛、全身酸痛等风寒袭表、营卫不和之证。湿热之邪是肝胆病症最常见最主要的致病因素,几乎大多数肝胆病均不同程度地具有湿、热之邪致病的基本特征。

4. 七情与肝胆病　七情,是人对事物的七种情感变化,即:喜、怒、忧、思、悲、恐、惊。一般情况下,七种情感属于正常的生理活动,并不足以导致疾病。但是,在突然的、剧烈的或持久的情志刺激下,可导致机体的气机紊乱,气血、阴阳失调而致病,成为七情内伤。

怒为肝之志,肝性喜条达,主疏泄,为一身气机之主司,故郁怒和暴怒均可影响肝胆气机。其中郁怒主伤肝胆条达之性,从而导致气机不畅或气机郁结的病理变化。若气机不畅,可见胸胁胀闷、窜痛、嗳气频作、矢气则舒等症;若肝气郁结,横逆犯胃,可致肝脾不和之证,症见腹胀、胁痛、纳呆、倦怠、大便不调等。

5. 气血津液与肝胆病　气、血、津液是构成人体的基本物质,也是维持人体生命活动的物质基础。就肝胆而言,病理条件下,气血津液也是引起疾病的病理因素,主要表现在正气、痰饮、瘀血三个方面。

(1) 正气:风寒、湿热、邪毒等侵犯人体导致发病,往往是由于人体正气的不足。此外,正气与发病的关系还表现在感邪即发和感邪而不即发两种形式。这有助于理解急慢性肝炎的潜伏期、肝炎携带者的形成机制。此外,气的异常也是重要的致病因素,主要包括气滞、气逆两个方面。

(2) 痰饮:肝主疏泄,如果肝的疏泄功能不利,水道不畅,气津不化可以导致痰饮。反之,痰饮也是形成和加重肝胆病症的主要因素之一。痰饮所致的肝胆病症主要有痰气互结于肝经,咽喉梗阻不适的"梅核气";痰郁胆经,上扰神明的"惊悸不寐";痰挟肝风上壅所致的猝然眩晕、神迷流涎的"中风"证;水饮在肝,胁下支满,相饮而痛的"悬饮"证等。

(3) 瘀血:瘀血是指脉道不畅,血质污浊、血流缓涩以及血液瘀积等概念的总称。各种致病因素均可导致瘀血的形成,而瘀血停滞于体内又可引起各种不同的病症,成为继发性的致病因素,为肝胆病最常见的病因之一。

瘀血致肝胆病,见于以下几个方面:一是瘀阻肝络,影响肝之疏泄,表现为肝区疼痛,特点为锥刺样、针扎样、刀割样或绞痛样;若瘀血阻滞气机日久,阳气郁遏不得伸,化而为热,可并见午后低热、手足心热等。此外,瘀阻肝络还可导致血不循经的出血病症。二是瘀血停积于肝胆脾脏,引起"肝着""积聚"等症。三是瘀血黄疸,属阴黄范畴,多因肝郁脾虚、瘀血内阻、湿热内蕴所致,以黄疸呈鳖黑色、目青面黑、少腹满、额上黑、大便黑为主症。四是瘀、水互结的腹水,发病过程经历了气病及血,进而发展为水血互结而成"鼓胀",病变多由肝脾而累及肾,病变以气虚血瘀为标,虚实夹杂。

6. 肝胆病与饮食　饮食是人体生存、成长和维持健康不可缺少的营养来源。但是,饮食要有一定的规律和节制,饥饱要适宜,讲究卫生,营养全面,不宜偏嗜。反之,饮食失节或饮食不洁,极易导致疾病的发生。

饮食所伤在肝胆病症中的作用至为重要。如饮食不洁,导致疫毒及秽浊之物从口而入,可因此引起多种肝胆病症的发生,如病毒性肝炎、肝棘球蚴病、华支睾吸虫病、胆道蛔虫病、细菌性肝脓肿等。酒为水谷之精,熟谷之液,适量饮用怡神御寒,和畅气血。若饮酒无度,必扰乱气血,气逆于上,症见昏冒眩晕、头痛如破、恶心呕吐,甚或吐血、昏迷等;长期大量饮酒,久必湿热熏蒸,热毒内攻,终成"酒积""酒癖"诸病。不良的饮食习惯,如嗜食肥甘、生冷、辛辣等,也可导致胆结石的形成,还可诱发胆囊炎、胆石症的发作,加重肝脏的负担。此外,误服或不恰当地服用某些毒物或药物,也可引起肝胆病的发生,如药物性肝病等。

7. 劳逸与肝胆病　　正常的劳动和体育锻炼,有助于气血流通、增强体质。必要的休息可以消除疲劳,恢复体力和脑力,有利于健康。但过度的劳累(包括体力劳动、脑力劳动和房劳等),过度的安逸休息,均有可能成为致病因素而引起疾病。如积损成劳,正气亏耗,可成为各种肝胆病发生的诱因,或作为某些肝病复发、加重,甚或恶化的直接或间接因素,如慢性肝炎、肝硬化等。

四、肝病的用药配伍特点

肝在五行属木,主情志,其为刚脏,主疏泄,性喜条达,主藏血,在体合筋,其华在爪,开窍于目,与多脏腑有密切的关系。肝以血为体,以气为用,简而言之为"体阴而用阳"。

由于肝的生理特点是主升、主动,这对于气机的疏通、畅达、升发,是一个重要的因素。因此,肝脏的疏泄功能是否正常,对于气的升降出入之间的平衡协调起着调节作用。气机的郁结,会导致血行的障碍,而肝的疏泄功能正常,则气机调畅,气血和调,经络通利,脏腑、器官等的活动也就正常和调。如果肝的疏泄功能异常,则可出现两个方面的病理现象:一是肝的疏泄功能减退,即肝失疏泄,则气的升发显现不足,气机的疏通和畅达就会受到阻碍,从而形成气机不畅、气机郁结的病理变化,出现胸胁、两乳或少腹等部位的胀痛不适等病理现象;二是肝的升发太过,则气的升发就显现过亢,气的下降就不及,从而形成肝气上逆的病理变化,出现头目胀痛、面红目赤、易怒等病理表现。而肝的疏泄功能正常与否,大多与情志相关。因此,疏肝解郁、行气导滞是肝病最常用的治疗方法,即古人所谓"木郁达之"。

如果肝脏藏血功能失常,不仅会引起血瘀,而且也能引起血虚或出血,使许多部位因血液濡养不足而产生病变。如瘀血内结,导致癥积、肿块;肝血不足,不能濡养于目,则两目干涩昏花,或为夜盲;若不能濡养于筋,则筋脉拘急,肢体麻木,屈伸不利等。所以《素问·五脏生成篇》有:"肝受血而能视,足受血而能步,掌受血而能握,指受血而能摄。"肝的贮藏血液与调节血量的功能,还体现于女子的月经来潮。所以肝血瘀阻、不足或肝不藏血时,即可导致经行不畅、痛经、月经量少甚则闭经,或月经量多,甚则崩漏等症。《血证论》说:"以肝属木,木气冲和调达,不致遏郁,则血脉通畅。"

从以上可以看出,肝脏疾病往往以肝气升降失常、气血运行不畅以及阴血亏损为基本病机。而肝病的证候学特征以实为主,常见的证候有肝气郁结、肝火上炎、肝风内动;但在实的基础上又可形成虚或本虚标实,从而表现为肝阳上亢、肝阴不足、肝血亏虚等。从中不难看出,理气、理血是治疗肝病的核心所在。在具体的治法中,多以疏肝解郁、清肝泻火、平肝潜阳、镇肝息风、育养肝阴、滋补肝血等为主。当然,肝病临床用药也与其他脏腑疾病用药一样应遵循整体观念、辨证论治、治病求本等共性原则,而不是"头痛医头,脚痛医脚"。一般来说,理气包括行气、降气和补气,理血包括活血、补血、凉血、止血诸法。而这其中,又以行气活血为基础。

1. 行气活血

(1) 行气活血方剂:行气活血方剂的组成,每每以行气通滞、疏肝解郁、活血化瘀的药物为主。行气与活血药常合并使用,盖气与血的关系至为密切,而血液的正常运行,全靠气机的调畅,故凡气机郁滞,则导致血行不畅,因此气郁之证,常合并有不同程度的瘀血存在。如王肯堂谓:"未有气滞而血能和者,血不和则气益滞矣。"(《灵兰要览》)因此,行气方剂根据气滞的久暂及瘀血的程度,配伍适当的活血化瘀药,既能顾及瘀血之兼证,又利于气机的疏畅。而在临床中,几乎所有急慢性肝病均可有肝气郁结的症状,如胸闷、胁胀痛、腹胀纳呆等。行气活血方剂的组成,每以行气通滞、疏肝解郁、活血化瘀的药物为主。常用醋柴胡、枳实(壳)、橘叶、郁金、薄荷、麦芽、佛手、绿萼梅、川芎、当归、桃仁、赤芍、丹参、延胡索、马鞭草、三棱、醋莪术、水红花子、泽兰等。之所以少用香附、香橼,因其药性偏燥易伤肝阴,少用青(陈)皮,缘于合并慢性胃病者服之有泛酸加重的不良反应。

(2) 配清肝热药:如青黛、栀子、牡丹皮、龙胆草、黄芩、夏枯草、谷精草、密蒙花、芦荟之类。因肝为刚脏,体阴而用阳,一旦气机郁滞,易于生热化火。华岫云在《临证指南医案》中曾云:"因郁则气滞,气滞久则必化热,热郁则津液耗而不流,升降之机失度。"揭示了肝郁化热的病机特点,故行气方中配伍清热药多用于气郁化火之证。如《内科摘要》的加味逍遥散,即逍遥散加牡丹皮、栀子,为治疗肝郁化热之证的代表方剂。

(3) 配滋阴养血药:如当归、枸杞子、地黄、麦冬、北沙参、白芍之类。由于肝藏血而主疏泄,因此肝郁气滞之证,最易耗伤阴血。故疏肝行气解郁之剂,在配伍上应预顾其虚,适当加入养血之品以防微杜渐。《伤寒论》的四逆散,后世赞为疏肝解郁的祖方,在应用柴胡、枳实疏肝清热、行气解郁的同时,配以芍药养血柔肝,甘草和脾。对于肝郁气滞而兼肝肾阴血不足者,更应加以重视。此等病证,初起单投香燥行气之品,暂时虽有一定疗效,但燥伤阴血,久用则反致阴血愈伤而病情反复,缠绵不愈,只有在疏肝行气解郁的基础上,配伍滋阴养血柔肝之品,方为合拍。若肝肾阴虚血少而兼有气郁者,则应以滋养阴血为主,少佐行气之品,比较恰当。然气滞与阴血虚的主次之间,亦可互为转化,因此临床辨证治疗,应细心体察,加以权衡。疏肝行气之品配伍滋阴养血药,可以标本兼顾。滋阴养血而不遏滞气机,疏肝理气又不耗伤阴血。这种配伍,其中的滋阴养血药应选用兼有行气与柔肝作用者为佳,故当归、枸杞子、白芍常作为首选的药物。

（4）配软坚散结药、止血药:如鳖甲、牡蛎、穿山甲、生地炭、侧柏炭、黑栀子、大黄炭、三七粉、白茅根、藕节等。由于气机郁滞日久不解,血滞痰凝,彼此互相影响,层层相因,故可发为肿块、结节等证,诚如严用和所谓:"气血循环一身,常欲无滞留之患。调摄失宜,气凝血滞……过则伤乎五脏,留结而为五积。"《济生方》中张璐指出:"积年痛发,不胀大而不能移动者,方是血分之病。"《张氏医通》说明积聚等病证,均与气滞血瘀痰结密切相关,因此方中除用活血、行气外,还应适当配伍咸润软坚散结之品以提高疗效。因气滞血凝、热迫血络等因,血不循常道,溢于脉外,及时加以审因用药,分别予以塞流、澄源、复旧,方能稳定病情。

（5）配平肝息风药:适用于肝风内动病证。肝风即《素问·至真要大论篇》所说"诸风掉眩,皆属于肝",以及"风从内生"之类。其发病机制为肝阳偏亢,肝火炽盛,肝风内动,常见眩晕,头部热痛,面色如醉,甚则卒然昏倒、口角㖞斜、半身不遂等,这类风病,属于内风之实证,治宜平肝息风,以平肝息风药为主,如羚羊角、钩藤、石决明、天麻、菊花、白蒺藜、全蝎、蝉蜕、生龙骨、生牡蛎、鳖甲、生铁落之类。配伍清热、化痰、养血之品组成方剂,代表方如羚角钩藤汤、镇肝息风汤。若阴虚生风,虚风内动,则见筋脉拘挛、手足蠕动等症,此类风病,属于内风之虚证,治宜补肝息风。常用滋补药为主,如地黄、白芍、阿胶、鸡子黄等,配伍平肝息风、清热或化痰开窍之品组成方剂,代表方如大定风珠、地黄饮子。

2. 肝病合并其他脏腑疾病的用药特点 肝病临床用药除上述"顺其性、适其体、顺应肝"本身的生理病理特性之外,还应充分认识肝易动难静、善传他脏的特点。古人有"肝为万病之贼""诸病来自肝"等说,即为其意。

（1）肝病及脾:《金匮要略·脏腑经络先后病脉证》中明示:"见肝之病,知肝传脾,当先实脾。"脾主运化,肝郁气滞,横犯脾胃,致脾胃气虚,水湿运化失常,停于体内,凝聚而成痰、湿、饮等,临床主要表现为胁痛、腹胀、纳呆、便溏、乏力等肝郁脾虚证;水肿、鼓胀等肝脾受伤,疏泄运化失常,气血交阻证;胃脘胀满、呃逆、呕恶、纳呆等肝胃不和证。治疗除疏达肝气外,尚需加人参、黄芪、茯苓、白术、甘草、山药、莲子、扁豆、薏苡仁等健脾益气,泽泻、猪苓、牵牛子、甘遂、大戟等淡渗利水、攻逐泻水,及苍术、厚朴、橘皮、降香、竹茹、紫苏梗、白豆蔻、稻芽、焦曲、鸡内金等化痰和胃。疏肝和胃、健脾化痰为临床治疗肝病最常用的方法。近代名医张锡纯就倡导肝虚当补肝气,提出"黄芪为补肝之主药";并提出"麦芽炒用能消食,生用则疏肝气也""盖麦芽为谷之萌芽,与肝同气相求,故能入肝经,以调达肝气"。麦芽疏肝理气又兼"升肝"之用,但其升肝之力远较柴胡差。故肝胃不和致胃气不降者,用麦芽优于柴胡。应用时多与茵陈、川楝子、柴胡等疏肝之品配伍。

肝与脾在生理病理上关系十分密切。肝主疏泄而为藏血之所,脾主运化而为气血生化之源。肝为气机疏泄之主,肝失疏泄,则脾土升降失常。脾为气机升降之枢,脾土壅遏,亦影响到肝气的疏泄。脾乃后天之本,为气血生化之源,脾运健旺,则气血充足,肝体得养;脾运无权,则气血不足,肝失所养。遵循仲景"治肝实脾"的观点及东垣"脾胃虚则九窍不通"的论述,则应重视脾胃中州之气。治肝当以扶脾为先。顾护脾胃是肝病治疗中最重要的法则,应贯穿于疾病的始终。或化湿运脾,或疏肝健脾,或调养肝脾,或补益脾肾,均以顾脾为要旨。

(2)肝病及胆:肝病最易及胆,肝郁和肝火皆可使气机不利,造成肝胆同病。如肝胆湿热,症见呕恶厌油,溲赤,大便黏腻;胆汁泛溢肌肤则形成黄疸。用清肝利胆法,药如龙胆草、栀子、黄芩、金钱草、海金沙、郁金、枳实、大黄、车前草、通草、竹叶、田基黄等药,甚或用承气汤以泻腑气,使肠泻胆亦泻。

(3)肝病及肾:肝病日久,每易及肾,导致肾元亏损。症见肝区隐痛,腰膝酸软,梦遗滑精,失眠多梦等,当配以滋肾填精之品,药如冬虫夏草、熟地、女贞子、墨旱莲、枸杞子、黑芝麻、鹿角胶、龟甲胶、山茱萸、山药等以培补真精,辅助正气。但是在应用过程中要注意滋阴药性味厚重。久用滞腻,可碍中气,可加入肉豆蔻、白术、厚朴、薏苡仁之品,以健脾燥湿,疏达调中。

(4)肝病及肺:肝病尚可出现木火刑金之证,症见气逆作咳,黄痰,胸痛,甚者咳血,治宜清金制木,药如青黛、海蛤粉、桑白皮、栀子、杏仁、百部、百合、沙参等以平肝润肺。

(5)肝病及心:肝火还可扰心,轻者致心烦意乱,失眠惊悸,重者致神志不清或昏迷。治宜清肝泻火,宁心安神。药如生栀子、珍珠母、合欢花、首乌藤、钩藤、炒酸枣仁、莲子心、羚羊粉、郁金、石菖蒲、天竺黄、远志、犀角等以清心宁神或醒神开窍。

(6)肝病致血虚与血瘀:肝病日久,血虚和血瘀的病变亦很常见,如患者面色无华,同时又有肝脾肿硬、舌上瘀斑、胁肋刺痛等血瘀之象,此时应以和为贵,当选用养血而不滞血、活血而不伤正之当归、鸡血藤、丹参、仙鹤草等药,或适当配用止血之剂,尤其是重症肝炎、肝硬化失代偿期,用药毋过、毋峻、毋偏,以防攻伐动血耗血。

3. 肝病中药临床应用进展　现代治疗肝病,就不再纯粹是前人所谓的胁痛、郁证、黄疸或癥瘕等病,在诊断依据上,不但要有望、闻、问、切四诊内容,还要参照现代科技的检测手段,比如血生化检查中的酶类、胆红素、蛋白及胆固醇的含量,凝血酶原时间(PT)以及病原学检查和 B 超、CT 等形态学检测结果,甚至于病理学检查;在诊断上,也应明确是"肝炎""肝硬化""脂肪肝"或"肝癌"等。因此,仅仅症状治疗已不能满足临床需求,还要让疗效体现在各种理化指标上,这是我们前人所未曾触及的问题。随着医药科技的发展,单味和复方中药的现代药理研究逐渐深入,成果斐然,为我们临床的遣方用药提供了参考依据。临证中,我们不妨在中医辨证论治、把握药物性味归经的基础上,适当选用诸如在抗病毒、降氨基转移酶、促进胆红素代谢、保护肝细胞、预防和逆转肝纤维化,甚至在抗肿瘤等方面有针对性强的药物,临床往往可获良效。

根据近年来的临床报道,具有抗乙型肝炎病毒(HBV)的中药包括大黄、黄柏、何首乌、黄连、虎杖、板蓝根、大青叶、半枝莲、茵陈、连翘、竹叶、黄芪、北山豆根、丹参、赤芍、重楼等数十种药物;护肝降酶的中药有田基黄、败酱草、板蓝根、大青叶、龙胆草、金银花、菊花、赤小豆、车前草、薏苡仁、猪苓、丹参、牡丹皮、水红花子、木瓜、乌梅、墨旱莲等;降低血清胆红素方面,多用茵陈、青蒿、柴胡、黄芩、金钱草、郁金、板蓝根、羚羊角粉、卷柏、龙胆草、竹叶、鲜麦苗、鲜柳枝等;抗肝纤维化常用丹参、赤芍、桃仁、川芎、三棱、莪术、百合、冬虫夏草、鳖甲、穿山甲、葛根等;抗脂肪肝的中药常以生山楂、泽泻、荷叶、决明子、枸杞子、灵芝、黄精、藿香等为主要药物;抗肿瘤方面使用频率比较高的中药有重楼、半枝莲、半边莲、白花蛇舌草、人参、黄芪、灵芝、山慈菇、仙鹤草等。以上诸药,可在临证时结合辨证用药选择应用,把现代药理研究与传统的遣方用药有机地结合起来。

如大黄配茵陈,用于湿热毒甚、胆红素(黄疸)高者最宜;柴胡配当归,用于气郁血虚之肝脾肿大最佳;茵陈清湿热而解肝郁,栀子利湿而通水道,大黄除胃腑热结、导火下行兼除血分之热,连翘、天花粉解表退黄,黄连、半夏泻火降逆,相互配伍,对肝细胞再生、利胆利尿,加速毒物排泄,治疗急性病毒性肝炎效佳。

但令我们不得不重视的是,据现代药理研究证实,许多中草药对肝脏具有一定的毒性,第一类是直接损害肝脏,引起中毒性肝病的药物,如黄药子、苍耳子、蓖麻子、川楝子、天花粉、桑寄生、贯众、蒲黄、半夏、雷公藤等;第二类为导致胆红素代谢障碍的药物,如大黄、川楝子、泽泻、四季青等;第三类为能诱发肝癌的中药,如石菖蒲、小茴香、青木香、炒麦芽、川椒、桂皮、八角、木通、诃子、硝石等。临床中应注意正确辨证使用,或者少用、不用,以避免肝脏的医源性损伤。

第二章
沪上中医肝病辨证施治特色

一、治 病 求 本

治病求本,就是抓住病证的本质进行针对性的治疗,是中医治疗疾病的根本原则,它反映了具有最普遍指导意义的治疗规律,是贯穿于整个治疗过程的基本方针。治病求本是中医治则理论体系中最高层次的治疗原则,对其他各种治则具有统领作用,其他治则都是它的具体体现。

治病求本,源于《素问·阴阳应象大论篇》:"阴阳者,天地之道也,万物之纲纪,变化之父母,生杀之本始,神明之府也,治病必求于本。"而《素问·标本病传论篇》中记载:"黄帝问曰,病有标本,刺有逆从奈何? 岐伯对曰……故知逆与从,正行无问,知标本者,万举万当,不知标本,是谓妄行。"治病求本的本,是指疾病的本质,而标本中的标与本,是相对哲学范畴,有许多具体的含义,如以先病后病而言,则先病为本,后病为标;以原发病和继发病而言,则原发病为本,继发病为标等。"标本"旨在说明疾病过程中矛盾有主次,治疗上有先后缓急之分,与"治病求本"之"本"不同。宋代赵佶在《圣济经·推原宗本》中所说:"治病不求其本,何以去深藏之患邪……盖自黄帝标本之论,后世学者阐以兼治之术,故能智明而功全……诚能由标而探本,斯能由本而明标,五脏六腑之盈虚,血脉荣卫之通塞,盖将穷幽洞微,探颐索隐,而知病之变动,无毫厘之差矣。"显然是混淆了这一概念。

关于治病求本的概念,在历版《中医基础理论》教材中,有不尽相同的说法,历代医家对其的认识,也是见仁见智,其主要分歧是对治病求本之"本"认识的差异。

1. 有以"阴阳"为"本"者 《素问·阴阳应象大论篇》原文在以阴阳变化普遍规律作为天地万物生长、变化、衰亡根本原因的基础上提出"治病必求于本",认为治病之本也必须求之于"阴阳"。吴崑的注释是:"天地万物,变化生杀而神明者,皆本于阴阳,则阴阳为病之本可知。故治病必求其本,或本于阴,或本于阳,必求其故而施治也。"明代张景岳在《类经》注中说:"凡治病者在必求于本,或本于阴,或本于阳。"明代喻昌在《医门法律》中也说:"万事万变,皆本阴阳。"清代张志聪在《黄帝内经素问集注》中亦注:"本者,本于阴阳也。人之脏腑气血，表里上下，皆本乎阴阳；而外淫之风寒暑湿，四时五行，亦总属阴阳之二气；至于治病之气味，用针之左右，诊别色脉，引越高下，皆不出乎阴阳之理，故曰治病必求其本。"

2. 有以"病因"为"本"者 元代朱丹溪在《丹溪心法·治病必求于本》中说："将以施其疗疾之法，当以穷其受病之源。盖疾疢之原，不离于阴阳之二邪也。"明代张景岳在《景岳全书》中说："万事皆有本，而治病之法尤唯求本为首务……但察其因何而起，起病之因，便是病本。"明代周子干在《慎斋遗书·辨证施治》中亦说："种种变幻，实似虚，虚似实，外似内，内似外，难以枚举，皆宜细心求其本也。本必有因，或因寒热，或因食气，或因虚实，或兼时令之旺衰。"清代韦协梦在《医论三十篇·治病必求于本》中也认为"病之起也，有所以起者，治之必求其本"。

3. 有以"先后天之本"为"本"者 明代李中梓在《医宗必读·肾为先天本脾为后天本论》中说："《经》曰'治病必求于本'。本之为言，根也。世未有无源之流，无根之本。澄其源而流自清，灌其根而枝乃茂，自然之经也。故善为医者，必责根本，而本有先天、后天之辨。先天之本在肾……后天之本在脾。"

4. 有以"体质"为"本"者 当代学者饶宏孝认为："从广义上讲，中医治病求本是着眼于人……人体患病后，出现的'证'，是疾病在一定时期病因、病位、病机等的综合性反映，体现了疾病阶段性的本质……不同体质的人生病后，可出现不同的病机病证。因此，人的体质是中医辨证论治的根本。"沙建飞也认为："所谓'本'，是指疾病的本质，也即人的体质。因为体质在很大程度上决定了人的患病与否和疾病的性质。同样的致病因子，既病之后，有人患实证，有人则呈虚证，就是因为体质之不同。"

5. 有以"病机"为"本"者 金代刘完素在《素问病机气宜保命集·病机论》中说："察病机之要理，施品味之性用，然后明病之本焉。治病不求其本，无以去深藏之大患。"

6. 有以"证"为"本"者 吴润秋认为："治病必求于本之'求'，当释为'辨'，'本'，当释为'证'，意即治病必须辨证……证反映了疾病某阶段的本质……一个证名的确立，是对疾病本质的高度概括和明确表述……因此，证反映了疾病的本质，故可称之为'本'。"刘家义认为："……本必须反映疾病的全部情况（包括病因、病位、病性、症状等）之内在联系和根本属性。中医治病，不是针对某种原因或几个症状，而是治证。证……是对医生将四诊获得的全部资料进行分析、归纳，概括出能反映病因、病机、病位、病性和邪正盛衰、阴阳失调等情况的诊断结论，是对疾病过程中某些规律的认识，是对疾病的本质的概括……可以认为：本与证相当，求本就是辨证，治病求本，本于证。"

7. "本"应为病与证本质的统一 上述观点，从不同角度阐述对病本的认识，从"治病求本是中医治疗疾病的根本原则"的层次来看，都有一定的片面性和局限性。或过于笼统，如"阴阳为本"，或失于片面，如"病因""先后天之本""正气""体质"为本等说。

从临床实际来看，病机为本和证为本的认识，基本符合中医对疾病病理变化本质规律的认识。"证"是疾病一定阶段本质的高度概括，是中医学诊断的目标，和干预的对象。一些学者认为，在"证"的具体内容中包含了"病机"。

既然"证"基本反映了疾病的本质，那么是否可以说治病求本之本仅是指"证"呢？事实上，这种观点仍不够全面。因为，治病求本作为最高的治疗原则，不仅要认识疾病某一阶段的主要矛盾，还应该认识整个疾病过程中的基本矛盾。通过辨证求得的"证"反映的是疾病发展过程中某一阶段病理变化的本质，即疾病阶段性的主要矛盾，不能完全概括疾病整个发展过程的内在规律。从分类学上来说，一种疾病自身必然具有某些区别于其他疾病的特殊本质，这就是疾病的基本矛盾，它包含了一定的病因、发病的方式以及病理损害特征和转归等。因此，治病求本，应该是辨病求本与辨证求本的有机结合。在实践中，通过辨病，了解该疾病独有的特殊本质，从整体和全局上把握影响疾病发展转归的基本矛盾；通过辨证，掌握当前病理变化的本质，从局部抓住病变的主要矛盾。在病、证本质明确的基础上，使疾病的基本矛盾和主要矛盾在治疗中得以综合解决。由此可知，治病求本之本，应该既包括病之本质，又包括证之本质，是病、证本质的统一。

8. 以非酒精性脂肪性肝病（NAFLD）为例的实践　中医药防治 NAFLD 被广泛接受，辨证论治是中医认识疾病和治疗疾病的基本原则，是中医最具特色的学术精髓。但在中医古代文献中，没有脂肪肝的记载，现多据其症状归属于肝癖、积聚、胁痛等范畴。然而，良性的脂肪变性和 NAFLD 患者通常是无症状的，这就给主要依赖临床症状进行辨证的中医辨证论治带来了困难。针对这一临床难题，季光的研究小组从文献研究着手，寻求可能解决的途径。研究小组基于传统理论提出"脾阳不足，脾主散精功能失调是 NAFLD 形成的病机"的假说。随后，以方剂作为测量工具进行了多项基础研究，通过疗效来验证病机和治法，并采用病证结合的研究模式，建立多中心、大样本临床调查的 NAFLD 证候表观数据库，应用多元统计分析方法，在临床实践和理论认识的基础上，提出"脾虚是 NAFLD 的基本病机（病病机），湿热或湿热夹瘀是 NAFLD 早期常见表型（证病机）；脾虚表型随病情进展逐步突出；脾阳虚是疾病慢性化和复杂化的'拐点'，多数重度患者存在明显的脾阳虚表型"的新模式，为中医药分阶段治疗 NAFLD 的临床实践提供了证据基础，实现了辨病求本与辨证求本的有机结合，使疾病的基本矛盾和主要矛盾在治疗中得以综合解决。

二、辨证与辨病相结合

运用中医理论来观察分析诊断疾病，治疗处理疾病的原则和方法，又称辨证施治，包括辨证和论治两个互相关联的阶段。辨证论治是中医诊断和治疗疾病的主要方法,是中医的主要特点之一。所谓辨证论治,就是分析、辨认疾病的证候,即以中医基本理论为依据,通过对四诊所收集的症状、体征以及其他临床资料进行分析、综合,辨清疾病的原因、性质、部位,以及邪正之间的关系,进而概括、判断属于何证,并由此制定治疗方法。由于不同的疾病可以表现为相同的证,因此可以"异病同治";由于同一疾病在不同的阶段往往表现出不同的证,因而可以"同病异治"。实质上,辨证论治的核心是"同证同治",只要出现同一种证,无论何种疾病,都采用同一治法,甚至同一种方药。疾病通常是反映人体功能或形态异常变化或病理状态的诊断学概念。"病"是对某种疾病发展变化全过程的综合概括,而这种过程往往具有一定的独立性和比较规则的演变轨迹,也就是独特的发生发展规律。所谓辨病论治就是辨明是何种疾病,针对疾病的特殊发展演变规律和特殊本质进行治疗。

辨证论治是中医特色,但中医不仅讲辨证,也强调辨病。辨病就是辨识具体的疾病。清代《兰台轨范·序》:"欲治病者,必先识病之名,能识病名而后其病之由生,知其所由生又当辨其生之因各不同,而病状所由导,然后考其治之之法,一病必有主方,一方必有主病。"辨病与辨证,是从不同角度认识疾病的思维方法,辨病是从整体角度来认识疾病,辨析疾病,通过总结疾病发生发展过程中的病理机制,认识整体的生理病理变化规律;辨证则是研究疾病发展过程中某一阶段的机体功能特点,认识该阶段的生理病理变化规律。虽然认识角度不同,但是辨病与辨证的最终目的是一样的,都是为临床治疗提供准确依据,为临床疗效提供有力保证。辨病与辨证认识疾病的侧重点不同,一为整体,一为阶段,各有其优势与不足,而一方的不足正是对方的优势,只有将两者有机结合,以辨病为先、辨证为主,才能全面而准确地认识疾病。

仲景《伤寒论》《金匮要略》就开创了辨病论治的先河,既辨病,又辨证,先辨病,后辨证,辨病论治与辨证论治相结合。例如,辨经病,太阳病是病,"太阳之为病,脉浮,头项强痛而恶寒",而太阳病之下,有"发热,汗出,恶风,脉缓"的桂枝汤证,有"无汗,恶寒,发热,脉紧"的麻黄汤证,有"不汗出而烦躁"的大青龙汤证等。上海市名中医王灵台认为"证"是由于机体阴阳、气血、脏腑失去应有的平衡而表现的临床征象,并由相对的脉象、症状、体征组成,具有阶段性,"病"有一定的发展变化规律,属于全过程。凡是一种疾病,必定有它一种起决定作用的根本矛盾,并贯穿于疾病的始终,疾病的特殊本质也是由其根本矛盾所决定。基于此,病与证之间才能区分,鉴别诊断才能进行。长期以来,在中医临床疾病治疗过程中,辨病与辨证相结合的内涵逐渐发生了改变,辨病以辨西医的病为主,中医辨病逐渐被淡化,以至于"西医辨病,中医辨证"成为中医与中西医结合临床的主流模式。因此,要提高中医临床辨证论治的治疗效果,必须正视辨病论治的临床地位,充分发挥辨病论治的指导作用,将辨病与辨证两者紧密结合。辨证与辨病相互结合,一方面,借助西医的检测检验手段,可以丰富、扩大、延伸、补充中医四诊的内容,见以往所未见,知以往所未知,有时候还可以摆脱中医无证可辨的困境;另一方面,对于一些西医检查诊断得不出阳性结果无法确诊的疾患,而按照中医辨证进行论治,多可收到良好的疗效,故辨证又可以弥补西医无病可辨的不足。如病毒标志物阳性可从疫毒去认识;氨基转移酶升高往往是湿热蕴结的标志;血清总胆红素(STB)升高,虽不见目、身、尿黄,也可以从中医黄疸诊治;超声见肝脾肿大者,可从肝气郁结,肝络瘀阻认识。如 HBV 标志物阳性而肝功能正常者用所谓“激发疗法”,即采用某些中药促使此类患者的谷丙转氨酶(ALT)、谷草转氨酶(AST)轻度升高,然后改用清化湿热之法治疗,使得在降酶的同时并获得 HBV 标志物转阴的效果。

另外,辨病在一定程度上也有助于提高辨证的准确性,重点在全过程;辨证有助于辨病的具体化,重点在现阶段。需要强调的是,由于中医对“病”的诊断较模糊,具有某些不确定性,故辨病中的“病”应以西医之“病”为主。先辨病,对疾病的发病原因、病变规律和转归预后有一个总体的认识;再辨证,根据临床表现和检查结果来辨析患者当前处于病变的哪一阶段或是哪一类型,从而进一步确立“证候”,再根据“证候”来制定相应的治则治法并处方遣药。逐步建立“以辨病为先,以辨证为主”的中医疾病诊疗模式,以此提高临床疗效。

上海市名中医王灵台在慢性肝病的辨治过程中就特别强调辨病与辨证相结合的诊治思路。在临诊中,王灵台常采用有证辨证、无证辨病,辨证辨病相结合的原则。既遵循中医的辨证原则,又利用西医学知识及检测手段,病证结合,中西合参,循古而不泥古,发扬而不离宗。王灵台认为慢性肝炎患者,由于个体耐受力的不同而有很大差异。如有的患者肝功能明显异常而无任何自觉症状,在这种情况下,就需要针对其病情进行治疗。王灵台认为,ALT 增高多为湿热毒邪较重,采用清利湿热的药物常常奏效,如虎杖、黄芩、猫人参、大黄、车前草等。无论急慢性肝炎或肝硬化,在病理上都有血液循环瘀滞的表现,可能在临床上并不构成中医的血瘀证,但是治疗中加用活血化瘀的药物如丹参、当归,可以起到很好的疗效。通过对大量慢性肝炎患者的观察及统计发现,疾病的演变与现代诊断有着一定的对应关系。慢性轻度肝炎多表现为肝郁脾虚证;慢性中度肝炎多表现为肝肾阴虚,脾肾阳虚;这两型中都可见湿热证。慢性重度肝炎多表现为肝肾不足,血瘀阻络。反过来讲亦是成立的,如见到慢性轻度肝炎多考虑肝郁脾虚证,见到慢性重度肝炎多考虑肝肾不足,血瘀阻络。

在慢性乙型病毒性肝炎的辨治更能体现王灵台辨病与辨证相结合的思想。慢性乙型病毒性肝炎属温病范畴,HBV 侵入机体后,当正气亏虚,无力祛邪外出时,则邪伏膜原(相当于免疫耐受期),患者无明显症状,成为 HBV 携带者。因饮食失节、嗜酒无度、劳逸失常等原因造成正气不足、湿热浊邪中生,则病从内生或复受外邪入侵,以致脏腑功能失调而发病(相当于免疫清除期)。这一过程与西医学认为 HBV 侵入机体后是否发病,特别是病情的转归与人体免疫功能密切相关的理论是一致的。王灵台认为,免疫耐受期乃机体免疫功能低下,无法清除病毒,此期应扶助正气、增强免疫功能,同时应用清透之药促使伏邪外出,即所谓"引蛇出洞",如此来打破免疫耐受,促进病邪清除。扶正可益气健脾补肾,透邪可用升降散或四逆散,此时王灵台喜用"升麻",既能透邪外出,又能清热解毒。而在免疫清除期,则权衡正邪多寡,邪盛时以清热解毒利湿为主,兼滋肝益肾,正虚时以补肾健脾益气为主兼清热解毒利湿。如此标本兼治,调整机体的免疫功能,帮助抑制 HBV。

张云鹏为首届上海市名中医,其在辨治慢性丙型病毒性肝炎中也强调应该辨病与辨证相结合。慢性丙型病毒性肝炎的临床表现主要为倦怠乏力、纳差、恶心、呕吐、厌油、胁肋胀痛、脘腹胀满、小便黄赤、面色晦暗、胁下癥瘕、手掌红斑、血痣赤缕等。中医学中并无"慢性丙型病毒性肝炎"之病名,张云鹏认为,慢性丙型病毒性肝炎当属于中医学"黄疸""胁痛""肝着""积聚""疫毒"等病证范畴。病机主要为湿滞、毒聚、血瘀等阻络、伤气,其中以湿热毒邪多见。湿性黏滞,以致病势缠绵;邪毒瘀结,则阻遏阳气、耗伤正气。慢性丙型病毒性肝炎的病变过程主要为湿热毒邪侵袭人体,伤及营血,损及肝络,血行瘀滞,进而导致一系列疫毒瘀热互结的病理变化,所以辨治时应以凉血解毒为主。张云鹏临证辨治慢性丙型病毒性肝炎,强调应辨病与辨证相结合,并根据多年的临床实践,总结出经验方"解毒凉血方"(紫草、水牛角片、丹参、郁金、鳖甲等),用于治疗本病取效良好。方中紫草、水牛角清热解毒,凉血活血;丹参、郁金活血凉血,行气解郁;佐以鳖甲软坚散结。诸药合用,共奏祛邪解毒、凉血和络之功效。在"解毒凉血方"专方辨病治疗的基础上,张云鹏还根据患者不同的临床表现辨证加减用药。若热重于湿,症见身目黄染、口干口苦、大便秘结、小便黄赤、舌红、苔黄腻者,可加用栀子、黄柏、黄连、茵陈、大黄、厚朴等;若湿重于热,症见身目黄染、口淡黏腻、恶心纳呆、舌淡、苔白腻者,可加用茯苓、白术、半夏、猪苓、生薏苡仁等;若痰湿热结,症见肝区胀痛、身重乏力、大便黏滞、舌红、苔腻、脉弦滑者,可加用黄芩、半夏、枳壳、竹茹、夏枯草等;若肝郁气滞,症见胸胁胀痛、胸闷腹胀、急躁易怒者,可加用柴胡、当归、白芍、郁金、香附等;若气滞血瘀,症见两胁刺痛、痛有定处、胁下痞块、面色晦暗、赤缕红掌、肌肤甲错、舌暗或有瘀斑等,可加用鸡血藤、海藻、赤芍、延胡索、水红花子等;若疫毒内陷,症见心烦口渴、口有肝臭或高热神昏谵语、衄血、舌红绛、苔黄腻者,可加用黄连、黄芩、黄柏、生地、赤芍、茵陈、连翘等。张云鹏认为慢性丙型病毒性肝炎总属湿热毒邪内侵营血而引发,因而治疗时可考虑常规使用清热解毒、凉血散瘀药物,如水牛角片、牡丹皮、赤芍、栀子、苦参等,以使深入血分之热邪由深出浅,截断病势进展,同时也可起到保护阴液免受损伤的作用。湿邪亦是本病的重要病因之一,湿性黏滞,日久则伤及脾胃正气,使病情缠绵难愈。张云鹏临证亦非常重视使用利湿的药物,如症见心中懊恼、小便色黄等湿热中阻之象,常加用六月雪、田基黄等清热利湿之药;如症见乏力、纳差、身困便溏等脾虚湿困之象,常加用白术、生薏苡仁、鸡内金、茯苓等健脾利湿之药。

辨证施治是中医临床的根本,中医和中西医结合肝病专业委员会已经对慢性肝炎的辨证分型有了统一的标准,并将其作为临床的指导原则,临证也能够参照运用,但是慢性肝病也存在几种特殊的情况:一是各种证型重叠交杂,很少有单纯的证型,因此辨证处方首先要分清主次。二是有部分患者血清学检查确诊为慢性肝炎,但很多缺乏症状,甚至舌象、脉象也无显著改变,对于这部分患者就存在着无证可辨的情况。然而,科学的诊断不能因为没有症状就否认其疾病存在,在这种情况下就可以辨病为基础,参照慢性肝炎的病因、病机、病位等特点施治。一般来说,病是证之源,证是病之形,有证必有病,有病可无证,在治疗无证候的慢性肝病患者时,应该运用有证辨证、无证辨病的原则。例如可以根据西医学对乙型病毒性肝炎的认识或实验室检查进行妥善的处理,特别是解决是否治疗和如何治疗的问题。除此之外,对于慢性肝病疗效的判断也应该参照上面的原则,有充分的根据作出正确的抉择,不要因为医师的误导影响疾病的预后。三是慢性肝病的发生和演变十分复杂,虽存在内在规律,但至今尚未完全明确,因此在辨病辨证的同时要考虑"病"和"期"的动态变化,按照一般规律,慢性肝病的早期以祛邪为主,而晚期则以扶正为主,再根据患者的临床表现,综合观察检查,合理用药,以"变易"的治疗来达到使疾病治愈、康复的"不变"目标。

三、辨证与辨症相结合

辨证论治是中医的特色和优势,是指根据四诊收集的资料、症状、体征,辨别疾病的性质、部位以及邪正之间的关系,概括、判断为某种性质的证,并根据辨证结果确定相应的治疗方法的过程。在古代医学诊断技术不甚发达的情况下,辨证论治的确发挥了重要作用。但辨证论治并不是中医唯一的辨治方法,也无法解决所有的临床问题。在中医古籍中,也常可见到对辨症、辨病及审因论治的应用。

"症"指症状或体征,辨症论治实际上就是通常所说的对症治疗。对症治疗是以缓解或消除症状或体征为目的的治疗方法,如常用的止痛、退热等,因为不能或不以消除病因为目的,常常被看作是权宜之计,却是临床不可缺少的一种治疗方法,在医学治疗学中占有重要的地位。一般认为对症治疗是西医学的方法,中医讲究辨证论治,不讲或不能进行对症治疗。其实不然,中医历来有"急者治其标,缓者治其本"之说,"治标"之法有很多即相当于或类似于对症处理,例如止血法,外用药一般无须辨证论治,如云南白药、三七粉、白及粉和海螵蛸粉等可用于各种出血;内服药虽说需要辨证论治,但三七和一些炭类药,只要是出血均可加用。又如逐水,所针对的是腹水、胸胁积水的症状,并不针对腹水、胸胁积水形成的病因,并且因所用药物多有毒性,作用峻烈,有损伤正气的作用,对引起腹水、胸胁积水的病因——正虚反而不利,故也属于对症治疗的范畴。中医常在辨证论治方药之上"随症加减",实际上就含有对症治疗的意味,如同是感冒之风热表证,如有咳嗽就可加用杏仁,没有咳嗽就不加用,杏仁本是苦温之药,何以能用以风热之证?盖因其能治咳嗽也。对症治疗可以减轻患者的痛苦,控制病情发展,为治愈疾病赢得时间,创造条件。在某些重危急症如休克、惊厥、高热、剧痛时,对症治疗可能比对因治疗更为迫切。对症治疗不仅不是违反辨证论治原则的方法,而且是辨证论治的有益补充,我们中医应该开发和加强中医对症治疗的能力,使其成为中医诊治体系的有机组成部分。

慢性肝炎急性期大多有身热不扬,食欲不振,脘腹作胀,恶心胸痞,口苦,溲赤,舌苔黄腻等时邪侵袭表现,尤其是黄疸的出现,湿热交蒸,脾胃受困,累及肝胆。上海中医药大学附属岳阳中西医结合医院姚玉兰认为:此种湿热之邪是一种特殊的湿热疫毒之邪,其除一般时邪特性外,还具有明显的疫毒伏藏、胶固不清的特殊性。其定位在肝而不止肝,肝病犯胃,邪遏三焦,其湿热疫毒相困,结而不散,湿热助长疫毒,疫毒滋生湿热,互为因果。夫肝为风脏,其性善伸而恶屈,湿热、疫毒遏郁,肝气失其疏泄,其症则为嗳为呕,为胸腹满闷,甚则为胀为痛。治则宜清不宜补,宜疏不宜收。对不同主要症状亦加以严格区别,通变化裁:泛恶呕吐,有属于肝、属于胃之别。脉弦口苦,兼胸胁胀痛者,其病在肝,可用左金丸、四逆散加味;脉缓口淡,兼厌食痞满者,其病在胃,可用旋覆代赭汤或二陈汤加味。食欲不振,有病在脾、病在胃之分。见食不喜者病在胃,可加用炙鸡内金;食后不运者病在脾,可加用焦楂曲。腹胀便溏,有属肝、属脾之辨。如少食少胀,多食多胀,病多在脾,宜用人参健脾丸;如不食亦胀,嗳气不爽,病多在肝,宜用四逆散加木香、砂仁、香附等。慢性肝炎症状复杂,病情迁延,不易速愈,应注重于调理脾胃。迁延型多数是肝脾同病,两经症状往往同时杂见,难分先后。疫毒稽留,伤肝克脾。肝之清阳具有升发和疏泄功能。在内,升发元气,助长五脏之生机,疏泄清阳,调节周身之气血及脾胃运化水谷之功能,在外,起到抵御外邪之作用。姚玉兰临证治疗,抓住湿热疫毒稽留肝胆,肝脏肿胀,柔肝清肝;脾虚,病久及肾,清阳被遏,宜甘温,振奋正气。姚玉兰对正虚治疗中,强调健脾益气法。认为乙型病毒性肝炎患者本虚即为"脾虚",治疗中紧紧抓住这一法则,可以抗肝损伤,提高人体免疫功能,调整人体脏腑功能,有利于克制病毒。同时要注意乙型病毒性肝炎的特点,虚实错杂,要辨明虚实之孰轻孰重、分清主次,补不助邪,攻不伐肝。一般不可纯补、大补,以免助长湿热疫毒,使 ALT 波动。二则,健脾兼和胃,表里互助。在注重紧靠病机治疗的同时,还应注意"症"的不同而随症施治。有胃气上逆者,加入半夏、旋覆花、川厚朴花、枇杷叶、紫苏梗等和胃降逆之品;饮食停滞,食后作胀者,佐消食导滞的炙鸡内金、砂仁、谷芽、麦芽、神曲之类。胃气和,则脾气舒,肝气则利。三则,肝主疏泄,脾主运化,以气为本,故补而不滞,运用健脾益气之品,少佐炒莱菔子、川厚朴花、紫苏梗行气之味。

王灵台认为临床上慢性肝病的治法繁多,如清热解毒、益气养阴、活血化瘀、健脾化湿、疏肝理气、益肝补肾等,在临床上均有一定疗效。但由于慢性肝病病机复杂、矛盾交错,因此当用多法施治。如:疏肝健脾、清热化湿,多用于慢性肝炎之轻度患者;健脾益肾、疏肝理气,多用于慢性肝炎之中度患者;而补肾柔肝、活血化瘀,较多用于本病之重度患者;清热解毒化湿,多用于急性肝炎及慢性肝炎活动期。大凡按此治法,多可取得预期疗效。除特殊情况外,一法独用或"重用"某药应该慎重,临证过程中应当注重随症施治,在辨证的同时注意辨症加减,因此多法联用也要体现疾病的特点和处方原则,要分清主次先后,不是多种药味的杂拌,要能真正体现治法的"主角"。由于慢性肝病的病情复杂,加之经历诸多方法治疗,因之临证时常会遇到难题,比较突出的是"养阴与化湿"和"正虚与邪实"这两种情况。慢性肝病患者久病必虚,应该扶正,顺理成章,但若邪毒亦盛又当祛邪为先,而对于虚实夹杂或虚实"并重"的患者,处方用药则更需谨慎,以免造成"虚其虚"或"实其实"的后果。如果肝病邪毒较盛时则应以祛邪(清热解毒、化湿)为主,至少在一段时间内不应服用如党参、黄芪之类扶正药,免得病情波动或延滞,即或要加用扶正药也以太子参、北沙参等平和清淡者为宜,此时肝功能及症状可供参考;如肝炎症状明显,胆红素、氨基转移酶明显升高者,待邪毒消退时再酌加补益之品为时未晚,反之即使邪毒之象已尽,肝功能复常,处方中也应适当加祛邪药,以防病情反复。总之,要做到"正邪兼顾,分清主次"。肝病日久必伤及阴,患者多见口干舌燥、舌质红之象,然而湿邪未清常有苔腻胃滞之征,若据传统之法,养阴则滞湿,化湿则伤阴,造成治疗中之矛盾,处理颇感棘手。王灵台认为,"养阴""化湿"可采用"双通道"的治法,即如有湿邪仍可用化湿之品,如有肝阴虚则同时应用养阴之药,可以收到殊途同归之效,但要注意的是掌握药味和比重,少用燥湿、滋腻的药物,并根据病情掌握分寸,避免过与不及,否则适得其反。

王灵台在肝硬化腹水的治疗过程中认为脾肾失运是肝炎后肝硬化腹水的核心病机,湿热疫毒贯穿于病情始终,故多选黄芪为主药。黄芪性温味甘,入脾肺经,益气固表、利水消肿;防己味苦辛,味辛能散以祛风,味苦能泻以利水消肿;黄芪配伍防己,一补气,一利水,一扶正,一祛邪,使利水而不伤正,扶正而不留邪,攻补兼施,共奏益气利水之功。白术健脾燥湿;陈皮理气和胃,气行则湿化;茯苓皮健脾渗湿;大腹皮辛微温,下气宽中、行水消肿;桑白皮味甘性寒,泻肺平喘、利水消肿,启水之上源,宣肺以畅下;牡蛎软坚行水;泽泻利水渗湿。鸡金茅根汤是治疗鼓胀效方,张锡纯在《医学衷中参西录》中论曰:"鸡内金为鸡之脾胃,中有瓦石铜铁皆能消化,其善化有形瘀积可知。故能直入脾中,以消回血管之瘀滞。而又以白术之健补脾胃者以驾驭之,则消化之力愈大。""至于茅根最能利水,人所共知。而用于此方,不但取其利水也,茅根春日发生最早,是禀一阳初生之气,而上升者也。故凡气之郁而不畅者,茅根皆能畅达之。善利水又善理气,故能佐鸡内金,以奏殊功也。"王灵台认为,在健脾以培土筑堤的同时,还要补肾以疏通下源,临证喜用枸杞子、女贞子滋养肾阴,淫羊藿、巴戟天、肉苁蓉温补肾阳。针对湿热疫毒之邪,善用苦参、黄芩、虎杖、猫人参。王灵台指出病情发展至肝硬化腹水阶段要斟酌使用,不可过量,以免败脾胃之气,伤肾中阳气,不利于病情恢复;针对结节及防治肝肿瘤,喜用鳖甲、夏枯草、白花蛇舌草、蛇六谷、半枝莲等药物。随症加减法度:腹胀明显者,加大腹皮、莱菔子、枳壳等以下气消满除胀;两胁胀满疼痛者,加八月札、郁金、青皮、延胡索等疏肝理气止痛;对于夜间痛甚,以养血活血为治,常选用白芍;对于使用理气、活血之法,而止痛效果欠佳者,应用中药穴位敷贴透皮剂——肝舒贴效果明显。胁下痞块、刺痛明显者,加赤芍、丹参、鳖甲等活血化瘀、软坚散结;小便赤涩不利者,加滑石、通草以行窍利水;下肢水肿明显者,加泽泻、赤小豆、汉防己等利尿除湿;湿浊中阻、恶心呕吐者,加半夏、陈皮、生姜、竹茹等和胃降逆;伴鼻衄、齿衄等阴虚内热者,加女贞子、墨旱莲、仙鹤草等清热养阴、凉血止血。

张云鹏临证辨治慢性丙型病毒性肝炎,强调应辨病与辨证相结合,并根据多年的临床实践,总结出经验方"解毒凉血方"(紫草、水牛角片、丹参、郁金、鳖甲等),用于治疗本病取效良好。与此同时,也强调论治该病应当随症加减,辨证的同时也应该辨症,其在"解毒凉血方"专方辨病的基础上,还根据患者不同的临床表现辨证加减用药。若热重于湿,症见身目黄染、口干口苦、大便秘结、小便黄赤、舌红、苔黄腻者,可加用栀子、黄柏、黄连、茵陈、大黄、厚朴等;若湿重于热,症见身目黄染、口淡黏腻、恶心纳呆、舌淡、苔白腻者,可加用茯苓、白术、半夏、猪苓、生薏苡仁等;若痰湿热结,症见肝区胀痛、身重乏力、大便黏滞、舌红、苔腻、脉弦滑者,可加用黄芩、半夏、枳壳、竹茹、夏枯草等;若肝郁气滞,症见胸胁胀痛、胸闷腹胀、急躁易怒者,可加用柴胡、当归、白芍、郁金、香附等;若气滞血瘀,症见两胁刺痛、痛有定处、胁下痞块、面色晦暗、赤缕红掌、肌肤甲错、舌暗或有瘀斑等,可加用鸡血藤、海藻、赤芍、延胡索、水红花子等;若疫毒内陷,症见心烦口渴、口有肝臭或高热神昏谵语、衄血、舌红绛、苔黄腻者,可加用黄连、黄芩、黄柏、生地、赤芍、茵陈、连翘等。

当然,许多肝病,尤其在疾病的早期缺少主症,有的症状模糊,时隐时现,有的甚至没有任何自觉症状和体征;同样在慢性期疾病也是极其隐匿的进展,尽管患者并无自觉症状,但如果利用西医学的先进手段往往能证实其严重程度。如常见的急性乙型病毒性肝炎潜伏期、慢性乙型病毒性肝炎的进行性隐匿性发展、脂肪肝、药物性肝损害等,其发病和病情进展极其隐匿,临床上常无可辨的症状,多数在献血、体检等偶然的情况下发现,如按中医辨证是无法下手,更何谈早期诊治。有的肝病患者虽有一些症状,但可能表现为消化系统的症状,或血液系统的症状,甚至是神经内分泌系统的症状等,更多见的是多系统症状交叉合并出现。而这些症状的特点缺乏特异性,指向性差,辨证困难,即使辨证准确,疗效也难以保证。通过辨主症确定处方君药,辨病性确定处方佐药,依君药定臣药,不仅能够简化临床处方过程,并且使组方君臣佐使结构清晰,主治功效更加明确。因此,辨证论治不仅能够急则治标,有效解决疾病的突出矛盾,也是临床处方用药的重要依据。从辨症到辨证是中医的进步,辨证的概念位包括了辨症,辨症是辨证过程的主要环节,其对象包含于辨证之中,充分体现了辨证论治理、法、方、药、护以病机为核心的逻辑一致性。此处要说的是,在慢性肝病的临证诊疗过程中,在把握"病""证""症"同一性的基础上,根据特定时空下三者间的矛盾主次,实施针对重点的整体性处理原则,落实在组方中则有"因病—因证—因症结合"的基本思路,其组方模式的基本原则是"辨病用药""辨证用药"及"因症用药"相结合。具体实施或以辨证为中心,兼顾因病、因症用药;或以辨病为中心,兼顾因证、因症用药;或以辨症为中心,兼顾因病、因证用药。

四、宏观辨证与微观辨证相结合

(一) 宏观辨证

1. 宏观辨证的定义和特点　　中医传统的辨证是在中医学理论的指导下,通过对望、闻、问、切"四诊"所收集的临床资料进行分析、综合,从而对疾病的病位和病性等本质作出判断,继而概括为证名的诊断思维过程。主要内容包括患者诉说的自觉症状,医生对患者肉眼观察到的证候以及舌象、脉象等做出的辨证的依据,也就是根据患者外在表现对疾病做出的综合的整体的分析判断。传统的辨证论治方法是建立在宏观认识问题的基础上,概括性高,容易把握事物的共性,着重运用运动的观点、整体的观点去认识人和疾病的关系,故在宏观、定性、动态方面的研究有独到之处,基本把握住了疾病的本质。因此,可称之为"宏观辨证"。

"宏观辨证"是当前中医临床最常用的辨证论治形式,其特点是对疾病能因人、因时、因地制宜,注意局部与整体的关系;治疗时既注意祛邪,也重视扶正。中医临床常用的辨证方法包括八纲辨证、脏腑辨证、经络辨证、气血津液辨证、六经辨证、病因辨证、卫气营血辨证和三焦辨证,该八种辨证方法在不同的历史时期形成、发展和完善,并具有各自不同的适用范围和特点,是历代医家总结各自临床经验并不断发展和完善的结果,也是历代中医认识疾病、治疗疾病的唯一理论法则。临床通过四诊搜集的症状、体征进行综合思维而得出的诊断性结论,其特点是对疾病能因人、因时、因地制宜,注意局部与整体的关系,治疗时既注意祛邪,也重视扶正。传统八种辨证方法即属宏观辨证的范围,它在临床实践中具有自身的优越性。

2. 宏观辨证在肝病领域运用

(1) 慢性乙型病毒性肝炎的中医辨证分型标准:1984—2012 年国内先后在 6 次会议上对慢性乙型病毒性肝炎的中医辨证分型标准进行了规范。最终 2012 年 1 月中华中医药学会内科肝胆病学组、世界中医药学会联合学会肝病专业委员会、中国中西医结合学会肝病分组共同发布慢性乙型病毒性肝炎中医诊疗专家共识,将本病分为湿热蕴结证、肝郁气滞证、肝郁脾虚证、肝肾阴虚证、脾肾阳虚证和瘀血阻络证 6 种证型。

1) 湿热蕴结证

[主症] ① 身目黄染,黄色鲜明。② 小便黄赤。③ 口干苦或口臭。④ 舌苔黄腻。

[次症] ① 脘闷,或纳呆,或腹胀。② 恶心或呕吐。③ 大便秘结或黏滞不畅。④ 胸胁胀。⑤ 脉弦滑或滑数。凡具备主症中 2 项加次症 2 项,可定为本证。

[治则] 清热利湿。

[推荐方药] 茵陈汤合甘露消毒丹加减。

2) 肝郁气滞证

[主症] ① 两胁胀痛。② 善太息,嗳气稍舒。③ 情志抑郁。

[次症] ① 胸闷。② 腹胀。③ 嗳气。④ 乳房胀痛或结块。⑤ 舌质淡红,苔薄白或薄黄,脉弦。凡具备主症中 2 项加次症 2 项,可定为本证。

[治则] 疏肝理气。

[推荐方药] 柴胡疏肝散加减。

3) 肝郁脾虚证

[主症] ① 胁肋胀痛。② 情绪抑郁。③ 纳差或食后胃脘胀满。④ 倦怠乏力。

[次症] ① 口淡乏味。② 便溏不爽。③ 嗳气。④ 乳房胀痛或结块。⑤ 舌质淡红,苔薄白或薄黄,脉弦缓。凡具备主症①②任一项加③④任一项,加次症 2 项,可定为本证。

[治则] 疏肝健脾。

[推荐方药] 逍遥散加减。

4) 肝肾阴虚证

[主症] ① 头晕耳鸣。② 腰痛或腰酸腿软。③ 五心烦热。④ 寐艰多梦。

[次症] ① 胁肋隐痛,劳累加重。② 口干咽燥。③ 时有低热。④ 舌红少苔。⑤ 脉细或细数。凡具备主症中 2 项加次症 2 项,可定为本证。

[治则] 滋补肝肾。

[推荐方药] 一煎加减。

5）脾肾阳虚证

［主症］① 食少便溏或五更泻。② 腰痛或腰酸腿软。③ 形寒肢冷。④ 下肢水肿。

［次症］① 面色㿠白。② 性欲减退。③ 小便清长或夜尿频数。④ 舌胖质淡,苔润。⑤ 脉沉细或迟。凡具备主症中 2 项加次症 2 项,可定为本证。

［治则］温补脾肾。

［推荐方药］附子理中汤合金匮肾气丸加减。

6）瘀血阻络证

［主症］① 胁痛如刺,痛处不移。② 朱砂掌,或蜘蛛痣,或毛细血管扩张。③ 胁下积块。④ 舌质紫暗,或有瘀斑瘀点,或舌下脉络增粗、迂曲。

［次症］① 胁肋久痛。② 面色晦暗、唇黑。③ 出血倾向,齿衄、鼻衄。④ 脉细涩。凡具备主症中 2 项加次症 2 项,可定为本证。

［治则］活血通络。

［推荐方药］膈下逐瘀汤加减。

（2）中华中医药学会脾胃病分会 2012 年制定的肝硬化腹水的中医辨证分型标准:中华中医药学会脾胃病分会 2012 年 4 月通过了《肝硬化腹水中医诊疗规范专家共识意见》。将本病气滞水停证、脾虚水停证、湿热水停证、血瘀水停证、脾肾阳虚水停证、肝肾阴虚水停证六型。

1）气滞水停证

［主症］① 腹大坚满,叩之如鼓,两胁胀满或疼痛。② 舌淡红,苔白腻。

［次症］① 饮食减少,食后作胀,嗳气不适。② 小便短少。③ 脉弦。具备 2 项加次症 2 项即可诊断。

［治则］疏肝理气,行水散满。

［主方］柴胡疏肝散加减。

2）脾虚水停证

［主症］① 腹大胀满,按之如囊裹水。② 脘腹痞胀,得热则舒,食少便溏。③ 舌白滑或白腻。

［次症］① 面色萎黄,困倦懒动。② 颜面、下肢水肿,尿少。③ 脉缓。具备 2 项加次症 2 项即可诊断。

［治则］温中健脾,行气利水。

［主方］四君子汤合实脾饮加减。

3）湿热水停证

［主症］① 腹大坚满,脘腹撑急,或腹痛拒按。② 两目、皮肤发黄。③ 舌红、苔黄腻。

［次症］① 发热口苦,渴不欲饮。② 小便短黄,大便秘结或溏垢。③ 脉弦滑或数。具备 2 项加次症 2 项即可诊断。

［治则］清热利湿,攻下逐水。

［主方］中消分满丸合茵陈汤加减。

4）血瘀水停证

［主症］① 腹大如鼓,腹壁青筋暴露。② 胁肋刺痛,固定不移。③ 舌紫红或有瘀斑,苔白润。

［次症］① 脘腹胀满,嗳气,纳差。② 口渴不欲饮。③ 面色黧黑,面颈胸臂有丝状血痣,肌肤甲错。④ 脉细涩。具备 2 项加次症 2 项即可诊断。

［治则］活血化瘀,行气利水。

［主方］调营饮或膈下逐瘀汤加减。

5）脾肾阳虚水停证

［主症］① 腹大胀满,形似蛙腹,早轻暮重。② 面色萎黄,怯寒肢冷。③ 舌淡胖,或有齿痕,苔薄白润。

［次症］① 脘闷纳呆,食少便溏。② 肢冷喜暖,下肢水肿。③ 小便短少不利。④ 脉沉弦。具备 2 项加次症 2 项即可诊断。

［治则］温补脾肾,化气利水。

［主方］附子理中丸合五苓散加减。

6）肝肾阴虚水停证

［主症］① 腹大胀急。② 牙龈出血,鼻衄时作。③ 舌红绛少津,苔少或花剥。

［次症］① 面色晦暗,血痣赤缕,唇紫口燥。② 心烦失眠,头晕耳鸣,五心烦热,潮热盗汗。③ 小便短少。④ 脉弦细数。具备 2 项加次症 2 项即可诊断。

［治则］滋养肝肾,化瘀利水。

［主方］一贯煎合猪苓汤加减。

（3）2003 年中国中西医结合学会消化系统疾病专业委员制定的《肝硬化中西医结合诊治方案》中的肝硬化分类标准:2003 年中国中西医结合学会消化系统疾病专业委员会制定了《肝硬化中西医结合诊治方案》,涵盖了西医的肝炎后肝硬化、胆汁淤积性肝硬化、酒精性肝硬化、血吸虫性肝硬化、心源性肝硬化、其他原因肝硬化。将本病分为肝气郁结证、水湿内阻证、湿热蕴结证、肝肾阴虚证、脾肾阳虚证、瘀血阻络证六型。

1）肝气郁结证（含肝胃不和、肝脾不调）

［主症］① 胁肋胀痛或窜痛。② 急躁易怒,喜太息。③ 口苦,或咽部有异物感。

④ 脉弦。

[次症] ① 纳差或食后胃脘胀满。② 便溏,腹胀。③ 嗳气。④ 乳房胀痛或结块。具备主症 2 项(第一项必备)加次症 2 项即可诊断。

[治则] 疏肝理气。

[主方] 柴胡疏肝汤加减。

2) 水湿内阻证

[主症] ① 腹胀如鼓,按之坚满或如蛙腹。② 胁下痞胀或疼痛。③ 脘闷纳呆,恶心欲吐。④ 舌苔白腻或白滑。

[次症] ① 小便短少。② 下肢水肿。③ 大便溏薄。④ 脉细弱。具备主症 2 项(第一项必备)加次症 1 项即可诊断。

[治则] 运脾化湿,理气行水。

[主方] 实脾饮加减。

3) 湿热蕴结证

[主症] ① 目肤黄染,色鲜明。② 恶心或呕吐。③ 口干口臭。④ 舌苔黄腻。

[次症] ① 脘闷,纳呆,腹胀。② 小便黄赤。③ 大便秘结或黏滞不畅。④ 胁肋灼痛。⑤ 脉弦滑或滑数。具备主症 2 项加次症 2 项即可诊断。

[治则] 清热利湿,攻下逐水。

[主方] 中满分消丸合茵陈蒿汤加减。

4) 肝肾阴虚证

[主症] ① 腰痛或腰酸腿软。② 胁肋隐痛,劳累加重。③ 眼干涩。④ 五心烦热或低热。⑤ 舌红少苔。

[次症] ① 耳鸣、耳聋。② 头晕、眼花。③ 大便干结。④ 小便短赤。⑤ 口干咽燥。⑥ 脉细或细数。具备主症 3 项,或主症 2 项加次症 2 项即可诊断。

[治则] 滋养肝肾,活血化瘀。

[主方] 一贯煎合膈下逐瘀汤加减。

5) 脾肾阳虚证

[主症] ① 腹部胀满,入暮较甚。② 脘闷纳呆。③ 阳痿早泄。④ 神疲怯寒。⑤ 下肢水肿。

[次症] ① 小便清长或夜尿频数。② 大便稀薄。③ 面色萎黄或苍白。④ 舌质淡胖,苔润。⑤ 脉沉细或迟。具备主症 3 项加次症 1 项,或主症 2 项加次症 2 项即可诊断。

[治则] 温补脾肾。

[主方] 附子理中丸合五苓散,或《济生》肾气丸合五苓散加减。

6）瘀血阻络证

［主症］① 胁痛如刺，痛处不移。② 腹大坚满，按之不陷而硬。③ 腹壁青筋暴露。④ 肋下积块（肝或脾肿大）。⑤ 舌质紫暗，或瘀斑瘀点。⑥ 唇色紫褐。

［次症］① 面色黧黑或晦黯。② 头、颈、胸腹红点赤缕。③ 大便色黑。④ 脉细涩或滑。⑤ 舌下静脉怒张。具备主症 2 项加次症 1 项即可诊断。

［治则］活血行气，化瘀软坚。

［主方］膈下逐瘀汤加减。

（4）非酒精性脂肪性肝病的中医辨证分型标准：中国中西医结合学会消化系统疾病专业委员会 2015 年颁布的《非酒精性脂肪性肝病中西医结合诊治方案（草案）》将脂肪肝分为肝郁气滞型、肝郁脾虚型、痰湿内阻型、湿热蕴结型、痰瘀互结型五型。

1）肝郁气滞型

［主症］肝区不适，胁肋胀痛，纳差食少，嗳气呃逆。

［次症］胸闷喜叹息，抑郁急躁，大便不调，月经不调，乳房胀痛。舌脉象：舌质红，苔白而薄或白厚，脉弦滑或弦细。证型确定：舌脉象符合，具备主症 2 项和次症 1 或 2 项。

［治则］疏肝理气。

［方药］柴胡疏肝散加减。

2）肝郁脾虚型

［主症］胸胁胀闷，抑郁不舒，倦怠乏力，大便稀溏。

［次症］腹胀不适，食欲不振，呃逆不舒，脘腹隐痛。舌脉象：舌质红偏淡，苔薄白或白，有齿痕，脉弦细，弦滑。证型确定：舌脉象符合，具备主症 2 项和次症 1 或 2 项。

［治则］疏肝健脾理气。

［方药］逍遥散加减。

3）痰湿内阻型

［主症］体态肥胖，两胁隐痛，头晕如裹，周身困重，大便黏滞不爽。

［次症］脘腹胀满，倦怠无力，食欲不振，呕恶不适。舌脉象：舌质淡红，舌苔薄白腻，脉沉滑。证型确定：舌脉象符合，具备主症 2 项和次症 1 或 2 项。

［治则］健脾益气，化痰祛湿。

［方药］二陈汤加减。

4）湿热蕴结型

［主症］素体肥胖，周身困重，脘腹灼热或灼痛，口干不欲饮，大便黏腻不爽。

［次症］尿黄，口苦，纳呆，烦热。舌脉象：舌质偏红，舌苔黄或厚腻，脉弦滑或稍数。证型确定：舌脉象符合，具备主症 2 项或次症 1 或 2 项。

［治则］清热利湿。

［方药］茵陈汤加减。

5）痰瘀互结型

［主症］形体肥胖，面色晦暗，咯吐痰涎，胁肋钝痛。

［次症］脘腹胀满，腹内痞块，纳差食减，四肢沉重。舌脉象：舌质暗红，有瘀斑，舌体胖大，边有齿痕，脉弦细，或弦涩。证型确定：舌脉象符合，具备主症 2 项或次症 1 或 2 项。

［治则］活血化瘀，祛痰散结。

［方药］膈下逐瘀汤合二陈汤加减。

（二）微观辨证

1. 微观辨证的定义与特点　辨证论治是中医学术体系的特色之一，也是中医学之精华所在。近年来，随着科技的发展、医学的进步，这一中医理论，也在不断地发展和完善。中医辨证论治理论在中医学 2 000 多年的发展史中，宏观辨证是中医临床辨证论治主要的诊断思维模式，但是宏观辨证存在主观性强、定量分析困难，统一标准难以形成等局限性，不利于传统中医学的现代化、国际化。因此，有人提出微观辨证这一理念。微观辨证从 20 世纪 50 年代末开始萌芽，随着"证"本质研究的不断深入而产生。沈自尹在 1986 年首次提出"微观辨证"这一新概念并对其进行定义：即在临床收集辨证素材过程中引进现代科学，特别是西医学的先进技术，发挥它们长于在较深入的层次上，微观地认识机体的结构、代谢和功能特点，更完整、更准确、更本质地阐明证候的物质基础，从而为辨证微观化奠定基础，简而言之，是用微观的理化指标认识与辨别中医证候。

微观辨证的优越性在于，首先，在无症可辨（有病而无症）的时候，微观辨证发挥了辨证的主导作用。其次，在疾病的初期阶段，有些微观变化而尚未显形于外，即所谓的"隐性证"。这时候，微观辨证就能够起到"察内知外"的作用。再次，在证候不明显或证候复杂以致辨证困难的情况下，微观辨证又充分显现出其辅助诊断的作用。传统的辨证过程是通过对四诊获取的信息进行分析，从而辨别证的方法，其重点是从整体把握人体的功能状态，是对"证"宏观层次的探索；随着科学技术的进步，对于疾病认识的深化，许多医学科学工作者，借助现代科学技术和手段，对四诊内容进行了深化和扩展，即从人体的不同层次和水平（系统、器官、细胞、亚细胞、分子等）去阐明证候在结构、代谢、功能诸方面的物质基础，并寻找对证候具有诊断价值的微观指标，以期建立证候的诊断标准，这是对传统的"宏观辨证"起到了发展、补充和深化的作用。

"微观辨证"首先是强调结合现代实验诊断技术，深入到细胞化学、神经递质、激素、免疫及基因调节，以阐明病症传变规律。微观辨证，是指在中医基础理论的指导下，运用西医学影像学检查、内镜检查、实验室检查、组织病理检查甚至基因检查等先进技术，从器官水平、细胞水平、亚细胞水平、分子水平、基因水平等较深层次上辨证。其次，微观辨证的目的在于阐明证的物质基础，微观地认识机体的结构、代谢和功能的特点，更完整、更准确、更本质地阐明证的物质基础。最后，"微观辨证"的应用有助于中医证候的疗效评价体系的科学制定，以利于提高中医药疗效评价的客观性和科学性。

2. 微观辨证在肝病领域运用　尽管微观辨证的概念已经提出了 30 余年，从生化、病理、影像到细胞、蛋白质、基因，再到蛋白质组学、基因组学、代谢组学，各中医领域专家学者也做了大量的研究工作，也取得了一些研究成果，但其成果并未像宏观辨证那样取得一系列的专家共识，仍然处于基础研究阶段。

(1) 以理化指标为基础的肝病微观辨证：肾阴虚证病程较长、发病年龄较大、总胆固醇(TC)、三酰甘油(TG)较高。痰湿内阻证易出现肝功能异常；湿热内蕴证容易出现胰岛素抵抗；痰瘀互结证易发生 2 型糖尿病、缺血性心脏病。肝气瘀滞型、痰湿内阻型、痰瘀阻络型脂肪肝患者血液中 ALT、AST 水平均高于健康对照组，痰湿内阻型、痰瘀阻络型脂肪肝患者血液中 TC、TG 水平均高于健康对照组。乙型病毒性肝炎后肝硬化不同中医证型与转化生长因子 β_1(TGF - β_1)、肝纤维化指标以及肝功能分级的相关性的研究显示：肝硬化各种证型之间与健康对照组之间比较，TGF - β_1 的值差别具有统计学意义，肝肾阴虚证、瘀血内阻证组 HA、III 型前胶原(PCIII)高于水湿内阻证、肝气郁结组，瘀血内阻证组透明质酸酶(HA)、层粘连蛋白(LN - C)、PCIII 高于水湿内阻证、肝气郁结证组。将慢性乙型病毒性肝炎中医证型与肝组织内 CD4$^+$、CD8$^+$T 淋巴细胞表达进行相关性分析，慢性乙型病毒性肝炎患者肝组织内 CD4$^+$、CD8$^+$T 淋巴细胞表达与中医证型的关系存在相关性：肝郁脾虚型 CD4$^+$ 阴性表达率较高，与肝肾阴虚、湿热中阻、瘀血阻络比较，有显著差异；肝郁脾虚型 CD8$^+$ 阴性表达所占比例较高，与湿热中阻、瘀血阻络型比较有显著差异；湿热中阻、瘀血阻络型 CD4$^+$、CD8$^+$ 强阳性表达率较高，与肝郁脾虚、肝肾阴虚型比较，有显著差异。在 TGF - β_1、血小板衍生生长因子(PDGF)与乙型病毒性肝炎肝硬化肝功能分级及中医证型的相关性研究中，各中医证型患者 TGF - β_1 和 PDGF 水平均明显高于正常对照组，脾虚湿盛组和脾肾阳虚组血清 TGF - β_1 和 PDGF 水平均明显高于肝气郁结组，脾肾阳虚组血清 PDGF 水平显著高于脾虚湿盛组。

(2) 以临床影像学为基础的肝脏微观辨证：超声声像图表现及血流动力学参数，显示肝气郁滞型脂肪肝以轻度为主，痰湿内阻型脂肪肝以中度为主，痰瘀阻络型脂肪肝以重度为主；痰湿内阻型与痰瘀阻络型脂肪肝患者肝右叶最大斜径逐渐增大，门静脉内径逐渐增大，门静脉峰值流速及肝静脉峰值流速逐渐减低。Fibro Touch 是由影像引导的肝脏弹性和肝脏脂肪变性的集成检测系统，为第三代瞬时弹性成像技术，是应用超声在脂肪组织中传播显著衰减这一特点,计算肝脏样本 FAI 值,进而评价肝细胞脂肪变性程度。在 NAFLD 与证型的相关性的研究中发现痰瘀互结证 FAI 值最高,其次为痰湿内阻证、湿热蕴结证、肝郁脾虚证、肝郁气滞证。乙型病毒性肝炎后肝硬化中医证型与腹部超声形态学特征的相关性研究显示痰湿阻络证与肝气郁结、湿热蕴结、水湿内阻证相比较,肝左叶上下径缩小趋势更明显,脾脏增大较肝气郁结、湿热蕴结证更加显著。肝肾阴虚证、脾肾阳虚证、瘀血阻络证更容易出现肝叶形态比例失调、肝被膜锯齿状、弥漫性回声增高、胆囊壁增厚的表现。肝左叶上下径缩小可能是瘀血阻络证的特征,而肝叶形态比例失调、被膜锯齿状、弥漫性回声增高可能是肝肾阴虚证、脾肾阳虚证、瘀血阻络证的特点。胆囊壁增厚可能是水湿内阻证、脾肾阳虚证、瘀血阻络证的特征,胆囊腔内回声不均和胆壁毛糙可能是湿热蕴结证的提示指征。乙型病毒性肝炎肝硬化中医证型与门静脉血流动力学研究发现:随着病情的加重,中医证型由肝气郁结、脾虚湿盛、湿热内蕴向肝肾阴虚证、脾肾阳虚证、血瘀证逐渐演变,患者门静脉主干的血管内径逐渐增宽,血流量逐渐减少,平均血流速度逐渐减慢;脾静脉的血管内径、血流量及平均血流速度变化不大;门静脉瘀血指数和脾静脉瘀血指数逐渐增加。应用腹部 CT 分析肝脏淋巴管扩张水肿与肝硬化中医证型之间的关系。结果显示:郁结型及湿热内蕴型肝内淋巴管管径多数正常或轻度扩张增粗;血瘀阻络型淋巴管管径多数明显增粗扩张,肝硬化中医辨证分型与肝内淋巴管扩张水肿存在明确的相关性;随着肝硬化的病情加重,肝内淋巴管扩张水肿程度加重。

(3)以分子生物为基础的肝脏微观辨证:乙型病毒性肝炎肝硬化中医证型与 TANK 基因单核苷酸多态性的关联性研究显示:湿热中阻、肝郁脾虚和瘀血阻络型患者 T/T 基因型进展为肝硬化的风险较 g/G+g/T 基因型患者降低,而肝肾阴虚和脾肾阳虚患者中 TANK rs3820998 位点多态性与乙型病毒性肝炎肝硬化临床转归无显著性相关。

(4)以高通量组学为基础的肝脏微观辨证:代谢组学对生物体内所有代谢物进行定量分析,以定量描述生物体内代谢物动态多参数变化为目标,并寻找代谢物波动与生理病理变化的相关关系,进而寻找用于疾病早期预测的生物标志物。代谢组学技术可用于判断 NAFLD 的不同证型,为从生物代谢的视角认识中医药在治疗 NAFLD 领域及其证候特点的现代内涵提供可靠依据。研究发现脾虚型患者其核酸代谢物、糖代谢物、氨基酸代谢物、脂肪代谢物以及维生素代谢物与正常人的尿代谢组学存在显著差异。并发现核酸代谢和维生素代谢中的次黄嘌呤和乳清酸含量变化显著,次黄嘌呤的代谢会导致脂质过氧化,而肝胆湿热组患者尿液中的羟谷氨酸、乳清酸和核酸类物质的含量均呈下降趋势,氨基酸代谢中间物含量均升高。与肝胆湿热组相比,肝郁脾虚组患者的尿液中吲哚-3-醋酸、尿酸的含量下降。

乙型病毒性肝炎后肝硬化证候的尿代谢组学研究显示:在健康者与乙型病毒性肝炎

后肝硬化患者、不同中医证候的患者间，均获得了差异性尿代谢物，这些代谢物与能量代谢和氨基酸代谢等通路密切相关。其中在湿热内蕴证与肝肾阴虚证之间存在支链氨基酸的差异。如甘氨酸、丙氨酸、脯氨酸等，还有与能量代谢相关的一些代谢物，如柠檬酸、琥珀酸等。然而差异性代谢物亮氨酸和缬氨酸，可能会成为临床上用来区分湿热内蕴证和肝肾阴虚证的潜在指标之一。动物代谢组学研究显示肝气郁结证大鼠尿液代谢组中模型组大鼠尿液马尿酸 3.97、7.55、7.85，α-酮戊二酸 3.01、2.45，柠檬酸 4.10、2.88、2.57，异柠檬酸 3.99、2.51、2.43 和乌头酸 3.77、6.96、3.96 的含量降低，肌酸酐 3.05、4.07，丙酮 2.23，乙酸 1.93，肌酸 3.93、3.03，烟酸 4.41、1.41 和 5-羟（基）吲哚-3-乙酸（5-hydroxyindole-3-acetate，5-HIAA）3.03、2.91、6.63、7.15 谱峰相对积分面积明显增高，在尿液中的含量显著升高。

总之，整体辨证是辨证论治的基础；局部辨证是辨证论治的重要组成部分，更能体现专科辨证；微观辨证是辨证论治体系的发展，弥补了整体辨证、局部辨证的不足，是现代中医辨证论治体系的特征，体现了现代中医与时俱进的理念。将实验室指标纳入中医辨证，实现"宏观辨证"和"微观辨证"相结合，可以提高中医诊断水平；探讨中医证候的病理基础，可以将现象本质、功能与结构统一起来；揭示脏腑、气血的本质，探寻各种证候的微观指标，有利于中医诊断的客观化、规范化。宏观辨证与微观辨证构成了现代中医辨证论治体系，两者既相对独立，又相辅相成，不可或缺，临床必须扬长避短，结合应用。

下篇　名医名家医案

严二陵

【名医简介】

严二陵(1901—1981),江苏吴县(今属苏州)人,上海名医。1916 年从晚清御医林衡甫学习中医,深得林衡甫薪传之秘,并承袭其"跷脚医生"之盛名。1921 年在上海南市王家码头开业,精于岐黄之术,熟悉各家学说,在学术上自成一派,前来求诊者常门庭若市。1923 年上海温病盛行,严氏用"轻可去实"之法,救治了很多危难重症患者,从此名声大振,与当时名医石筱山、顾小岩齐名,同为上海南市"三鼎"。其弟子有现代名医董建华等。严氏出身贫寒,同情贫患,凡贫者求治,常不取分文,或赠钱配药,这种高尚的医德,深受病家颂扬,至今仍在上海百姓中传为佳话。1952 年起在上海市公费医疗第五门诊部任职临诊,同时在上海中医学院任教。1959 年被选为上海市新城区人民代表,1960 年又被选为上海市静安区政协委员。1962 年任上海市中医妇科学会理事。临床擅长治疗温病及肝病,用药主张轻可去实,喜柔忌刚,健通宣平,多用甘温、甘凉、甘平之剂,最忌攻伐,重视养阴。

【医案】

案 1　胁痛(肝硬化晚期)

陆某,男,70 岁。

[主诉] 右胁胀痛伴两足水肿半年余。

[现病史] 右胁胀痛,气逆胸满,两足水肿,小便不利。舌苔薄脉弦。自述肝硬化病史多年。

查体:面色晦暗,形体消瘦,肝掌明显,局部可见蜘蛛痣,肝脏肋下未及,肝区叩痛阳性,脾脏肋下可及两横指许。

[中医诊断] 胁痛(肝脾同病,气滞浊阻)。

[西医诊断] 肝硬化失代偿期。

[治则治法] 调肝运脾,宽胀化浊。

[方药] 茯苓皮 15 g,五加皮 9 g,大腹皮 12 g,大腹子 12 g,木防己 12 g,炙桑白皮 9 g,淡姜皮 2.4 g,野赤豆 30 g,川椒目 3 g,旋覆梗 12 g,广郁金 12 g,紫降香 9 g,滋肾通关丸 12 g(包)。

7 剂。

二诊 症状均有好转。

[方药] 苏木 12 g,紫苏子 12 g,茯苓皮 15 g,炙桑白皮 9 g,五加皮 9 g,木防己 12 g,淡姜皮 2.4 g,广郁金 12 g,紫降香 9 g,大腹皮 12 g,川椒目 3 g,左金丸 3 g(包),滋肾通关丸 12 g(包)。

7 剂。

三诊 水肿退,气逆平,胁痛减。

[方药] 苏木 12 g,紫苏子 12 g,茯苓皮 15 g,炙桑白皮 9 g,五加皮 9 g,木防己 12 g,淡姜皮 2.4 g,广郁金 12 g,紫降香 9 g,大腹皮 12 g,川椒目 3 g,左金丸 3 g(包),岗稔根 15 g,刘寄奴 9 g,滋肾通关丸 12 g(包)。

7 剂。

四诊 诸症消失。

[方药] 桑寄生 15 g,炙茵陈 12 g,炙鸡内金 6 g,苏木 12 g,紫苏子 12 g,大腹皮 12 g,茯苓 12 g,望江南 12 g,八月札 9 g,广郁金 9 g,仙鹤草 30 g,岗稔根 15 g,刘寄奴 9 g,旋覆梗 9 g,左金丸 3 g(包)。

7 剂。

[治疗效果] 诸症消失。

【按】中医学认为:肝乃风木之脏,相火内寄,体阴而用阳。其性刚,主动主升,全赖肾水以涵之,血液以濡之,肺金肃降以平之,中宫土气以培之,则刚劲之质,得为柔和之体,遂其条达之性,此其常也。丹溪论述之:凡上升之气,自肝而出。肝木性升散,不受遏郁,郁则经气逆,为嗳,为胀,为呕吐,为暴怒胁痛,为胸满不食,为飧泄,为疝,皆肝气横决也。且相火附木,木郁则化火,为吞酸胁痛,为狂,为痿,为厥,为痞,为呃噎,为失血,皆肝火冲激也。肝主载血,血燥生风,风主于木,木易生火。亦有火盛生风者,其症则为眩为晕,为痉为厥。为瘕疵……皆肝风旋扰也。至于脉象,大都以弦为主,弦而无力为虚证,弦而有力为实证。有见人身脏腑气血,相互呼应,各部平衡,何病之有? 若肝气郁滞,肝火上冲,肝阳化风,肝风流窜,肝气下迫,则必然出现各种不同症状。

严二陵认为肝病有肝气、肝火、肝风之别,治肝乃以此三者为纲。《内经》云:"木郁达之,火郁发之。""肝苦急,急食甘以缓之,肝欲散,急食辛以散之。用辛补之。"肝气者,郁而不舒,治在疏肝解郁,调畅气机。治疗肝气者,一般选用旋覆梗、郁金、八月札、绿萼梅、佛手等。若肝胃不和者,会加入新会皮、炙九香虫、刘寄奴、紫苏梗、香橼等;肝脾失治者,可加入白术、白芍、怀山药、茯苓、大腹皮等。肝火燔灼,一身上下内外无所不至,故肝火为病,形证不一,又有实火、虚火、郁火之辨。施治大法:实火宜清宜泻,虚火育阴潜阳,郁火宜疏宜解。肝为刚脏,职司疏泄,用药不宜刚而宜柔,不宜伐而宜和。治肝火者,可选用夏枯草、桑寄生、牡丹皮、淡黄芩、大青叶等。肝风者,有上冒巅顶,亦能旁走四肢;上冒多由阳亢,旁走多因血虚;阳亢者宜息风潜阳,血虚者宜养血和络。肝风之证,息风潜阳多用煨天麻、菊花、珍珠母、石决明、羚羊角粉等;养血和络多用当归、芍药、豨莶草、甘草等。

严二陵治肝病勤求于《内经》,博采叶天士、王旭高之长,结合自己临床实践,他认为肝病最为难治,因为肝体阴用阳主动主升,全赖肾水以涵,营血以养,肺金肃降以平,脾土以培,故肝病多变,易伤他脏。肝气横逆,可乘胃克脾,冲心犯肺,肝病及胆,寒热夹杂,亦可挟湿挟痰,故有虚有实。肝风可上冒巅顶多属阳亢,宜息风潜阳;亦可走四肢,其多属血虚,宜养血和络。肝火燔灼,可致人体上下内外其证不一,其治法不同。实火宜清宜泄,郁火宜疏宜宣,虚火宜育阴潜阳。严二陵在选药上主张,宜柔不宜刚,宜和不宜伐,一般采用甘温甘凉、辛凉甘辛,且强调养护胃阴。他对肝病久病入络多用辛苦、通络合以酸甘化阴,疗效桴鼓相应,独树一帜。

严二陵选方用五皮饮为基础,以求行气化浊,利水消肿之功。方中以茯苓皮为君,取其甘淡渗利,行水消肿。臣以大腹皮下气行水,消胀除满。佐以桑白皮肃降肺气,以通调水道而利水消肿;生姜皮和脾降肺,行水消肿而除胀满。辅以资肾通关丸,滋补肝肾、通利小便。方中黄柏味苦性寒,入肾与膀胱经,其性沉降下行,为泻肾家之火、清下焦湿热的良品。知母甘苦而寒,入肺、胃、肾经,亦具清热泻火之功,李杲谓其"泻无根之肾火"。两药合用,用量俱重,泻下焦邪火之力更著。诚如《医学发明》所云:"上二味,气味俱阴,以同肾气,故能补肾而泻下焦火也。"又知母味甘,质地柔润,能滋阴润燥,既防热邪伤阴,又防苦燥伤阴,可使邪去而正安。《内经》云:"无阳则阴无以生,无阴则阳无以化。若服淡渗之药,其性乃阳中之阴,非纯阴之剂,阳无以化,何能补重阴之不足也?"是以清热泻火、滋阴化气的通关丸治疗该患者小便不利恰到好处。佐以旋覆梗、郁金、降香调理气机。整体上全方以调肝运脾,滋补肝肾,从而达到行气化浊,利水消肿之效。

案2 胁痛(慢性肝炎、胆结石)

施某,男,56岁。

[主诉]腹部胀满不适伴右胁隐痛。

[现病史]素体丰腴,脾胃湿盛。平素情绪惕恺,腹满且胀,右胁疼痛,大便时秘,小便色黄。外院诊断为慢性肝炎,历经中西医治疗,近来感觉不适,检查发现胆结石,胆总管阻塞。脉形沉弦不畅,舌苔浊腻。

[中医诊断]胁痛(湿热蕴结,肝脾失治)。

[西医诊断]慢性肝炎、胆结石。

[治则治法]清利湿热,调肝利胆。

［方药］川黄连 1.2 g，吴茱萸 0.6 g，炒黄芩 4.5 g，制大黄 9 g，制川厚朴 2.4 g，炙茵陈 12 g，赤茯苓 9 g，白茯苓 9 g，金钱草 15 g，炙鸡内金 4.5 g，广木香 4.5 g，炒枳壳 4.5 g，川黄柏 4.5 g，郁金 4.5 g，青皮 4.5 g，陈皮 4.5 g。

7 剂。

二诊 大便畅行。连用理气化湿利胆之品。

［方药］茯神 9 g，白茯苓 9 g，制川厚朴 2.4 g，炒黄芩 4.5 g，广木香 4.5 g，制香附 4.5 g，煨川楝子 4.5 g，炒枳壳 4.5 g，青皮 4.5 g，陈皮 4.5 g，金钱草 15 g，炙鸡内金 4.5 g，炒车前子 9 g，川黄连 1.5 g，茵陈 9 g，佛手 3 g。

7 剂。

三诊 腹满作胀，减而未除，右胁隐痛，脉象沉弦。肝胆未和，湿浊停留。治宜化湿畅中，调肝利胆。

［方药］川黄连 1.5 g，川厚朴 2.4 g，川楝子 4.5 g，延胡索 4.5 g，制香附 4.5 g，青皮 4.5 g，陈皮 4.5 g，炒枳壳 4.5 g，广木香 2.4 g，炒黄芩 4.5 g，石韦 9 g，制大黄 9 g，海金沙 9 g，川黄柏 4.5 g，郁金 4.5 g，三七粉 1.2 g。

7 剂。

四诊 疏肝利胆，化浊行瘀，软坚调胃。

［方药］广姜黄 9 g，制乳香 1.5 g，制没药 1.5 g，旋覆花 4.5 g，旋覆梗 4.5 g，川郁金 6 g，广郁金 6 g，血竭 4.5 g，沉香曲 4.5 g，佛手 3 g，威灵仙 9 g，炙鸡内金 4.5 g，金钱草 12 g，制香附 9 g，龙胆草 1.2 g。

7 剂。

［治疗效果］肝功能正常，胆总管结石排出，腹胀满消失，胁痛消失，二便调。

【按】 患者患传染性肝炎，肝功能反复异常，右胁部疼痛，持续不已。患者素体丰腴，嗜食厚味，湿热本盛，肝之条达、胆之疏泄功能失常。湿热稽留，熏蒸肝胆，日久酝酿结晶，渐致成石。根据《内经》理论，肝胆相为表里，该患者患慢性肝炎，肝功能异常，肝失疏泄，肝病及胆，结成结石，阻塞胆道，所谓"不通则痛"，症见胁肋部隐痛，舌苔浊腻。湿热蕴结中焦，脾胃气化升降失常，症见腹满不适。

胆为六腑之首，主贮存胆汁和排泄胆汁，而胆汁来源于肝，乃"肝之余气，泻于胆，聚而为精"，其气以和降为顺，以通为用。然其通降依赖于肝之疏泄，肝疏泄有度，则胆汁分泌如常，排泄通畅。若肝郁气滞，则胆汁排泄不利，胆腑不通。若长期的精神刺激，情志抑郁或暴怒伤肝，致肝失条达，气机不畅，胆汁淤积，湿热内生，日久结聚而成石；或饮食偏嗜，多食油腻厚味之品，伤及脾胃，升降失常，土壅木郁，肝胆疏泄失职，蕴生湿热，煎熬胆汁；或六淫之邪，尤其外感湿热，或浸淫脾胃，或直犯肝胆，造成肝失条达之性，肝失升发之能，郁结于内；亦有蛔厥之疾，进入胆腑，邪气内淫，伤及少阳，胆络壅滞，胆汁郁滞。病位在胆，根在肝，病及脾胃。

严二陵认为腑气运行，应当泻而不藏，通而不滞，降而不升，反之则病。该患者肝郁气滞，湿热蕴结，治疗当采取泄与降，通与利的法则，所谓"肝得疏散则和，胆得泄降则平"。

治疗慢性肝病，注重脾胃调养，须牢记治未病的理念，包括未病先防和既病防变。《难经》曰："所以治未病者，见肝之病，则知肝当传之于脾，故先实其脾气，勿令其受肝之邪，故曰治未病焉。"强调在治疗肝病时，即注意调补未病之脾，目的在使脾脏正气充实，防止肝病蔓延。《内经》曰："厥阴不治，求之阳明。"许叔微在《类证普济本事方》曰："要当平肝气使归经则脾不受克，脾为中州土……抑肝补脾，渐可安愈。"张锡纯在《医学衷中参西录》曰："欲治肝者，原当升脾降胃，培养中土，俾中宫气化敦厚，以听肝木之自理。"强调当从治脾出发论治肝病。临床上大多数慢性肝病患者，除有肝区不适的症状外，多伴有纳差、乏力、腹胀等脾虚之证，故肝病从脾论治有其临床上的实际意义。

方中用黄芩、黄连、黄柏、大黄，苦寒泻热为君，泻热逐瘀，通利大便，导瘀热从大便而下；茵陈、茯苓、车前子等清利湿热为臣，使湿热从小便出；佐以香附、郁金、青皮、陈皮、佛手等疏肝利胆，调理气机；金钱草、鸡内金为化石要药，药理学研究证明，方中的金钱草、黄芩、茵陈、大黄等药可明显使胆汁酸升高，使胆红素显著降低，减少色素结石的生成。三七粉、血竭等为化瘀止痛之品。每诊药物虽有更换，但总不外乎疏肝利胆、清利湿热、化瘀软坚之治法。

案3　胁痛(慢性迁延性肝炎)

孙某，男，54岁。

[主诉]右胁刺痛3年余。

[现病史]患者自述慢性迁延性肝炎3年余，经常右胁隐痛，痛处固定，时呈刺痛，面色青灰无泽，食欲不佳，形体消瘦。多次化验检查乙型病毒性肝炎表面抗原(HBsAg)阳性。

查体：面色青灰，颈胸部蜘蛛痣，肝脏肋下3横指，质稍硬，肝区压痛阳性，胆囊无压痛，脾脏未及明显肿大，腹软，无腹部静脉曲张。舌暗有瘀点，脉弦涩。

[中医诊断]胁痛(瘀血阻络，肝脉失和)。

[西医诊断]慢性迁延性肝炎。

[治则治法]活血化瘀，疏肝止痛。

[方药]柴胡10g，香附10g，当归10g，川楝子10g，鳖甲10g(先煎)，赤芍15g，白芍15g，三棱6g，莪术6g，延胡索6g，干蟾皮6g，青皮6g，陈皮6g。

14 剂。

二诊 肝脏下缘回缩,HBsAg 阳性。

[方药]柴胡 10 g,香附 10 g,当归 10 g,川楝子 10 g,鳖甲 10 g(先煎),赤芍 15 g,白芍 15 g,三棱 6 g,莪术 6 g,延胡索 6 g,干蟾皮 6 g,青皮 6 g,陈皮 6 g。

14 剂。

三诊 患者自觉症状改善,但见口干,舌红少苔,脉细弦数。实为病久不愈,损及肝肾。治疗宜滋肾养肝益阴。

[方药]陈皮 6 g,生地 12 g,熟地 12 g,龟甲 10 g,鳖甲 10 g,桑寄生 15 g,女贞子 10 g,墨旱莲 10 g,麦冬 15 g,八月札 10 g,绿萼梅 10 g,川续断 10 g,赤芍 10 g,白芍 10 g,五味子 5 g,青皮 6 g。

14 剂。

[治疗效果]肝脏肋下未及,HBsAg 转阴,肝功能正常,胁下隐痛消失。

【按】乙型病毒性肝炎传染性强,治疗较难,且易反复,严重威胁着人们的身体健康。急性期过后,又常会转化为慢性迁延性肝炎或慢性活动性肝炎,病久不愈则又有演变成肝硬化之虞,治疗很是棘手。严二陵根据其多年的丰富临床经验,将辨证与辨病有机地结合在一起,按本病演变的病期不同,制定了一系列治法,临证用之,疗效颇佳。

本例病变特征符合中医胁痛范畴。胁痛的基本病机为肝络失和,其病理变化可归结为"不通则痛"与"不荣则痛"两类。其病理性质有虚实之分,其病理因素,不外乎气滞、血瘀、湿热三者。因肝郁气滞、瘀血停滞、湿热蕴结所导致的胁痛多属实证,是为"不通则痛"。而因阴血不足、肝络失养所致的胁痛为虚证,属"不荣则痛"。

一般说来,胁痛初病在气,由肝郁气滞、气机不畅而致胁痛。气为血帅,气行则血行,故气滞日久,血行不畅,其病变由气滞转为血瘀,或气滞血瘀并见。气滞日久,易于化火伤阴;因饮食所伤,肝胆湿热,所致之胁痛,日久亦可耗伤阴津,皆可致肝阴耗伤,脉络失养,而转为虚证或虚实夹杂证。

严二陵认为:本病以正气亏虚为主因,又常以饮食不洁、劳倦过度或情志不遂为诱因,常相兼为患。临床表现多为右胁部或两胁疼痛,腹胀,纳差,呕吐,倦怠乏力,乃至出现黄疸之症。病情发展和转归分为初、中、末三个阶段及四期,即湿热蕴毒期、气血瘀滞期、脾气亏虚期及肝肾阴虚期。总的病机是邪侵正虚及正虚邪恋。初时,邪毒入侵,表现为湿热蕴毒之象;日久,湿邪久恋,必凝滞气血,终成气血瘀滞之证;末期,湿热毒邪留恋不化,久踞肝脾,肝失条达而郁结,脾失健运而益虚,肝脾久病耗血伤阴,肝肾阴虚之象终现。在治疗方面以清热利湿解毒、理气活血化瘀、健脾益气扶正及滋肾养肝益阴为四大法则。

气为血帅,血为气母。气行血亦行,气滞血亦滞。气郁日久,血行不畅,肝脉瘀阻,瘀血停积,胁络不畅,出现胁痛。治疗上严二陵以疏肝理气解郁、化瘀活络止痛为法,方用柴胡疏肝散合川楝子散加减主之。肝主疏泄,性喜条达,其经脉布胁肋循少腹。若情志不遂,木失条达,则致肝气郁结,经气不利,故见胁肋疼痛,胸闷,脘腹胀满;肝失疏泄,则情志抑郁易怒,善太息;脉弦为肝郁不舒之征。遵《内经》"木郁达之"之旨,治宜疏肝理气之法。方中以柴胡功善疏肝解郁,用以为君;香附理气疏肝而止痛;川楝子味苦性寒,善入肝经,疏肝气,二药相合,助柴胡以解肝经之郁滞,并增行气活血止痛之效;参用鳖甲性味咸寒,入肝肾经,以求软坚之功用,共为臣药。陈皮、青皮、延胡索理气行滞;芍药、当归活血柔肝,缓急止痛;三棱苦平辛散,入肝脾血分,为血中气药,长于破血中之气,以破血通经;莪术苦辛温香,入肝脾气分,为气中血药,善破气中之血,以破气消积。二药合用,气血双施,效力更佳,均为佐药。

明李中梓运用《易经》哲学思想,根据《内经》医学理论,参考历代医家的认识,并结合自己的临床经验,在其《医宗必读》中提出著名的"乙癸同源,肾肝同治"的理论观点。肾藏精,肝藏血,精聚为髓,精髓化生为血,由于肝肾同源于精血,故曰:"乙癸同源。""东方之木,无虚不可补,补肾即所以补肝;北方之水,无实不可泻,泻肝即所以泻肾……故曰:肾肝同治。"是以后期治疗依据辨证选用软坚之品参合地黄、桑寄生、麦冬等滋补肝肾之品,以求扶助正气。

案4 胁痛(慢性活动性肝炎)

王某,男,37岁。

[主诉]肝区疼痛伴恶心干呕1周。

[现病史]患者自述半年前患急性黄疸型肝炎,经住院治疗好转。近1周来又出现肝区疼痛,口苦黏腻,恶心欲呕,小便黄赤,大便不爽,舌红苔黄腻,脉弦滑数。化验检查:HBsAg阳性,滴度1:400,ALT 320 U/L,麝香草酚絮状试验21 U/L,麝香草酚浊度试验14 U/L。

查体:面色萎黄,双目稍黄染,肝脏肋下1横指,肝区压痛阳性,胆囊无压痛,脾脏未及明显肿大,腹软,无腹部静脉曲张。

[中医诊断]胁痛(湿热蕴毒)。

[西医诊断]慢性活动性肝炎。

[治则治法]清利湿热解毒。

[方药]板蓝根15 g,龙葵10 g,虎杖10 g,茵陈10 g,半夏10 g,黄芩10 g,柴胡10 g,滑石10 g,竹茹6 g,栀子6 g,通草6 g。

二诊 服上方20余剂后,湿热症状大减,诸症改善。

［方药］板蓝根 15 g，龙葵 10 g，虎杖 10 g，茵陈 10 g，半夏 10 g，黄芩 10 g，柴胡 10 g，滑石 10 g，竹茹 6 g，栀子 6 g，通草 6 g。

【按】慢性乙型病毒性肝炎的病邪性质为疫毒，邪伏血分，因此用药力求入血解毒，才能使邪无隐伏之所，失其萌发之机。慢性肝病，病久伤正，苦寒解毒易伤脾胃，故多选用蒲公英、板蓝根、白花蛇舌草、金银花、竹茹等甘寒之品，甘可益脾，寒可清热，具有顾护营阴的作用，对于毒热劫阴尤为适宜。甘寒之品，入血凉血，可使毒从血清。除此还需有合理的配伍，配合清热利湿之品如茵陈、金钱草、车前子、滑石、虎杖等，使毒从小便而利，疗效更佳；与凉血活血的小蓟、水红花子、牡丹皮、丹参、白茅根等配伍，能更好地发挥清解血分毒热的作用；与白芍、五味子等酸味入肝经之品相伍，可达酸甘化阴之目的，更能顾护营阴，且可抑制肝内纤维组织增生，防止向肝硬化发展。总之，凉血与解毒药配伍得当，十分有利于患者症状的消除、肝功能的改善和抗原的转阴。因此，严二陵指出祛邪重在凉血解毒。

临床上慢性乙型病毒性肝炎，阴虚湿热兼见者颇多。湿困治宜温化，阴虚理当滋阴，而温化可加重阴虚，滋阴又可加重湿困。慢性肝炎湿困阴虚并见者，临床殊不罕见。对这一矛盾，如果处理得好，有助于提高疗效；处理得不好，反而加重病情。兼有湿困与阴虚二证的临床见证，可分为轻重两型。轻型患者既有乏力困倦，轻度水肿，纳少便溏，腹胀矢气，舌体胖淡，苔腻等脾虚湿困症状；同时又有腰膝酸软，口咽干燥，五心烦热，两眼干涩，小腿转筋，爪甲枯裂，心烦失眠，便干溲赤，舌质红等阴虚的表现。重型患者既有水湿内停，如心下停饮、水肿、腹水、水气凌心、肢体沉重麻木、苔黄腻而厚等见症；又有午后低热、盗汗、鼻衄、齿衄、舌绛苔剥、肝掌、血管痣、面部毛细血管扩张等严重阴虚症状。临床所见，可以是湿困重于阴虚，也可以是阴虚重于湿困，亦可湿困、阴虚皆轻或湿困、阴虚皆重。湿困阴虚病因病机皆与失治、误治有关。本病早期感受湿热之邪，首先侵犯肝脾，致使肝失疏泄，脾失健运；湿邪久羁，伤及脾肾之阳，可致气化不利，水湿内停。若祛湿清热不力，病至慢性阶段，邪毒深伏，或因湿久化热，或因血瘀血热，或因久病肝郁未予疏泄或疏泄太过，或因久服苦寒辛燥之品，均可灼伤阴液，导致阴虚。

本例患者证属湿热蕴毒，治疗宜清利湿热解毒。因湿热证病机关键是湿与热胶结为患，故治疗湿热应以分消湿热为原则。湿邪为湿热病之主导，使湿有出路是要点，阴霾重浊之湿邪即消，则热邪无所凭借而自透，湿热俱清。若此势不开则热无由达，湿无从泄。热为无形之气，湿属有形之邪，二邪相混，除之颇为不易。如吴鞠通所言："徒清热则湿不退，徒祛湿则热愈炽。"因此，治疗湿热证要清热与祛湿兼顾。淡渗利小便是祛除湿邪、导邪外出最重要和直接的方法。湿为阴邪，其势流下，利小便实乃快捷有效之法。正如刘河间指出："治湿之法，不利小便，非其治也。"治疗湿热证利小便的意义有二：一是给邪以出路，二是宣畅气机，即叶天士《外感温热论》"通阳不在温，而在利小便"之意。在湿热证病程中湿阻气机、阳郁不伸，"通阳""利小便"旨在突出淡渗利湿法，即湿从下泄、气机宣畅，阳气也随之而通。严二陵选用甘、寒的板蓝根为君药，《本草经疏》中曰："蒲公英味甘平，其性无毒。当是入肝入胃，解热凉血之要药。"臣以黄芩、栀子、龙葵增强清热解毒之效，茵陈、虎杖、滑石、通草清利湿热，引邪毒从小便而去。佐以柴胡疏肝，半夏、竹茹降逆止呕。全方用药以求清利湿热解毒的同时，力避苦寒败胃。

案5　黄疸（药物性肝炎）

朱某，女，40 岁。

［主诉］身黄、目黄、小便黄持续 1 周。

［现病史］患者因消瘦、盗汗、咳嗽咳痰 6 个月，经查 X 线诊断为右上肺结核进展期，应用异烟肼、利福平、链霉素治疗后出现黄疸，皮肤瘙痒、恶心呕吐，上腹饱胀、食欲减退，疲乏无力，口干舌燥，小便量少色黄，如浓茶，大便秘结。肝功能：STB 88 μmol/L，UCB 68 μmol/L，ALT 462 U/L，尿胆红素阳性，血常规检查正常。

查体：皮肤黄染，巩膜黄染明显。腹部平软，肝区叩痛阳性，肝脏肋下未及，脾脏无肿大，墨菲征阴性。舌质红，苔薄黄腻，脉细弦滑。

［中医诊断］黄疸（湿热内蕴）。

［西医诊断］药物性肝炎。

［治则治法］清利湿热，疏肝利胆。

［方药］立即停用化疗药，予茵陈五苓散加减。

茵陈 30 g，茯苓 24 g，泽泻 15 g，白术 10 g，陈皮 9 g，半夏 10 g，丹参 15 g，沙参 15 g，天花粉 20 g，五味子 10 g，生大黄 6 g。

5 剂。

二诊　黄疸消退，恶心呕吐减轻，尿色转淡，大便通畅。

［方药］茵陈 30 g，茯苓 24 g，泽泻 15 g，白术 10 g，陈皮 9 g，半夏 10 g，丹参 15 g，沙参 15 g，天花粉 20 g，五味子 10 g，生大黄 6 g。

5 剂。

三诊　恶心呕吐减轻，食欲渐增。

［方药］茵陈 30 g，茯苓 24 g，泽泻 15 g，白术 10 g，陈皮 9 g，五味子 10 g，黄芪 15 g，丹参 15 g，沙参 15 g，怀山药 15 g。

5 剂。

［治疗效果］症状消失，肝功能正常。

【按】严二陵对黄疸形成的病因病机进行了系统的总结，主要包括以下几个方面：① 湿热：在黄疸的几大致病因素中，湿邪最为重要，因为湿邪可以作为其他致病因素的基础，即所谓的无湿不发黄；疸即为热之意，临床上热毒炽盛，所引起的"急黄"十分凶险，即是热毒所致。若热与湿合，湿性黏滞最易阻遏气机，肝胆为气枢，为其所遏则疏泄失常，胆汁外溢而不藏，上现于目，下入小便，外至皮肤，而发为湿热阳黄之疸病。② 寒湿：若素体脾胃阳虚，则湿邪从寒化而生寒湿，留恋太阴，水湿不运则成寒湿蕴遏之势，寒湿阻遏肝胆，胆失疏泄，胆汁外溢，故令发黄，此属阴黄。《伤寒论》："伤寒，脉浮而缓，手足自湿着，系在太阴。太阴当发身黄。""伤寒发汗已，身目为黄。所以然者，以寒湿在里不解故也。"素有寒湿之人，内、外湿两合，郁遏肝胆，则为阴黄之疸证。③ 瘀血：瘀血是脉道不畅、血质污浊、血流缓涩以及血液瘀积等概念的总称。"病在百脉"，所谓百脉是指周身血脉，肝又为血脏，主藏血。瘀于里，肝藏血失常，疏泄失职，或瘀阻胆道，胆汁不循常道外溢发黄。纵观历代医家对黄疸的治疗可见，多有以活血化瘀药物佐治以退黄，即可知瘀血也是黄疸的病因之一。④ 饮食：饮食不节会使疫毒、秽浊及寄生虫等引入机体或者饮食饮酒无度。《诸病源候论》有"夫虚劳之人，若饮酒多，进谷者少，则胃内生热⋯⋯则身目发黄"之说。如谷疸，即因素有谷气，或邪伏留于阳明经，又感受外邪或经饮食不节，邪气入里与伏邪相搏结，两邪相加，多因气分有湿，小便不利，热邪不得外流，热不得外泄，逆传脾之血分而发之，为阳明病内传脾脏所致，在黄疸同时并阳明病。由此可见，饮食也是黄疸发生的一个病因。⑤ 劳倦：劳倦有形劳、心劳、房劳之分。如劳倦太过，会使气血损耗，筋骨损伤，累及脏腑，脏腑不能各司其职，导致黄疸发生。⑥ 疫毒：疫毒又称戾气、疫疬、毒气等，是一类具有较强传染性、流行性及季节性的一类特异性致病因子。《千金翼方》曰："凡遇时行热病，多必内瘀发黄。"即疫毒是可致机体发黄产生黄疸的病因之一。⑦ 外感：《伤寒论》曰"伤寒瘀热在里，身必黄，麻黄连翘赤小豆汤主之"。指出湿热内蕴，熏蒸肝胆，且兼风寒束表可致黄疸。喻昌首倡以外感诸淫、内伤七情饥饱等来归类分析仲景五疸，提出："夏月天气之热，与地气之湿交蒸，人受二气，内郁不散，发为黄瘅，与粬酱无异。必从外感汗下吐之法，去其湿热。"

本例患者因肺结核化疗导致肝损伤，病症合参属中医学"黄疸"范畴。药物亦相当于外邪侵袭，损伤脾胃，酿湿生热，熏蒸肝胆，肝胆疏泄失常，胆汁不循常道，外溢而发为黄疸。

方选用茵陈五苓散加减，方中茵陈作为利胆退黄主药，能使肝脏细胞坏死程度减轻，血清 ALT 降低，促进胆汁分泌，并可增加胆汁酸及胆红素的排出量；茯苓、泽泻淡渗利湿，引湿热从小便而去；白术燥湿健脾利水；丹参、大黄活血化瘀，祛瘀生新；黄芪益气扶正；五味子酸甘性温，丹参微苦性寒，酸可以入肝，以酸味补肝体，苦可以清热，两药是降低氨基转移酶常用的药物。患者原有肺结核,症见消瘦、盗汗等,兼用天花粉清泻肺热、沙参益气养阴。诸药合用,共奏疏泄肝胆,清利湿热,清除药物毒性产生的有害物质,恢复肝脏的生理功能。

姜春华

【名医简介】

姜春华(1908—1992),字秋实,汉族,江苏南通人,全国著名中医学家,中医藏象及治则现代科学奠基人。1961 年加入中国共产党,1957 年被聘为中国科学院上海分院研究员,1978 年在上海首批评定为中医教授,1980 年被聘为国家科委中医专业组成员,1981年被卫生部聘为医学科学委员会委员、血防委员。晚年担任上海医科大学(今复旦大学上海医学院)教授、博士研究生导师,上海中医学会名誉理事长,上海中医学院(今上海中医药大学)、上海中医药研究院、上海市中医文献馆顾问等职务。

姜春华擅长肝病、肝硬化腹水的中医治疗,对肾病、哮喘、风湿性心脏病、内分泌系统疾病、脾胃病均有深入研究。主要学术观点为"截断扭转学说""辨病与辨证结合"。早年著有《中医基础学》《中医病理学总论》《中医诊断学》;中华人民共和国成立后,著有《中医治疗法则概论》《伤寒识义》《姜春华论医集》《历代中医学家评说》等 10 余部著作。发表论文 200 多篇,部分论文被国外医学杂志所载。

1955 年姜春华被评为上海市先进工作者,1958 年荣获卫生部颁发的"继承发扬祖国医学遗产"金质奖章及奖状。1990 年被中央人事部、卫生部、国家中医药管理局确定为必须继承的全国老中医药专家之一,1991 年被国务院认定为有杰出贡献的科学家,批准享受特殊津贴待遇,以表彰姜春华为中医事业的发展做出的巨大贡献。

【医案】

案 1 胁痛案(慢性肝炎前期)

黄某,男,35 岁。

[主诉] 两胁胀痛,胸闷,嗳气不舒,胃纳差 1 年。

[现病史] 患者慢性肝炎已 1 年半,反复 ALT 异常,多在 90 U/L 以上。刻下:胁痛,乏力,纳差,腰膝酸软,畏寒肢冷,口苦。体检:神清语利,皮肤巩膜无明显黄染,全身淋巴结未触及肿大,肝脾未触及,腹软无压痛、无反跳痛。舌边红、苔薄腻,脉弦微数。

[中医诊断] 胁痛(肝气犯胃)。

［西医诊断］慢性肝炎前期。

［治则治法］疏养和胃。

［方药］四逆散及一贯煎化裁。

柴胡、白芍、枳实、当归、生地、枸杞子各 9 g，田基黄、全瓜蒌各 30 g，半夏、甘草各 6 g。每日 1 剂，水煎服。连服 10 剂。

二诊 ALT 下降到 35 U/L，但胃纳不香。上方去田基黄，加嫩紫苏梗 12 g。连服 10 剂后，纳食香，肝功能正常，病愈。

【按】 此患者属于肝气犯胃的慢性肝炎患者，多见于慢性肝炎前期，症见胁痛（胀痛）、胸闷不舒，纳差，嗳气，苔薄腻，脉弦或濡滑。治宜疏养和胃。姜春华认为，肝的疏泄功能与肝体密切相关。若肝血充沛，肝体不燥，则疏泄有度；若肝血不足，肝气有余，则易于横逆致变，临床多见肝气犯胃或肝脾不和。清代沈金鳌在《杂病源流犀烛·胃病源流》谓："胃痛，邪干胃脘病也。唯肝气相乘为尤甚，以木性暴，且正克也。"肝郁日久，又可化火生热，邪热犯胃，导致肝胃郁热而痛。若肝失疏泄，气机不畅，血行瘀滞，又可形成瘀血胃痛。肝与胆相表里，皆属木，肝气不舒，可导致胆失疏泄，通降失常，逆行犯胃，肝胆胃气机阻滞，也可发生胃痛。故姜春华提出治疗慢性肝炎需疏养结合，常用四逆散及一贯煎加减。盖四逆散取柴胡入肝胆经，升发阳气，疏肝解郁，透邪外出，为君药。白芍敛阴养血柔肝为臣，与柴胡合用，以补养肝血，条达肝气，可使柴胡升散而无耗伤阴血之弊。佐以枳实理气解郁，泄热破结，与白芍相配，又能理气和血，使气血调和。使以甘草，调和诸药，益脾和中，是疏泄中不忘柔养。又一贯煎是柔养肝体的要方，既有沙参、生地、麦冬、枸杞子滋养肝阴，又有川楝子疏肝，当归活血，是柔养中不忘疏泄。本案如半夏、嫩紫苏梗和胃理气；加田基黄、全瓜蒌降低 ALT，疗效满意。

案2 胁痛案（慢性肝炎）

贾某，男，63 岁。

［主诉］面色晦暗，精神困乏，胁痛腹胀、纳少半年。

［现病史］患慢性肝炎已 3 年，面色晦暗，精神困乏，胁痛腹胀，肢冷恶寒，跗肿，纳少，便溏。查体：神志清，全身皮肤巩膜无黄染，肝肋下二指半，质地偏中等，脾未扪及。舌淡、一侧有瘀紫斑、苔白腻，脉弱。肝功能检查：麝香草酚浊度试验 12 U/L，硫酸锌浊度试验 16 U/L，ALT 90 U/L，碱性磷酸酶（ALP）14 U/L，白蛋白（Alb）3.2 g/L，球蛋白（Glo）3.2 g/L。

［中医诊断］胁痛（脾肾阳虚，伴瘀血停留）。

［西医诊断］慢性肝炎。

［治则治法］温补脾肾，活血化瘀。

［方药］制附片 9 g，肉桂、干姜各 4.5 g，白术、茯苓、党参各 9 g，怀山药 30 g，益智仁 6 g，砂仁 4.5 g。

每日 1 剂，水煎服；同时服大黄䗪虫丸，每次 3 g，每日 2 次。连服 7 日。

二诊　患者大便成形，胀痛亦减。续服 1 个月。

三诊　诸症减轻，苔腻瘀斑逐渐消退。守方再服 1 个月。

四诊　精神亦振，诸恙均瘥，两次复查肝功能均在正常范围。

【按】由于肝炎病毒侵犯人体，造成免疫功能失调而发病。据现代免疫学研究，补气、补阳药能产生抗体，而补血、滋阴药则能延长抗体。大量临床资料证明，导致慢性肝炎、乙型病毒性肝炎迁延不愈的机制，是由于人体阳气虚弱。罹患肝病，定位自当在肝，责之脾肾。HBV 首先抑制肝的阳气，使肝阳不振，郁而不伸，进而导致脾肾阳虚。

又有临床资料证明，与甲型病毒性肝炎比较，乙型病毒性肝炎之发病、证候、预后转归诸方面均有其明显特点。急性甲型病毒性肝炎湿热蒸腾于外，其病属滞于阳分，清热利湿解毒法常取显效。而乙型病毒性肝炎虽亦系湿热之邪，常于不知不觉中已经深陷五脏之阴分，其病变已深，病机大致有三：湿毒系乙型病毒性肝炎致病之主要因素，湿毒长期逗留系主要特点。所谓湿毒，其热性未必明显，故具有抑制阳气，深入营血脏腑经络，缠绵难祛之特点，且易转向迁延性或肝硬化甚至癌变，故不可以寻常湿热视之，此其一。二是阳气不足，也因湿毒邪气渐次损伤所致，因其邪势不扬，潜伏期长，起病缓慢，病邪渐进而阳气于不知不觉中已暗耗，且一经体检查出，或又长期运用苦寒解毒药，经年累月必损正气，始则脾阳渐致肝肾之元阳亦大都伤损，机体更无力祛除滞留之湿毒。三是阳气郁滞，此湿毒阻滞本已虚弱之阳气，令其不能正常运行，故此湿毒得以长期滞留体内，此亦乙型病毒性肝炎病程迁延之重要原因。

综上所述，乙型病毒性肝炎虚实错杂，需以综合之法治之，以补益阳气、燮理肝胆、清利湿毒为治疗之基本方法。明张景岳指出"五脏之伤，终必及肾"。正气既虚，邪气（即湿热疫毒）留恋，致病缠绵，病情反复不愈，终致虚者益虚，邪恋益深。所以要谨守"病机"，随证治之。治宜温肝补阳法，使阳气振奋，抗邪外出。

本例慢性肝炎患者，症见面色晦暗，肝脾肿大，胁痛，跗肿，纳少，便溏，舌淡苔白腻并有瘀斑，脉弱。辨证属于脾肾阳虚，又有瘀血停留，故治取温补脾肾之阳，活血化瘀并进。以附片、干姜、肉桂温补脾肾之阳为主药，辅以参、术、苓、山药等健脾益气，佐以砂仁化湿醒脾，均为临证需要。同时服用大黄䗪虫丸，活血化瘀。标本兼治，疗效显著。助阳药与活血药同用，不仅能加强血液循环，还有兴奋和强化机体内多系统的功能。也符合《素问·调经论篇》"血气者喜温而恶寒，寒则泣不能流，温则消而去之"之义。脾肾阳虚型慢性乙型病毒性肝炎均有不同程度的湿毒存在,且肝脾大,有瘀血内阻的情况,所以治疗应在健脾益气、温肾助阳的基础上,注意适当配合化湿解毒、活血化瘀软坚之品,以提高疗效。另外温阳应注意阴中求阳,可多用温润之品,少用温燥之药,否则阳虚不除,温燥中生,不仅患者畏寒喜暖、纳差腹胀、下肢水肿、大便稀溏等症状难以改善,还可引起黄疸,氨基转移酶持续不降甚至反而升高等。

案3 瘀血症(慢性肝炎后期)

何某,男,43岁。

[主诉]脐下痛、肝区刺痛半年。

[现病史]患慢性肝炎已3年,ALT持续在100 U/L以上,服中、西药罔效,现为脐下痛、肝区刺痛为主。体检:神清,面色晦暗,面部见毛细血管扩张,颈部见两枚蜘蛛痣,皮肤巩膜无明显黄染,全身淋巴结未触及肿大,肝肋下未及,脾肋下刚触及。舌紫暗有瘀斑、苔白厚,脉细弦。

[中医诊断]瘀血证。

[西医诊断]慢性肝炎后期。

[治则治法]活血化瘀。

[方药]下瘀血汤及桂枝茯苓丸加减。

制大黄、桃仁、桂枝、牡丹皮、赤芍各9 g,䗪虫6 g,九香虫4.5 g,田基黄、蒲公英各30 g。

每日1剂,水煎服。连服14剂。

二诊 ALT降至40 U/L以下,肝区刺痛好转,续方14剂,以资巩固。

【按】在探索肝区疼痛的治法的过程中,姜春华屡用疏肝理气,养血柔肝,竟无良效。后经反复思考,领悟到中医之肝,一是实质的,主藏血之"肝";二是主疏泄的,主情志之"肝"。两者并不相同,后者与情志有关,七情所伤,治以疏肝理气以解郁结。今之肝炎,乃是肝细胞肿胀坏死,属肝血郁滞,方与实质之"肝"、主藏血之肝有关。气为血阻而致气行不畅,郁结为痛,理气柔肝只治其标,不治其本,活血化瘀才是治本之道。因此姜春华对于肝区痛常用活血化瘀兼加理气药。具体运用时分作三步走,即一步用活血化瘀,二步加九香虫,三步再加五灵脂、制乳香。由此对于慢性肝炎,直至肝硬化腹水都以活血化瘀为主,活血化瘀治则贯穿于始终,除非不适合时暂停,如虚证十分明显,必须先补虚等病情好转再用,若情况允许则化瘀法一用到底。

本案患者属慢性肝炎后期,面色晦暗,面部有血丝、血纹,颈部见有蜘蛛痣,舌质紫暗见瘀斑,舌下静脉曲张,肝脾肿大,脉弦。姜春华治疗慢性肝炎或肝硬化患者,有肝区刺痛皆选用活血化瘀法。本例用下瘀血汤及桂枝茯苓丸活血化瘀,再加九香虫,其是治疗肝痛的有效药物。姜春华治疗慢性肝炎患者,若见瘀血滞留又同时见 ALT 不下降,必须活血化瘀与清热解毒双管齐下,则改善肝内血液循环,炎症也消除,ALT 才能下降,本案治验即为 1 例。

姜春华认为:热毒内遏,可熬血成瘀;瘀血郁结,也可以蕴热化毒。瘀血与热毒相互搏结,则为瘀热、瘀毒之证,宜用活血化瘀与清热之药配伍或活血化瘀与解毒之药配伍。

慢性肝炎或肝硬化的 ALT 增高,单用清热解毒药往往无效。姜春华认为:这由于瘀血与热毒相互搏结有关,主张活血化瘀与清热解毒法同用,常能改善肝功能,使 ALT 直线下降。活血清热法与活血解毒法,已被实验证明能改善病变部位的微循环,使抗感染药物容易渗透到感染病灶,加强抑菌和减毒作用。此外还能在调节机体反应,增强免疫能力,改善全身及局部血液循环的基础上达到抗感染的目的。

案 4　鼓胀(肝硬化腹水)

曾某,男,46 岁。1978 年 12 月 30 日初诊。

[主诉] 反复腹胀近 1 年。

[现病史] 患者有肝硬化病史 6 年,1977 年底觉腹胀,畏寒肢冷,低热口渴欲饮,饮后更胀,便秘,尿少而赤。西医诊断为肝硬化腹水。两次住院,先用利水药,继则放腹水。现症见神志清,全身皮肤巩膜无明显黄染,腹大如箕,脐眼突出,青筋暴露,头颈胸臂等处有蜘蛛痣,舌苔黄糙腻,舌质淡胖,脉弦沉。实验室检查:硫酸锌浊度试验 20 U/L,麝香草酚浊度试验 20.6 U/L,总蛋白 6.3 g/L,Alb 1.65 g/L,Glo 4.65 g/L,γ球蛋白 25 g/L。腹围 106 cm。

[中医诊断] 鼓胀病(系脾阳虚惫,中气内衰;瘀热壅结与水湿互阻)。

[西医诊断] 肝硬化腹水。

[治则治法] 此系脾阳虚衰,水湿困聚于中,隧络阻塞,瘀热与水互壅。欲攻其壅,恐元阳暴脱;峻补其虚,虑难缓标急。治唯温阳通泄一法,攻补兼施,标本同治。

[方药] 红参 6 g(另煎代茶),黄芪 60 g,白术 30 g,炮附片 9 g,干姜 3 g,陈葫芦 30 g,生大黄 9 g,大腹皮、大腹子各 30 g,枳实 9 g,虫笋 30 g,䗪虫 9 g,泽泻 15 g,赤芍 12 g,茯苓皮 15 g,白茅根 30 g。

7 剂。

二诊　小便量从每日 500 ml 增至 1 500 ml,大便日泻 3 次,腹胀顿松,腹水渐退,知饥能食。又服 7 剂。

三诊　大便每日 2 次。小便正常,腹围减至 80 cm,诸症好转,改用补中益气活血法调理。

四诊 肝功能复查：硫酸锌浊度试验 8 U/L,麝香草酚浊度试验 10 U/L,总蛋白 6.3 g/L,Alb 4 g/L,Glo 2.3 g/L,γ球蛋白 20 g/L。年后随访,情况良好。

【按】此例肝硬化腹水系脾阳虚惫,中气内衰,这是病理的一方面;而瘀热壅结与水湿互阻,这是病理的另一方面。姜春华综合体与病的相反病理,采用温扶脾阳、大补元气与清热泄水、活血化瘀同用,将人参、附子、黄芪、干姜、白术与大黄、䗪虫、虫笋、赤芍、白茅根配伍,寒热同炉,补泻兼施,取效卓著。这是取仲景寒热补泻并用之法而治现代错杂之病,古为今用,证明中医的理论能经得起实践检验。

案5 鼓胀

阮某,男,45 岁。1955 年 7 月入院。

[主诉] 体检发现腹水 1 年。

[现病史] 2 年前体检发现肝硬化,1 年前体检发现腹水,5 年来经常饮酒,每日约 500 g 黄酒,而饭菜摄用甚少。查体:神志清,面色晦暗,巩膜可疑黄染,四肢细,腹部膨隆如蛙腹,脐眼突出,并有腹壁静脉曲张,腹水征(+++),肝脾因腹水过多无法扪及,下肢轻度凹陷性水肿。肝功能受损:血清 Alb 3.8 g/L,Glo 3.1 g/L,脑磷脂胆固醇絮状反应 24 h(++),48 h(+++)。诊断为门静脉性肝硬化伴腹水。治疗经过:入院后观察 4 日,即开始中医治疗。

[中医诊断] 鼓胀病(瘀血郁肝,气虚脾弱)。

[西医诊断] 酒精性肝病、门静脉性肝硬化伴腹水。

[治则治法] 实则攻之,虚则补之。

[方药] 巴漆丸及攻方及补利方。

巴漆丸:巴豆霜 1.5 g,干漆 10 g(微熬去烟),陈皮 10 g,生苍术 10 g。

辨证加减:在用巴漆丸治疗时,可以根据患者的体质、病情,选用几种汤药作辅助。开始时用攻下方,腹水渐退时可改用攻补方,体弱不胜攻下者用补利方。

攻下方:适用于体格强实,无虚惫现象,小便少而赤,能饮食而由于腹胀不敢食者。凡本有腹泻,极度虚惫,不进饮食者勿用。

槟榔 20 g,商陆 12 g,甘遂 4.5 g(煨),郁李仁 10 g(杵泥),续随子 10 g(杵泥),牵牛子 12 g(杵泥),鳖甲 30 g,苍术 15 g,陈皮 6 g。

攻补方:鳖甲 30 g,当归 10 g,黄芪 10 g,商陆 12 g,甘遂 4.5 g(煨),猪苓 15 g,赤茯苓 15 g,陈葫芦 12 g,槟榔 15 g,生苍术 10 g,生甘草 6 g。

若患者较虚,可加党参 15 g。

补利方：为不适宜于服用巴漆丸与攻下方而设。

党参 10 g,黄芪 10 g,陈皮 10 g,山药 10 g,当归 10 g,猪苓 10 g,赤茯苓 10 g,苍术 10 g,陈葫芦 15 g,鳖甲 30 g,瞿麦 10 g,商陆 15 g。

此患者先服巴漆丸及攻方 1 个月,腹水消退大半,再改补利方 1 个月,腹水与水肿全部消失,其他如乏力、胃纳不佳等症状亦均消失。小便量从治疗前每日 300 ml 增至 2 000 ml,体重与腹围在治疗过程并行下降,以后腹围不断减少,而体重却续有增加,说明一般状况改善。肝功能试验中 Alb 下降,Glo 上升,可能与巴漆丸的泻下有关,但改补利方后又恢复至治疗前水平,脑磷脂胆固醇絮状反应则完全转为阴性。1 年后随访该患者,无腹水或水肿,并已照常工作了 10 个月。

【按】对于肝硬化腹水,瘀血郁肝是病原,气虚脾弱是病体,病实体虚,虚实互间,治疗时需病体兼顾,揆度邪正,化瘀扶正利水,肝脾肾同治。诚如沈金鳌所说:"唯有补益攻伐相间而进,方为正治。"本案患者正虚而邪偏胜,表现为腹部膨隆如蛙腹,脐眼突出,肝脾因腹水过多无法扪及,下肢轻度凹陷性水肿,皆因邪重而累,不攻其邪则正益虚,此时治标急于治本,当先攻后补,先使用攻法使邪势减退,继用补法使正气渐充。

姜春华根据"实则攻之""虚则补之"的治则。先以巴漆丸及攻方,攻下逐水。巴豆峻下逐水,干漆消瘀破积为主药,配以苍术、陈皮健脾和胃,行气利水,既可协同主药之逐水破结,又顾护脾胃,避免峻药对肠胃的损伤,以达到峻下逐水,又不至于过分损伤正气的目的。待腹水消退大半,继用补利方,补益攻伐相间而进,方中以党参、黄芪、山药、当归健脾益气,以陈葫芦、鳖甲温肾祛寒,以陈皮、猪苓、赤茯苓、苍术、瞿麦、商陆祛水。脾为后天之本,职司运化。脾胃祛弱则健运受碍,清阳不升,浊阳不降,遂成血瘀腹水之局面。这些益气健脾药通过健运脾胃亦具有利水作用,有益于腹水的消除。经这样治疗,患者腹水退后则不再增加。

姜春华根据多年临床经验,制订了攻补兼施,扶正祛邪,急则治标,缓则治本的治疗方案。本例先以峻下逐水,后以攻补结合的方式肝脾肾同治,补泻兼施,取效卓著,体现姜春华提倡的辨病与辨证相结合的学术观点和治疗肝病的独到经验。

案 6　鼓胀(慢性肝炎肝硬化腹水)

王某,女,49 岁。1975 年 11 月 27 日初诊。

[主诉] ALT 反复异常 3 年,腹胀 1 个月。

[现病史] 肝病 10 余年,近 3 年来 ALT 时高时低,10 月 27 日开始腹胀,11 月 24 日发现腹水,神疲乏力,面色晦黑,巩膜黄染,身体消瘦,下肢水肿,胫骨前微肿,胃纳差,唇色暗红,脉滑。肝功能检查:ALT 324 U/L,硫酸锌浊度试验 35.3 U/L,1 分钟胆红素/总胆

红素为 1.2/2.2,白、球蛋白倒置,丙种球蛋白 35%,ALP 13.5 U/L。

［中医诊断］鼓胀病(瘀血阻滞,虚实夹杂)。

［西医诊断］慢性肝炎肝硬化腹水。

［治则治法］活血化瘀为主,兼以益气扶正,利水除湿。

［方药］活血化瘀方加减、利水方。

制大黄 9 g,桃仁 9 g,䗪虫 3 g,田基黄 30 g,对座草 30 g,黑大豆 60 g,炮山甲 6 g,鳖甲 15 g,党参 9 g,蟋蟀 10 只。

7 剂。

二诊 腹水见退,黄疸,脚肿,纳佳。上方加茵陈 30 g、郁金 30 g、延胡索 9 g。14 剂。

三诊 腹水消失,胃纳好,肝区疼痛,鼻衄。

［方药］制大黄 9 g,桃仁 9 g,䗪虫 3 g,茵陈 30 g,对座草 30 g,黑大豆 60 g,生栀子 9 g,田基黄 30 g,炮山甲 6 g,鳖甲 15 g,丹参 9 g,黄芪 9 g,白茅根 30 g,白茅花 9 g。

21 剂。

四诊 晚间剑突下痛,牵连上胸,胁痛不剧,易寐便稀。上方加延胡索 9 g。14 剂。

以后一直用活血化瘀方为主随症出入,症状好转,腹水消失,病情稳定。复查肝功能:ALT 40 U/L,硫酸锌浊度试验 18 U/L,丙种球蛋白 19.2%。

【按】肝硬化腹水属中医鼓胀病范畴,为中医四大证之一,医学文献记载最早,辨证亦详。《内经》即有单独的"水胀篇",以后历代均有论述。但古人对水肿与腹水区分不甚严格,故姜春华特别推崇清代《沈氏尊生书》能将两者严格区分。古代"胀与肿内因各殊,而外形相似,如先腹大而后四肢肿为胀病(腹水),先头足肿而腹大是水(肿)也,但腹胀四肢竟不肿为胀病,脐腹四肢悉肿是水也。至若胀病有肿有不肿,肿病有胀有不胀,皆当分辨"。姜春华认为这些区别确符临床实际。还认为水肿病根在肺,腹水病根在脾。肾炎从肺主皮毛治,腹水从脾主水湿治。由于肝脾两者关系密切,肝病则营阴受损,脾病则转输失常,两者互相病累,治疗时须两者兼顾,滋肝和营,健脾利湿,活血化瘀,软坚消积为基本疗法。

本案患者,肝硬化伴腹水,证属瘀血阻滞,虚实夹杂,活血化瘀为主,兼以益气扶正,利水除湿。大黄荡涤瘀血,桃仁活血化瘀,䗪虫逐瘀破结,三味相合,破血之力颇猛。田基黄,清热解毒,活血消肿,抗菌,药理证明能降 ALT,治急、慢性肝炎均有良效。对座草,清热利湿,治黄疸,消结石,药理证明有促进黄疸排泄作用。茵陈、田基黄经临床证实对急性肝炎有很好的退黄除湿作用。黑大豆,《名医别录》云其主逐水胀,除胃中热痹,伤中淋露,下瘀血。白茅根、白茅花清热解毒,可治鼻衄。延胡索,能行血中气滞,气中血滞,故专治一身上下诸痛,用之中的,妙不可言。丹参苦、微寒,入心、肝二经血分,有活血祛瘀、凉血消肿之功。现代药理研究证明可促进肝脏生理功能好转,并能使肝脾肿大缩小变软;炮穿山甲咸能软坚,性善走窜,鳖甲味咸气寒,入肝脾血分,既能滋阴退热,又可软坚散结,两药均对肝硬化肝脾肿大有较好治疗效果;脾主运化水谷精微,为后天之本,佐以黄芪健脾益气之品,符合仲景"见肝之病,当先实脾之旨",且根据患者体质虚实调整剂量,此乃扶正祛邪之意。上药共具攻补兼施,活血化瘀,软肝散结之功。本病例经 3 个月调理后病情好转,6 个月后稳定。

晚期肝硬化腹水,是姜春华在中华人民共和国成立初期最早开始钻研的课题。起初姜春华主用攻法,以巴漆丸为主,辅以各种汤药扶正或调理。以后随着西医利尿药物的更新,中医治疗本病的侧重点转向从根本治疗疾病,改善体质,而不在于短期消除腹水。姜春华摸索了以滋肝和营、健脾利水、软坚消积的基本治法,疗效进一步提高。20 世纪 70年代以后,姜春华钻研活血化瘀治则,对肝病的治疗则有根本的改变。他认为肝血瘀滞是肝炎肝硬化最主要的病机,其余均由此而产生。姜春华将现代病理与中医藏象学说进行对比,认为肝硬化时肝脏变质,血行阻碍与中医"肝藏血""肝病及脾""脾病及肝"有类似之处。但是古人认为见肝之病当先实脾则不妥,应始终以肝血瘀滞为诸证候之本,治以活血化瘀之法,纠正肝硬化的主要病理变化。解决了这个主要矛盾,其余问题可随之好转。以活血化瘀主,虚者加入补药,实者加泻药,热者加入清药,寒者加入温药,是以药到病除。

案7 胁痛,鼓胀(慢性肝炎肝硬化腹水)

郑某,男,37 岁。1971 年 12 月 28 日初诊。

[主诉] 两胁疼痛腹胀,下肢水肿 3 年,加重 1 个月。

[现病史] 10 年前患肝炎,6 年前转为慢性肝炎,3 年前检查肝肋下三指半,质地硬,脾可扪及左肋下一指许,腹部无转移性震荡浊音,腹壁静脉怒张。Alb/Glo 为 2.0 g/4.0 g,蛋白电泳 γ 球蛋白 29.5%,面色晦黑,胸、手、颈均有蜘蛛痣,近 1 个月周身水肿,下肢尤甚,两胁疼痛,右上腹疼痛,腹胀,食后益甚,大便初硬后溏,唇色紫暗,舌质紫暗有瘀斑,口干,不欲饮,气短乏力,少寐怕冷,脉细弦数。查体:神志清,全身皮肤巩膜无黄染,腹膨隆,移动性浊音阳性,肝脾肋下触及,质硬。

[中医诊断] 胁痛,鼓胀(血瘀气滞)。

[西医诊断] 慢性肝炎肝硬化腹水。

[治则治法] 活血化瘀为主,兼加健脾益阴、清热利水。

[方药] 活血化瘀方加减、利水方。

当归 9 g,制大黄 9 g,䗪虫 3 g,桃仁 6 g,嫩紫苏梗 9 g,茯苓 9 g,枳壳 9 g。

二诊(1972年1月3日) 服上方后胃纳较差,头热口干,大便干结,四肢仍水肿,脉浮弱。治拟活血化瘀为主兼加健脾益阴,清热利水。

[方药]党参9g,茯苓9g,制大黄9g,䗪虫6g,桃仁6g,龙胆草6g,栀子9g,玉米须30g,阿胶6g,炮山甲粉1.2g(吞)。

三诊(1972年2月14日) 服药40余剂,水肿减轻,面色由黑转黄,面部蜘蛛痣已退,但胸手颈部仍有。舌上瘀斑已消失,两胁隐痛,小便黄,腰酸背痛,现面部下肢仍有水肿,Alb/Glo为3.5g/2.0g,硫酸锌浊度试验20 U/L,蛋白电泳γ球蛋白18.5%。治拟活血化瘀软坚,兼清血热。

[方药]当归9g,制大黄9g,牡丹皮9g,䗪虫9g,桃仁9g,连翘9g,茯苓9g,玉米须30g,鳖甲15g。

服上方后Alb/Glo倒置情况明显好转,蛋白电泳γ从29.5%下降至18.5%,硫酸锌浊度试验亦下降。

【按】腹水又称鼓胀,鼓胀论治,虽有气鼓、水鼓、虫鼓、血鼓之分,然而病变总以肝脾为中心,初病在气滞血瘀,湿热内蕴,久则耗伤正气,上下交损,故治疗颇为棘手。肝硬化主要是瘀血阻滞肝络而形成,由血瘀而致气滞,治疗应首先以活血化瘀软坚为主,使肝脏血行畅通,瘀血清除,肝气亦得调畅,从而改善肝硬化产生的临床症状和一系列异常检验指标。应用下瘀血汤,大黄生者初服可引起大便次数增加,但连续服用即转为正常,若对大黄特别敏感者,可用制大黄。对于晚期肝硬化腹水,姜春华也认为主要矛盾在肝血瘀积,亦以下瘀血汤为主方。对轻、中度腹水者,用下瘀血汤加当归、丹参、生地、熟地、赤芍、白芍、党参(或用人参粉3g)、黄芪各9g,白术、茯苓、鳖甲、牡蛎各15g,黑大豆30g;腹中胀气加木香3g,藿香梗、紫苏梗、枳壳、大腹皮各9g。对腹水较多、体质较弱而小便不利者,用下瘀血汤加党参、黄芪各15g,白术、黑大豆、西瓜皮、葫芦、玉米须、大叶金钱草各30g,泽泻、木通各12g,茯苓15g;阴虚者加阿胶9g,熟地15g;阳虚者加桂枝、附子各9g。对体质较实,大量腹水伴胀满,小便极少者,用下瘀血汤加商陆、大戟、芫花各9g,车前子、赤茯苓、葫芦各15g,大叶金钱草30g,大腹子、大腹皮各9g,另牵牛子3g研粉冲入药中服。本例患者属腹水较多者,以活血化瘀方为主兼加利气、健脾益阴利水、清血热,经过二诊、三诊、四诊3~4个月的治疗,病症好转。

肝硬化腹水,常可见气虚、血瘀、水聚、热毒、气滞等错综复杂的病机,如单治一头,势单力孤,往往顾此失彼。而数法并用,能兼顾全局,多向性的分层扭转,始可使患者转危为安。

韩哲仙

【名医简介】

韩哲仙(1911—1993),浙江宁波慈溪人,出生于中医世家。1929 年毕业于上海中医专门学校,为第九届毕业生,系孟河学派丁甘仁传人。毕业后就职于四明医院[上海中医药大学附属曙光医院(以下简称"曙光医院")前身]。丁氏学派中主要成员有:丁济万、程门雪、黄文东、严苍山、章次公等一批著名老中医。韩哲仙在抗日战争胜利后,悬壶沪滨,曾任上海市中医门诊部内科主任医师,因有祖传"黄病丸""鼓胀丸"(该二方自清代乾隆年起,即在沪郊享有盛誉),故以擅治"黄疸""鼓胀"而名于世,尤其擅用峻下逐水之法治疗肝硬化腹水,是上海地区著名肝病专科名中医之一。韩哲仙 1990 年被评为全国首批 500 名老中医药专家学术经验继承工作指导老师之一。1992 年获国务院特殊津贴,曾经担任上海市中医学会肝病学会理事、农工党上海分会医学委员会顾问、上海市黄浦区医学会肝病分会主任。1980 年韩哲仙发表的《肝硬化腹水临床体会》,被上海市卫生局编写入《上海市老中医经验选编》之中。

【医案】

案 1 鼓胀(肝硬化腹水)

汤某,男,32 岁。4 月 18 日初诊。

[主诉] 面黄腹胀 1 个月。

[现病史] 患者 1981 年患肝炎,肝功能反复不正常;1983 年因巨脾,施脾切除手术,术后又出现腹水,随后腹水反复不已。今年春节后高热,腹水再度复发,前往日晖医院诊疗。2 日前突然肝昏迷,神志不清,面目黄染,腹胀如鼓,腹壁静脉显露,精神不振,纳谷不香,二便不畅,下肢水肿,舌苔薄黄腻,脉细。

[中医诊断] 昏痉。

[西医诊断] 肝硬化失代偿期,肝昏迷。

[中医辨证] 热毒内蕴,瘀水互结,上扰清窍。

[治则治法] 养阴清热,利湿化痰,清心开窍。

[方药] 生地 12 g,北沙参 12 g,焦栀子 9 g,西茵陈 30 g,金钱草 30 g,猪苓 15 g,泽泻 12 g,车前子 30 g(包),干石菖蒲 9 g,郁金 15 g,牡丹皮 9 g,墨旱莲 15 g,玉米须 30 g,葫芦 30 g,冬瓜皮 30 g,白茅根 30 g,安宫牛黄丸 1 粒。

每日 1 剂,每次 200 ml,饮服。

二诊 肝硬化,腹水,服药后神志已清,黄疸稍减,纳谷少量,口唇干燥,舌苔薄黄,脉细。此热毒微清,水湿稍减。再拟清热养阴,通络利水。

［方药］川石斛 12 g,北沙参 12 g,大麦冬 12 g,大丹参 30 g,香青蒿 9 g,地骨皮 9 g,墨旱莲 15 g,焦栀子 9 g,牡丹皮 9 g,猪苓 15 g,八月札 15 g,枸橘李 15 g,玉米须 30 g,娑罗子 9 g,大腹皮 15 g,车前子 30 g,炒谷芽、炒麦芽各 30 g,鸡内金 9 g,白茅根 30 g。

三诊 神志清醒,腹胀已减,黄疸减轻,纳谷尚可,二便正常,牙龈出血,舌苔薄,脉细,再予前法。

［方药］川石斛 12 g,北沙参 12 g,麦冬 12 g,生地 12 g,炒栀子 9 g,墨旱莲 15 g,茜草根 15 g,银柴胡 9 g,地骨皮 9 g,猪苓 15 g,泽泻 12 g,车前子 30 g,大玉米须 30 g,冬瓜皮 30 g,酸枣仁 12 g,白茅根 30 g。

四诊 2 日前高热,腹胀已起,咳嗽气促,纳少。复查 B 超:腹水(+),胸水少量,肝前腹水 33 mm,腹侧腹水 14～40 mm。肝功能:Alb/Glb 倒置。病久正气乃虚,稍有风吹草动,旧痰又作,邪盛水停,先拟清热泻肺,利水消胀。

［方药］银柴胡 9 g,香青蒿 9 g,嫩白薇 9 g,桑白皮 9 g,金银花 9 g,连翘 9 g,北沙参 12 g,葶苈子 15 g,莱菔子 15 g,大腹皮、大腹子各 9 g,郁李仁 30 g,腹水草 30 g,猪苓 15 g,泽泻 15 g,葫芦 30 g,冬瓜皮 30 g,白茅根 30 g,玉米须 30 g,青皮、陈皮各 9 g,八月札 15 g,枸橘李 15 g,娑罗子 9 g,绿萼梅 9 g。

五诊 热已退,面色少华,腹大作胀,纳少,二便欠畅。B 超:腹水(+),肝前腹水 10 mm,腹侧腹水 14～50 mm,右胸腔积液。再拟清热利湿,行气消胀。

［方药］金钱草 30 g,西茵陈 30 g,焦栀子 9 g,牡丹皮 15 g,生赤芍 15 g,桑白皮 9 g,葶苈子 15 g,炒莱菔子 15 g,猪苓 15 g,泽泻 12 g,大腹皮、槟榔各 9 g,郁李仁 30 g,金银花 12 g,连翘 12 g,生大黄 12 g(后下),葫芦 30 g,冬瓜皮 30 g,白茅根 30 g。

六诊 2 个月出入调治,精神软,腹胀已消,腹围已小,二便正常。B 超:胸水微量,腹水肝前 15 mm,腹侧腹水 12～20 mm。气水分消,湿热渐清,再予前法调治。

［方药］金钱草 30 g,西茵陈 30 g,焦栀子 9 g,猪苓 15 g,泽泻 12 g,车前子 30 g(包),玉米须 30 g,枳实 9 g,大腹皮、槟榔 9 g,八月札 15 g,葫芦 30 g,冬瓜皮 30 g,郁李仁 30 g,腹水草 30 g,青皮、陈皮各 9 g,白茅根 30 g。

【按】本例属中医的"水臌""黄疸""昏痉"范畴,为热毒内陷,化热化燥,伤津劫液,治疗以清热养阴、解毒化湿、利水消胀为治,方用生地、川石斛、北沙参、麦冬养阴柔肝,茵陈、金钱草、栀子、猪苓、泽泻清热利湿,郁金、石菖蒲、安宫牛黄丸清心开窍,待神志清醒后,再轻入通络利水、清热凉血,使气水分消、湿热下泄。

韩哲仙认为鼓胀一证,虽有疫、蛊、气、血、酒、食诸因,究其病机,皆为气、血、水、毒胶结,精、气、津、血耗乏,虚实夹杂,盘根错节。仅有主次之分,无绝对单一病机可言,故必须严格地审证求因,辨证施治。在形体尚实之时,根据气、血、水、毒之不同侧重,可用峻下剂,宜先攻而后补,在虚实互见之时,则攻补兼施,应慎用峻下剂;在形气偏虚时,则忌用峻下逐水剂。然应用遂水剂时,又必须遵循三原则:① 不可见水即攻。特别是呕血、便血、高热、神昏、痉厥时,严禁攻下。② 衰其大半而止,腹水消除大半后,应用扶正佐以渗利消水。③ 不可一泻了事,除益气调元积极善后调理外,还需注意摄生:如忌盐,防止外感内伤及身心过劳。一般在邪水渐减、正衰特出时,多见真元虚损为主;瘀热阻结,津液枯涸,血燥气滞之际,多肝肾阴虚为主;而肝硬化腹水晚期,出现肾功能障碍时,多脾肾阳虚"水臌"证。对于以虚为主的鼓胀治疗,除分清阴、阳、气、血赢乏之调治外,参以渗利消水。

"鼓胀",古人称为"难治"痼疾或"不治"之症,诚属至言。常伴发黄疸、发热、呕血、便血、昏迷、痉搐等症而危殆立至。然治疗得当,辨病结合辨证,立方遣药,灵活变通,又谨守法度,并能修养身心,注意生活宜忌,或可取得相应疗效,带病延年。

案 2　胁痛(慢性活动性肝炎,胃窦炎)

钱某,男,30 岁。

[主诉] 脘腹不舒,纳少溲赤 1 个月。

[现病史] 有乙型病毒性肝炎病史 5 年,"二对半"中 HBsAg(＋),HBeAg(＋),抗HBc(＋),去年因肝功能异常住传染病医院治疗好转;1 个月前因脘腹不舒,纳谷欠香,神疲乏力,小便色黄,口干,鼻衄,舌苔薄腻,脉弦细。复查肝功能 ALT 118 U/L,STB 36 μmol/L,血小板(PLT)48×10⁹/L。B 超示肝光点增粗增强,脾肿大。

[中医诊断] 慢性活动性肝炎,胃脘痛,黄疸。

[西医诊断] 慢性活动性肝炎,胃窦炎。

[治则治法] 疏肝利胆,清热解毒,利胆和胃。

[方药] 茵陈汤合八味降酶汤加减。

金钱草 30 g,西茵陈 30 g,焦栀子 9 g,生大黄 12 g(后下),猪苓 15 g,泽泻 15 g,蒲公英 30 g,板蓝根 30 g,垂盆草 30 g,六月雪 30 g,黄芩 9 g,郁金 15 g,鸡内金 9 g,白茅根 30 g。

每日 1 剂,二次煎服。

二诊　鼻衄,纳差,夜寐欠安,小便色黄,舌苔薄腻,脉弦细。

[方药] 金钱草 30 g,西茵陈 30 g,焦栀子 9 g,蒲公英 30 g,板蓝根 30 g,垂盆草 30 g,六月雪 30 g,狼巴草 30 g,墨旱莲 15 g,茜草根 15 g,炒酸枣仁 12 g,合欢皮 15 g,炒谷芽、

炒麦芽各 30 g,鸡内金 9 g,白茅根 30 g。

三诊 服药后饮食正常,精神好转,夜寐一般。舌苔薄,脉弦细。肝功能复查 ALT 67 U/L,STB(—),再予清热解毒,利胆退黄,养心安神。

[方药] 金钱草 30 g,西茵陈 30 g,焦栀子 9 g,蒲公英 30 g,板蓝根 30 g,垂盆草 30 g,六月雪 30 g,狼巴草 30 g,黄芩 9 g,猪苓 15 g,茯苓 15 g,合欢皮 15 g,炒酸枣仁 12 g,柏子仁 15 g,珍珠母 30 g,脱力草 30 g。

四诊 症情好转,寐食均可,二便正常。舌苔薄,脉弦。肝功能示 ALT(—),STB(—)。

【按】病毒性肝炎,黄疸,胁痛。韩哲仙认为热毒内蕴,肝胆湿热,为热重于湿之证。《素问·热论篇》谓:"肝热病者,小便色黄,腹痛多卧……胁满痛,手足躁。"治宜用茵陈汤合八味降酶汤施治,茵陈、金钱草清热利湿退黄,栀子清三焦之火,佐大黄通腑泄热,使湿热之邪从下而降,猪苓、泽泻以利水渗湿,合八味降酶清热化湿降酶,而病情好转。

韩哲仙认为:胁痛一证,常见各类型各个阶段的肝脏实质性病变,中医学勘定,其发病多与疫毒、湿热、血瘀、气滞、阴(正)虚有关,临床上除必须重视原发病的治疗外,着重解决起主导作用的病因病机(亦不排除必要时的综合调治),才能有较好的临床疗效。韩哲仙认为:肝病胁痛,以湿热壅阻肝络为先,一般发生于急性肝炎持续期或慢性肝炎活动期,有 ALT 与胆红素异常,其特点以胀痛为主,兼有湿热困阻肝胆脾胃之兼证;其次是血瘀胁痛,由于疫毒湿热侵袭肝胆络脉,病减后,不论是湿热已净或稍有邪恋,肝络已受损伤而瘀阻,故而血瘀胁痛发现较早,其特点是刺痛而痛有定处,兼有癥瘕等血瘀表现;再次是气滞胁痛,常可先有瘀血阻络,而致阻碍气道,升降先司,与一般胁痛先有气滞,后致血瘀不同,但也可急性期湿热壅阻脾胃,而致气机不和,肝失疏泄,或有情志不畅之诱因而致气滞胁痛者。其特点是胁痛攻窜,痛无定处,湿热、血瘀、气滞之后,必致痰饮内生,凝聚而生癥积或悬饮者。癥积可表现为肝脾肿大、肝脏肿瘤(良性或恶性);悬饮往往是肝硬化后期之胸水渗出,其疼痛常可达剧烈程度。肝病后期,正气衰惫,以阴虚为多见,其胁痛特征,常隐隐作痛,早起暮剧,常见于慢性肝炎、肝硬化、肝癌之后期,标实本虚,治疗极为棘手。

案 3 黄疸(阻塞性黄疸,胆囊癌可能,胆结石)

沈某,女,78 岁。

[主诉] 面目发黄 2 个月。

[现病史] 患者否认有肝炎病史。2 个月前,发现巩膜发黄,右肋不舒,纳谷不香,小便色黄,7 日当地医院查 B 超示肝损害、胆囊炎、胆结石、胆囊占位待排,脾(—)。肝功能检查示 ALT 200 U/L,STB 108 μmol/L。来诊见全身皮肤色黄,皮肤瘙痒,两肋不舒,纳谷欠香,夜寐不安,小便黄涩,大便欠畅,舌苔黄腻,脉弦滑。

［中医诊断］黄疸(热毒内蕴,湿热郁结,肝胆气滞)。

［西医诊断］阻塞性黄疸,胆结石,胆囊占位待排。

［治则治法］清热利湿,凉血解毒。

［方药］金钱草 30 g,西茵陈 30 g,焦栀子 9 g,生大黄 12 g(后下),蒲公英 30 g,板蓝根 30 g,干垂盆草 30 g,金银花 12 g,连翘 12 g,牡丹皮 9 g,赤芍 15 g,重楼 30 g,半枝莲 30 g,炒谷芽、炒麦芽各 30 g,炙鸡内金 9 g,白茅根 30 g,牛黄醒消丸 1 瓶。

每日 1 次,2 次煎服。

二诊　黄疸依然,皮肤瘙痒,大便已畅,夜寐欠安。

［方药］金钱草 30 g,西茵陈 30 g,焦栀子 9 g,生大黄 12 g(后下),蒲公英 30 g,板蓝根 30 g,干垂盆草 30 g,金银花 12 g,连翘 12 g,牡丹皮 9 g,赤芍 15 g,重楼 30 g,半枝莲 30 g,炒谷芽、炒麦芽各 30 g,炙鸡内金 9 g,白茅根 30 g,牛黄醒消丸 1 瓶。

三诊　药后黄疸消退大半,皮肤稍痒,右肋隐隐不舒,二便正常,舌苔薄,脉弦。

［方药］金钱草 30 g,西茵陈 30 g,焦栀子 9 g,生大黄 12 g(后下),蒲公英 30 g,板蓝根 30 g,干垂盆草 30 g,金银花 12 g,连翘 12 g,牡丹皮 9 g,赤芍 15 g,重楼 30 g,半枝莲 30 g,炒谷芽、炒麦芽各 30 g,炙鸡内金 9 g,白茅根 30 g。

四诊　症情好转,再予清热利湿。复查肝功能 ALT 40 U/L,STB 26 μmol/L,湿热基本分消,肝胆郁滞已解,再予巩固。

【按】本例黄疸深染,辨证为湿热内蕴,热伤血络,肝胆阻滞,用金钱草、焦栀子、茵陈化湿退黄,蒲公英、板蓝根、垂盆草解毒,参入赤芍、牡丹皮、金银花、连翘、白茅根凉血清热,半枝莲、重楼、牛黄醒消丸解毒泄热,使热清黄退,遂进行善后调理。随访报告排除肿瘤,作为阻塞性黄疸治愈。

韩哲仙认为黄疸一证,多由肝、胆、胰多种脏器及血液病变所形成。炎症、结石、肿瘤、寄生虫可为其致病原因。中医学认为属脾经湿浊郁蒸,肝气失于疏泄,胆汁不循常道经小肠而排泄体外,反溢于血脉,外渗于肌肤所致。一般热多于寒,实多于虚,里多于表,阳多于阴,故治疗必须重视肝、胆、脾、肾、肠等脏腑功能及血液循行诸环节。用药以茵陈、金钱草利湿退黄为主,倘脏腑热积,热重于湿者,加入栀子、黄柏皮、生大黄、龙胆草等清热通腑以退黄;浊蒙三焦,湿重于热者,加入苍术、白术、杏仁、白豆蔻、薏苡仁、猪茯苓、泽泻等宣上、化中、渗下以除湿退黄;胆道闭阻,胆汁郁结,加入郁金、鸡内金、海金沙等利胆解郁退黄。络脉瘀阻,肝脾肿大,加入桃仁、蟅虫、制大黄等活血通络退黄;热盛血脉,发黄动血者,加入犀角、赤芍、牡丹皮、大青叶等凉血清热退黄;毒瘀阻结,滋生肿瘤者,参入白花蛇舌草、半枝莲、败酱草等解毒化瘀退黄;闷瞀烦躁,热扰心包者,参入郁金、石菖蒲、安宫牛黄丸、片子癀等宣窍清热退黄;痰瘀阻结,残黄久羁者,参入白矾、硝石等化瘀消痰以退黄;

脾阳不振,机体功能减退,参入白术、附子、干姜等健脾温阳以退黄;脾虚血亏,参入针砂、绿矾、黄芪、当归等健脾养血退黄。

《金匮要略·黄疸病脉证并治》曰:"黄疸之病,当以十八日为期,治之十日以上瘥,反剧为难治。"韩哲仙认为:临床所见在18日内黄疸消退者,多属急性黄疸型肝炎,而超18日以上的难治性黄疸,大多包含着危重、迁延等因素的肝、胆、胰及血液病变,然抓住病因病机,正确判断病位,尚可取得相当的疗效。

案4 癥瘕(肝癌)

弓某,男,56岁。原发性肝癌(巨块型)。1990年6月7日初诊。

[主诉]上腹部不舒1个月。

[现病史]患者在1个月前,上海交通大学附属第六人民医院体检中B超提示肝右叶多发性巨块型癌,脾肿大。CT证实肝癌,肝右前叶见35 mm×35 mm增强回声,右后叶见53 mm×68 mm,增强光团。诊断肝癌。肝功能ALT 15 U/L,AST 20 U/L,STB 12 μmol/L,ALP 73 U/L。自觉上腹部作胀,嗳气,纳谷一般,腰脊酸楚,二便正常,舌苔薄,脉弦。

体格检查:面色黧黑,心肺(一),上腹部右侧肋骨上隆起,肝右侧肋下1.5 cm,质坚表面不平,脾肋下2 cm,质中,移浊(一),下肢水肿(一)。

[中医诊断]癥瘕,积聚。

[西医诊断]原发性肝癌(巨块型)。

[治则治法]疏肝理气,化瘀消癥。

[方药]软柴胡9 g,杭白芍15 g,醋三棱9 g,醋莪术9 g,青皮9 g,重楼30 g,半枝莲30 g,炙鳖甲15 g,丹参30 g,五灵脂9 g,枳实9 g,八月札15 g,枸橘李15 g,炒谷芽、炒麦芽各30 g,鸡内金9 g,白茅根30 g,葫芦2瓶。

二诊 一般情况尚可,右肋不舒,纳可,夜寐尚安,舌苔薄,脉弦。上海市第六人民医院B超示肝癌,肝右叶见68 mm×59 mm、44 mm×39 mm占位;腹主动脉见肿大淋巴结,门静脉无癌栓。

[方药]软柴胡9 g,杭白芍15 g,醋三棱9 g,醋莪术9 g,青皮9 g,重楼30 g,半枝莲30 g,炙鳖甲15 g,丹参30 g,五灵脂9 g,枳实9 g,八月札15 g,枸橘李15 g,炒谷芽、炒麦芽各30 g,银柴胡9 g,香青蒿9 g,玉米须30 g,车前子30 g,鸡内金9 g,白茅根30 g。

三诊 日前感冒后,肝区不舒,纳谷一般,夜寐尚可。6月30日,B超示肝右叶见肿块60 mm×54 mm、40 mm×35 mm,报为低回声并有声晕,门静脉内未见癌栓,肝左叶内见6.6 mm极低回声。与前B超报告无明显变化。再予活血消癥软坚。

[方药]大丹参30 g,炙鳖甲15 g,三棱9 g,莪术9 g,杭白芍15 g,小青皮9 g,重楼

30 g,半枝莲 30 g,凌霄花 9 g,八月札 30 g,五灵脂 9 g,川楝子 15 g,合欢皮 15 g,酸枣仁 12 g。

四诊　肝区偶有不舒,纳谷尚可,肝功能正常,甲胎蛋白(AFP)240 μg/L。拟疏肝理气,解毒抗癌。

〔方药〕软柴胡 9 g,杭白芍 15 g,三棱 9 g,莪术 9 g,丹参 30 g,炙鳖甲 15 g,川石斛 12 g,北沙参 12 g,重楼 30 g,半枝莲 30 g,凌霄花 12 g,漏芦 9 g,八月札 15 g,白茅根 30 g。

五诊　服药一般情况尚可,无特殊情况。8 月 14 日 B 超示肝后叶膈顶处大小 37 mm×44 mm 无回声稍增加区,及肝右叶 30 mm×31 mm 无等回声区,诊断肝内多发占位性病变,AFP 95 μg/L,从 B 超的情况观察,肿块似乎逐渐缩小。

〔方药〕软柴胡 9 g,杭白芍 15 g,三棱 9 g,莪术 9 g,丹参 30 g,炙鳖甲 15 g,川石斛 12 g,北沙参 12 g,重楼 30 g,半枝莲 30 g,凌霄花 12 g,漏芦 9 g,八月札 15 g,白茅根 30 g。

六诊　肝癌,右胁隐隐不明显,纳可,夜寐尚安,口唇干燥,小便正常。舌苔薄,脉弦。再予养阴柔肝,消癥软坚。

〔方药〕川石斛 12 g,北沙参 12 g,丹参 30 g,鳖甲 15 g,炙䗪虫 6 g,五灵脂 9 g,生牡蛎 30 g,半枝莲 30 g,凌霄花 12 g,漏芦 30 g,三棱 9 g,莪术 9 g,炒谷芽、炒麦芽各 30 g,重楼 30 g。

七诊　一般情况尚可,CT 复查肿块明显缩小,AFP 50 μg/L。

〔方药〕川石斛 12 g,北沙参 12 g,大麦冬 12 g,大丹参 30 g,炙鳖甲 30 g,杭白芍 15 g,炙䗪虫 6 g,五灵脂 9 g,重楼 30 g,半枝莲 30 g,凌霄花 12 g,金银花 12 g,连翘 12 g,白茅根 30 g。

八诊　肿块缩小,7 月 14 日,AFP 50 μg/L。肝区不痛,纳谷尚可,偶有头昏眼花,口唇干燥,舌苔薄,脉弦。拟益气养阴以扶正气,解毒抗癌,祛邪消癥。

〔方药〕太子参 15 g,北沙参 12 g,川石斛 12 g,大麦冬 12 g,重楼 30 g,半枝莲 30 g,金银花 15 g,连翘 12 g,八月札 20 g,炙䗪虫 6 g,五灵脂 9 g,凌霄花 12 g,枸杞子 15 g,白芍 15 g,丹参 30 g,滁菊花 9 g,白茅根 30 g。

【按】本例为原发性肝癌,胁下癥瘕,瘀血内阻,肝络瘀阻。韩哲仙认为正不胜虚,攻邪为先,达邪为先,根据《内经》"坚者消之"的治则,运用柴胡疏肝散理气解郁,加三棱、莪术、鳖甲、丹参、䗪虫活血化瘀、消癥软坚,并用半枝莲、重楼、凌霄花、漏芦等解毒抗癌,谷芽、麦芽健脾和中,经 2 年治疗,患者肿块缩小,AFP 下降,继续随访治疗。

案 5　鼓胀(肝硬化失代偿期,胸腹水)
蒋某,男,59 岁。

[主诉] 腹胀气促1个月。

[现病史] 肝硬化、腹水病史4年余,近1个月来,腹胀又起,两肋隐痛,胸闷气窒,咳嗽动则气促,痰吐不畅,小便短少,舌苔薄黄,脉弦滑。10月30日华山CT示肝硬化、腹水、门脉分支钙化、右侧胸腔积液;肝功能提示ALT 12 U/L,STB 15 μmol/L。蛋白电泳:A 44.8%,α₁ 22%,α₂ 7.8%,β 10.1%,γ 35.1%。门诊部B超复查肝硬化、胸水(+)、肝前腹水22 mm,腹侧腹水4~10 mm。

[中医诊断] 鼓胀,悬饮。

[西医诊断] 肝硬化失代偿期,胸腹水。

[中医辨证] 肝气郁滞,饮停胸胁,宣降不利。

[治则治法] 疏肝理气,泻肺蠲饮,利水消胀。

[方药] 大丹参30 g,炙鳖甲15 g,枸杞子15 g,滁菊花9 g,杏仁12 g,葶苈子15 g,莱菔子15 g,车前子30 g,川厚朴9 g,青皮、陈皮各9 g,八月札15 g,枸橘李15 g,娑罗子9 g,葫芦30 g,玉米梗30 g,冬瓜皮30 g,合欢皮30 g,白茅根30 g。

每日1剂,2次煎服。

二诊 咳嗽间作,气促痰多,腹内作胀,二便欠畅,再予前方调治。

[方药] 大丹参30 g,炙鳖甲15 g,枸杞子15 g,滁菊花9 g,炙桑白皮9 g,杏仁12 g,薏苡仁12 g,莱菔子15 g,葶苈子15 g,娑罗子9 g,车前子30 g,玉米梗30 g,葫芦30 g,冬瓜皮30 g,合欢皮15 g,白茅根30 g。

三诊 腹胀已减,咳嗽气促依然,舌苔黄,脉细。水邪上凌心肺,再予泻肺逐饮,降气化痰,利水消胀。

[方药] 川厚朴9 g,青皮、陈皮各9 g,枸橘李15 g,八月札15 g,沉香粉3 g,桑白皮9 g,葶苈子15 g,莱菔子15 g,杏仁12 g,薏苡仁12 g,枳壳9 g,大腹皮9 g,郁李仁30 g,腹水草30 g,葫芦30 g,冬瓜皮30 g,白茅根30 g。

四诊 咳嗽气促,腹内作胀,痰饮上扰,再予泻肺祛饮,理气消胀。

[方药] 炙桑白皮9 g,嫩前胡9 g,杏仁12 g,薏苡仁12 g,浙贝母9 g,炙款冬花9 g,炙紫菀9 g,枳实9 g,郁李仁30 g,大腹皮15 g,猪苓15 g,泽泻15 g,八月札15 g,枸橘李15 g,娑罗子9 g,青皮、陈皮各9 g,炒谷芽、炒麦芽30 g。

五诊 病情好转,咳嗽气促已减。B超:腹水(一)、胸水(+)微量。

【按】 肝硬化,腹水渗出,腹压过高,冲透横膈缺损,而多见右侧胸水。肝硬化失代偿期,因并发肺部感染,引起胸腹水渗出,可见于右侧胸腔,亦可见于左侧,或两侧胸水并见。韩哲仙认为属中医"悬饮"范围,治疗以泻肺导水、降气蠲饮为主,常用桑白皮、葶苈子、莱菔子、汉防己、大黄等泻肺蠲饮,川厚朴、枳实、青皮、陈皮、沉香粉等降气平逆,合猪苓、泽泻、郁李仁、大腹皮、腹水草、葫芦行气利水消胀。

韩哲仙认为,根据病因分类,有"气臌""血臌""酒食臌""疫蛊"诸种,其病机为气、血、水、毒相互关联,仅有主次之分,并非单一成病,而且均发于疾病的晚期,精、气、津、血消烁,形成"本虚标实",故又需根据虚、实的不同侧重而剖析之。可依照病因为主,结合证情、病程、体质之迥异,分析如下:① 气臌:情志郁结,肝失疏泄,由气滞致血瘀,肝络瘀阻,影响脾运,水饮停蓄而致胀满,久病则脏气暗伤,疏泄不及,调畅无力,以致气滞水停,也成胀满。如《医林细墨》"设若中满之症⋯⋯由其恚怒太甚不能发越,郁结中州,痰涎停住,乃成满也。久而不食,以致气虚,则日气虚中满"此之谓也。② 血臌:痞癖日久,肝脾脉络瘀阻,气机凝滞,水饮停聚,渐成鼓胀。《血证论》:"内有瘀血,则阻碍气道,不得升降,气壅则水壅。"即指是证。血臌有实热与虚寒之分:实热血臌,多由黄疸等症迁延不愈,湿热挟血瘀壅结脉络,水气停蓄,而致胀满;虚寒血臌,常由心阳不振,脉络不通,"行""藏"失职,寒水凝聚,而致胀滞。③ 酒食臌:《景岳全书》"少年纵酒无节⋯⋯多成水鼓"。《类经》:"鼓胀之病,奉日留滞。"说明嗜酒过度,肥甘饮食不节,脾失健运,酒湿与脂瘀之浊气壅聚于中,以致清浊相淆,土壅木郁,气血瘀滞,水浊积聚渐多,加之肾气失司,开阖不利,水不得泄,可致鼓胀;积久日甚,血气耗散,也致水臌。

张云鹏

【名医简介】

张云鹏(1930—   ),教授、主任医师,首届上海市名中医。曾担任上海市中医文献馆、上海市中医药科技情报研究所学术委员会主任。张云鹏早年毕业于中医学校,曾受章次公、陈大年等名医悉心指导,同时进修西医课程,在中医、西医两个领域均打下扎实的基础。其临床 50 余年,在学术上遵循仲景学说,同时兼容各家学术思想,从实际疗效出发,提出"统一溶化论"来看待伤寒与温病之争,主张中西医应该互相学习,取长补短。张云鹏精通内科,善治外感热病及内伤杂病。主攻肝病之顽疾,建立了"毒损肝络"之说,倡导"解毒为先"的治疗大法。主张去邪清源为先,抓主要矛盾,整体辨证,先取主症,挫其病势,断邪之路,截断扭转的诊疗思路,疗效卓著。张云鹏善用虫类药及补肾温阳之法,治疗疑难杂病善用攻下法及清热解毒之法,以救危急,屡建殊功。1992 年被国务院表彰授予政府特殊津贴待遇。1997 年被国家人事部、卫生部、国家中医药管理局确认为全国老中医药学专家学术经验继承工作指导老师。

【医案】

案 1　胁痛（脂肪肝）

陈某，男，44 岁，公司职员。2002 年 12 月 19 日初诊。

[主诉] 右胁作胀 2 年。

[现病史] 患者 2 年前无明显诱因下出现右侧胁胀痛，自觉乏力，时有胃脘隐痛。自诉平日工作较为繁忙，应酬多而少锻炼，形体肥胖。辅助检查：B 超提示脂肪肝。2002 年 12 月 2 日肝功能：ALT 184 U/L，AST 111 U/L，γ - GT 153 U/L；TC 6.1 mmol/L，TG 3.51 mmol/L。HBsAg（一）。查体：神清，皮肤及黏膜未见黄染，全身淋巴结未及肿大，肝脾未触及，腹软无压痛、反跳痛。舌质红苔薄白，脉细弦。

[中医诊断] 胁痛（热毒犯肝，痰瘀互结）。

[西医诊断] 脂肪肝。

[治则治法] 清热解毒，化痰活血。

[方药] 降脂理肝汤加减。

垂盆草 30 g，六月雪 30 g，平地木 30 g，小蓟 30 g，莱菔子 30 g，生山楂 30 g，金银花 30 g，连翘 30 g，黄芩 20 g，紫花地丁 30 g，决明子 30 g，泽泻 10 g，丹参 15 g，郁金 10 g，陈皮 6 g，紫苏梗 10 g。

14 剂。水煎，每日 1 剂。

二诊　患者服药后右胁作胀较前缓解，1 月 22 日复查肝功能示 ALT 69 U/L，AST 正常，γ - GT 88 U/L。舌质红苔薄白，脉细弦。续以上法，每日 1 剂。后随症变化略作加减，治疗至 2003 年 2 月 25 日，复查肝功能完全正常。

[治疗效果] 痊愈。

【按】 张云鹏认为脂肪肝患者以邪毒为主，痰、瘀、热均为邪，痰瘀互结、肝络不和为病机所在。疾病初期，痰毒瘀毒郁结在经，临床以肝功能急性指标升高为主；直至疾病迁延日久，气血推行不利，久病入络，临床则见肝功能慢性指标突出。治疗上以化痰活血、疏理肝络贯穿始终，急则投清肝解毒之品，缓当减少苦寒之药，增加补肾之力，以求扶正祛邪；同时兼顾伴随症状：若兼有邪犯厥阴者，要注意清解疫毒、疏肝和络；兼有少阳胁痛者，要清热利湿，疏肝利胆；伴有肝风内动者，要平肝息风；伴有心悸胸闷者，要养心复脉；伴有消渴善饥者，要益气养阴；伴有月经不调者，要调理冲任等。

张云鹏独创降脂理肝汤：泽泻、决明子、丹参、郁金、海藻、荷叶。方中泽泻、决明子利水泻浊；丹参、郁金活血通络，疏肝化瘀；海藻、荷叶化痰升清，有助降浊，临床使用多有效验。

此案中患者时毒邪犯肝,结合实验室指标ALT升高考虑急性发病,为热毒内盛所致,方中垂盆草、六月雪、小蓟清热利湿,与利水泻浊之泽泻、决明子,清热解毒之黄芩、紫花地丁共用以解毒排邪毒为第一要务;陈皮、紫苏梗、莱菔子健脾消食,降气化痰,实脾以治肝;生山楂味酸甘,性微温,归脾、胃、肝经酸泄以柔肝;助以丹参、郁金活血通络,疏肝化瘀;连翘、金银花宣散郁结之气机,流通气血。

张云鹏认为脂肪肝的防治重在"去除病因、合理膳食、适当运动、降脂利肝"四个环节,平时要注意饮食作息调节:避免食用含脂肪或胆固醇较高的食物,如动物内脏、蛋黄、肥肉、无磷海鱼等;禁饮含有乙醇(酒精)的饮料;多吃豆制品、蔬菜、水果等。肝功能异常期避免剧烈运动。适当活动,如做工间操、打太极、散步等。如肝功能损害,或有严重并发症者,则要限制活动。

案2 胁痛[乙型病毒性肝炎(活动期)]

王某,女,25岁,职员。1998年6月初诊。

[主诉] 发现乙型病毒性肝炎病史8个月,肝功能异常。

[现病史] 患者发现乙型病毒性肝炎病史8个月,肝功能反复异常,未行相关治疗。查体:神清,精神可,肝区疼痛,乏力腰酸,大便不畅,尿色黄,脉细弦,舌尖红,苔薄白。实验室检查:1998年5月15日肝功能示,ALT 188 U/L,AST 150 U/L,Glo 37 g/L。

[中医诊断] 胁痛(疫毒内伏,厥阴与阳明同病)。

[西医诊断] 乙型病毒性肝炎(活动期)。

[治则治法] 攻下解毒,疏理肝络。

[方药] 解毒扶正汤加减。

生大黄10 g(后下),丹参15 g,赤芍15 g,郁金15 g,水牛角粉10 g(包煎),青黛10 g(包煎),垂盆草30 g,枳壳15 g,败酱草30 g,生薏苡仁30 g。

7剂。水煎,早晚分服。

药后大便通畅,肝区疼痛好转,6月14日化验:ALT 22 U/L,AST 37 U/L,Glo 30 g/L。其后随访一直正常。

【按】乙型病毒性肝炎属于中医"胁痛""肝瘟""黄疸""虚损"等范畴。张云鹏认为乙型病毒性肝炎的发生是湿热之邪壅滞,肝失疏泄,腑气不畅,邪无出路。湿热疫毒隐伏血分,久则损阳及阴。治疗时"先论攻其邪",消除乙型病毒性肝炎病毒,是治疗本病的根本方法。急性期、活动期以祛邪泄热为主;稳定期、恢复期以调整机体为主。

此例病案中,患者的实验室指标提示ALT增高,为乙型病毒性肝炎活动期,此期主要为疫毒内伏。张云鹏认为在乙型病毒性肝炎活动期,用药应解毒与攻下并进,理气与活血同用,方中大黄与凉血活血之丹参、赤芍、水牛角粉及清热解毒之垂盆草、青黛为伍,直攻内伏之疫毒,大黄在此具有截断清除的作用。再辅以薏苡仁、败酱草利湿破瘀排浊;郁金、枳壳祛瘀止痛。全方共奏清解热毒、疏肝理气、活血化瘀之效。

张云鹏认为抑制 HBV 的繁殖应清补兼施,清中寓补,补中有散。主要以清热解毒为首要,再配合益气养阴、疏肝理气、调补肝肾、活血化痰、醒脾利湿等辨证应用。张云鹏自创解毒扶正汤为治疗慢性乙型病毒性肝炎的基本方,方中:白花蛇舌草 30 g,丹参 10 g,郁金 10 g,生黄芪 10 g,叶下珠 30 g 等。白花蛇舌草苦、甘寒,丹参苦、凉,具有凉血解毒、消痈除烦的功效;郁金辛、苦寒,可行气解郁、祛瘀止痛;生黄芪甘、微温,补中益气,利水托脓;叶下珠微苦、甘、凉,有平肝清热、利水解毒之功。经现代研究证实,方中诸药可抑制体液免疫功能,提高 e 抗原转阴的概率,并对已沉着的免疫复合物有促进吸收和清除的作用,同时可提高补体水平,增强 T 细胞功能,诱生干扰素,抑制 HBV 繁殖。

案 3　鼓胀[乙型病毒性肝炎,肝炎肝硬化失代偿期(Child‐Pugh B),腹水积液]

李某,男,46 岁,公司职员。2001 年 3 月初诊。

[主诉]腹部胀满 2 个月。

[现病史]患者有慢性乙型病毒性肝炎 10 余年,肝功能反复异常至今。2001 年 1 月起,自觉腹部胀满,食后更甚,尿量减少,当地医院诊断为肝硬化腹水。曾多次住院治疗,用保肝利尿药物治疗,腹水均未能退净。肝功能:STB 30 μmol/L,CB 15 μmol/L,总蛋白 78 g/L,Alb 35 g/L,Glo 43 g/L;B 超示:肝硬化、肝前腹水 26 mm,门静脉内径 17 mm,脾肿大 4 指。查体:两胁刺痛,腹部胀满,食后更甚,尿少色黄,面色暗滞,肝掌,颈胸部见蜘蛛痣 5 颗,舌苔薄白,舌暗红,脉细弦。

[中医诊断]鼓胀(邪毒久恋,瘀阻络脉,水湿停滞)。

[西医诊断]乙型病毒性肝炎,肝炎肝硬化失代偿期(Child‐Pugh B),腹水积液。

[治则治法]活血化瘀,清热解毒,利尿逐水。

[方药]软坚护肝方加味。

丹参 30 g,郁金 30 g,生黄芪 15 g,䗪虫 10 g,莪术 10 g,石见穿 30 g,槟榔 10 g,牡蛎 60 g,海藻 30 g,当归 20 g,牵牛子 10 g,败酱草 30 g,大腹皮 30 g,葶苈子 10 g,玉米须 30 g。

每日 1 剂,分 2 次服。

外敷解毒消痞散于期门、脾区,化瘀逐水散于神阙穴。

上方加减连续服药 54 剂,外敷 20 次,尿量增多,腹柔,两胁刺痛好转,胃纳可。肝功能、胆红素指标均降至正常,Glo 31 g/L。B 超示:肝硬化,脾脏肿大 2 指,门静脉内径

14 mm,未见腹水。

［治疗效果］好转。

【按】张云鹏认为"鼓胀"一证因邪毒内伏于肝所致,毒邪可分外来毒邪如嗜酒肥甘、饮食不洁、感染血吸虫,亦有脏腑功能失调引起的内生毒邪如情志抑郁、劳欲过度,皆可导致肝络不通,疏泄失司,升降失常,气、血、水三者相互瘀结,交阻腹中而成。

治疗上主要以分期辨证:① 肝硬化活动期:当疫毒稽留,湿热内伏,临床可见面色垢浊,心烦口干,食欲不振,四肢困倦,肝区胀痛,皮肤有瘀斑,小便黄赤,苔黄腻,舌质红,脉细弦。实验室指标可见,ALT 升高(肝细胞炎性渗出),提示疫毒湿热在人体为患。② 肝硬化静止期。实验室指标可见肝功能正常。

肝病日久,迁延不愈,患者体质出现异常,需辨证施治:① 若木郁土虚,脾胃运化失常,气血津液生化不足,见纳差或食后胃脘胀满,便溏或黏滞不畅,腹胀,气短,乏力,恶心或呕吐,口淡不欲饮,面色萎黄,舌质淡,舌体胖或齿痕多,苔薄白或腻,脉沉细或细弱。② 若肝血失养,土反侮木,肝脏瘀滞,临床见:胁肋胀痛或窜痛,急躁易怒,善太息,口干苦,或咽部有异物感,纳差或食后胃脘胀满,便溏,腹胀,嗳气,乳房胀痛或结块,脉弦,舌质淡红,苔薄白或薄黄。③ 肝肾同源,肝病日久,阴血渐耗,子盗母气,则耗损肾阴,可见:腰痛或腰酸腿软,眼干涩,口干咽燥,五心烦热或低热,耳鸣、耳聋,头晕,眼花,大便干结,小便短赤,胁肋隐痛,劳累加重,舌红少苔,脉细或细数。④ 久病不愈,脾肾阳气亏虚,见腰痛或腰酸腿软,阳痿、早泄,耳鸣、耳聋,形寒肢冷,小便清长或夜尿频数,下肢水肿,舌质淡胖,苔润,脉沉细或迟。以上痰瘀互结,肝络痹阻,则成虚实夹杂之病。其自拟解毒软肝方,药用:莪术 10 g,当归 15 g,水红花子 30 g,马鞭草 30 g,赤芍 10 g,郁金 10 g,白花蛇舌草 30 g,苦参 30 g。方中莪术具有行气破血、消积止痛作用;当归活血补血;水红花子、马鞭草散血消癥、消积止痛;赤芍、郁金清热活血化瘀;白花蛇舌草、苦参清热解毒。根据现代药理学研究,本方能有效地抑制大鼠的肝纤维化进展,减轻肝组织纤维化程度,改善门脉压力。治疗时再根据活动期或静止期,适当加减解毒软坚活血或扶正调控免疫之药。

本案中张云鹏以软坚护肝方加减,丹参、䗪虫、莪术、石见穿活血化瘀;海藻、牡蛎软坚散结;白花蛇舌草、败酱草清热解毒泄浊;大腹皮、槟榔、牵牛子、葶苈子、玉米须逐水利尿,破气消积;郁金、延胡索、八月札理气疏肝;生黄芪、当归扶助正气,全方剂重而味众,力专而效著,鼓舞正气,退邪转机。同时采用疏肝活血、散结利尿逐水之药外敷期门穴、章门穴、日月穴、神阙穴,减轻了患者的脾胃负担,加快药物吸收,并能促进肝细胞结构改变,改善门静脉的血流,减轻肝区不适。

案 4　黄疸(慢性胆囊炎,胆结石)

患者,女,70 岁,退休。2001 年 11 月某日初诊。

[主诉] 反复身目尿黄染 1 年半余。

[现病史] 患者有胆石症史 18 月余。黄疸反复起伏。1 个多月前因复发胆石症、胆囊炎而急诊。肝功能氨基转移酶指标及黄疸指标均异常升高,经西医保守治疗,病情缓解,但黄疸指标及氨基转移酶指标均高于正常,难以彻愈。为进一步治疗随来就诊。现肝功指标:ALT 697 U/L,STB 86 μmol/L,CB 53.8 μmol/L。

查体:神清,巩膜黄染,肤色黄绿泛灰,面色晦滞,肝胆区胀痛波及中脘,倦怠神萎,肤痒难忍,纳差,以进流质为主,大便尚能日行 1 次,舌质暗红,苔黄腻,脉来滑实。

[中医诊断] 黄疸(肝胆湿热,瘀阻血络)。

[西医诊断] 慢性胆囊炎,胆结石。

[治则治法] 清泄肝胆湿热,破逐血分瘀阻。

[方药] 丹参 20 g,郁金 30 g,赤芍 30 g,水蛭 10 g,石见穿 30 g,莪术 30 g,虎杖 30 g,生大黄 10 g(后下),胡黄连 10 g,金钱草 30 g,垂盆草 30 g,六月雪 30 g,半枝莲 30 g,败酱草 30 g,水牛角粉 10 g(包煎),生薏苡仁 30 g,炙鸡内金 30 g。

7 剂。水煎,每日 1 剂。

二诊　患者肝胆区胀痛明显减轻,皮肤瘙痒隐退,面色较前有泽,肌肤、巩膜仍黄染而晦,自觉倦怠,进食改以半流质为主。大便日行 4～5 次,溏薄,舌质微红,苔白腻,脉弦滑。此为湿热清解有余,黄疸消退不足,故以上方增赤芍至 40 g,水蛭至 20 g,生大黄至 15 g(后下),加强活血凉血,泻下利胆之力,继服药 7 剂。

三诊　肝胆区已无痛感,巩膜黄染明显减退,肤痒已消,效不更方,仅将赤芍继续加量至 50 g,大黄增至 20 g(后下),加陈皮 10 g 防苦寒伤中。

四诊　患者面色转华,精神转振,复查胆红素及肝功能各项指标均正常。遂变前法为疏肝利胆,健脾运中以善后。

[治疗效果] 好转。

【按】黄疸是临床众多疾病中的一个症状,《金匮要略》有"黄家所得从湿得之"之说,其病机为疫毒湿热侵犯,熏蒸肝胆,肝失疏泄,胆汁外溢入血,浸淫肌肤,上染于睛,下注膀胱,可见身黄、目黄、溲黄。若黄疸迁延不愈,病情起伏,则多见实中夹虚之证;同时,久病入络,湿热疫毒由气及血,瘀阻血分,亦难于清解。本案中,张云鹏既着眼于清热解毒退黄,又注重于行气活血,故以清肝利胆、活血祛瘀为先,大方重剂直达病所,则解湿热疫毒之交结,祛瘀退黄,疗效显见。张云鹏治瘀血发黄,多重用活血化瘀之药,根据病情,调整药量,水蛭用至 20 g,赤芍用至 50 g,泽兰用至 30 g 等。

治疗时整体着眼,兼证同治。若伴有两胁胀痛者,为肝气郁结者,加用延胡索、八月札;若胁肋疼痛者,B 超提示胆囊炎或胆石症,加用枳壳、郁金、柴胡;属肝病日久胁痛者,B 超提示肝硬化,加用䗪虫、石见穿;若伴有脘腹胀满,嗳气恶心者,为湿热困脾、胃气上逆,加用沉香曲、陈皮、半夏、竹茹等;若伴有肌肤瘙痒,为湿热浸淫肌肤,加地肤子、白鲜皮、连翘;若伴乏力,胃纳欠佳,且实验室提示氨基转移酶偏高,为疫毒肆虐,加用白花蛇舌草、垂盆草、小蓟草、六月雪等;若伴有鼻衄齿衄,为热毒迫血妄行,加用牡丹皮、生地榆、白茅根等;若伴烦躁易怒,心烦失眠者,为胆热扰心,加用龙胆草、小川黄连、莲心等;若伴有口苦纳呆,苔厚腻者,为湿重困阻中焦,加用佩兰、生薏苡仁、陈皮、白豆蔻等;若伴有小便灼热、溲黄,为湿热夹胆汁下注膀胱,加小蓟草、猪苓、茯苓等;若伴有身体困倦,腰酸乏力见于黄疸日久者,此为病程已长,邪已伤正,虚实夹杂,可加黄芪、灵芝、白术等。

案 5　厥症(急性胆道感染,中毒性休克)

吴某,女,48 岁,工人。1974 年 11 月 20 日初诊。

[主诉] 右上腹疼痛伴发热 1 周。

[现病史] 患者因"右上腹疼痛伴发热 1 周"入院。黄疸逐渐加深,烦躁神昏 1 日,腹胀满,大便 4 日未通,小便黄赤。查体:右上腹肌紧张,胆囊压痛明显,约有拳头大小,边界不清。血压 74/40 mmHg,脉搏 100 次/min,舌红、苔焦黄而褐。实验室检查:血常规 WBC 21.1×10^9/L,中性粒细胞 97%,淋巴细胞 3%,STB 50 μmol/L;凡登白试验:直接双相反应。病情危重,遂邀张云鹏会诊。

[中医诊断] 黄疸,热厥。

[西医诊断] 急性胆道感染,中毒性休克。

[治则治法] 清热攻下,凉血解毒,芳香开窍。

[方药] 大承气汤合茵陈汤合黄连解毒汤三方化裁。

生大黄 30 g(后下),连翘 30 g,郁金 30 g,生地黄 30 g,玄明粉 24 g(冲服),黄芩 15 g,栀子 15 g,枳实 15 g,牡丹皮 12 g,厚朴 12 g,金银花 60 g,茵陈 60 g,金钱草 60 g,木香 18 g,赤芍 9 g。

3 剂。水煎,早晚分服。

灌肠取生大黄 60 g(后下),玄明粉(冲)、枳实、厚朴、莱菔子各 30 g,水煎 200 ml,灌肠,每日 2 次。

患者服 1 剂药后,泻下黑便,神志转清,脉伏已起,舌质仍红、苔焦黄。仍予原方,再服 2 剂,灌肠方每日 1 剂。血压上升且平稳,腹痛减轻,血象正常,四肢转温,热厥已除,病情好转而出院。

［治疗效果］好转。

【按】《伤寒论》言："凡厥者，阴阳气不相顺接，便为厥。厥者，手足逆冷者是也。"此例患者因热毒壅盛，上扰清窍，腑气闭塞而致厥。且舌红、苔焦黄而褐，为实多虚少之象。张云鹏在治疗此类疾病时，谨遵《伤寒论》中"厥深者热亦深，厥微者热亦微，厥应下之"之言，予大承气汤加木香峻下热结，釜底抽薪通利阳明；茵陈汤基础上加用连翘、金银花、黄芩、金钱草、郁金等清热解毒，除湿利胆，和解少阳。黄连解毒汤苦寒直折，三焦俱清，加用赤芍、牡丹皮凉血散血祛邪外出。

张云鹏认为："对湿热疫毒之邪，重剂大方，直驱其邪。"故大黄用量要大，配合玄明粉以荡涤泻实，通腑利胆；配伍清热解毒药，具有泻腑排浊、清热通便之功，使邪热从下走，有利于疾病的治疗。

于尔辛

【名医简介】

于尔辛（1931— ），男，上海市人，中西医结合学教授，博士生导师，上海市名中医，全国老中医药专家学术经验继承工作指导老师。1982 年加入中国共产党。长期从事肿瘤的中医治疗、科研、教学工作，尤其是中西医结合晚期肝癌的诊治。先后承担国家、省部级科技项目 10 项。主要科研成果有"以外放射为主中西医结合治疗大肝癌""健脾理气中药治疗晚期肝癌"等。并先后获部省级科技进步二等奖 2 项，三等奖 3 项。发表论文 100 余篇、著作 22 部。

于尔辛学术上提倡从病机角度认识和诊治癌肿，强调脾虚气滞是消化系统癌肿的基本病机，辨证论治，用药守正，充分吸收西医学进步和科学技术发展成果，形成了肝恶性肿瘤多学科综合诊治方案，为我国肝癌中西医结合诊疗方案的制定和探索发展做出了巨大的贡献，是我国中西医结合肿瘤事业的主要奠基人之一。

【医案】

案 1 癥瘕（肝癌）

李某，男，38 岁。1987 年 6 月 12 日初诊。

［主诉］患者右上腹部疼痛数月，伴胃纳差。

［现病史］1 个月前经核素扫描及超声波检查，证实肝内巨大占位病变，曾行剖腹探查术，发现肝区有两个大的癌肿，大者约 8 cm 直径，小者约 5 cm 直径，跨于两叶间，未能

切除。术后病理示：混合细胞癌。术后予放射治疗，患者体质甚差，消瘦明显。临症见乏力、纳呆、便溏、胸腹胀痛不适、舌淡苔白、脉弦细。

［中医诊断］癥瘕。

［西医诊断］肝癌。

［治则治法］养阴生津，疏肝理气。

［方药］太子参 15 g，麦冬 10 g，五味子 5 g，生地 15 g，白茅根、芦根各 30 g，藿香 3 g，佩兰 3 g，八月札 30 g，佛手 5 g，生山楂 10 g，炒谷芽、麦芽各 15 g。

二诊 服药 1 个月后，患者体质逐渐恢复，舌红转淡，肝痛消失，纳谷不香，再以原方继服半月。舌苔舌质转为正常，脉濡，主诉已无不适。考虑病虽为肝癌，病机则在脾，予健脾理气中药，同时少予软坚之品。

［方药］党参 15 g，白术 10 g，茯苓 15 g，八月札 30 g，神曲 10 g，生山楂 10 g，炒谷芽、麦芽各 10 g，石燕 30 g，鳖甲 30 g。

患者长期服用以上中药，癌肿控制良好，无复发和转移征象，2 年后恢复劳动。仍服中药，门诊随访。17 年后肝癌又告复发，黄疸出现，终因肝癌伴消化道出血而死亡。

【按】笔者体会，肝癌虽病在肝，但从辨证分析，肝癌患者的证候均属脾·胃病。古代学者亦以腹部肿块、上腹疼痛、癌性发热，以及腹水、黄疸等辨为脾胃病变，并有治而获救的病案。以脾胃理气法治疗肝癌，十之七八有效。

案 2　癥瘕（肝癌）

周某，男，65 岁。1991 年 6 月 27 日初诊。

［主诉］肝癌术后 1 个月伴乏力。

［现病史］1991 年初出现右上腹不适，在中山医院做 B 超及 CT 检查均提示：肝内占位病变。于 1991 年 5 月做肝右叶部分切除术。病理报告：肝细胞癌。术后 3 个月 B 超检查示：肝右又见一小结节，拟为肝癌。因其不愿再次手术治疗，曾给肝内肿块注射无水乙醇 4 次。刻下肝癌术后 1 个月，胃纳欠佳，乏力，肝区有不适感，脉弦，苔薄白。

［中医诊断］癥瘕。

［西医诊断］肝癌。

［治则治法］健脾理气，消导开胃。

［方药］党参 15 g，黄芪 15 g，白术 10 g，茯苓 15 g，八月札 30 g，白花蛇舌草 30 g，石燕 30 g，鳖甲 30 g，海浮石 30 g，六曲 15 g，焦山楂 15 g，炒谷芽、麦芽各 12 g。

服上药 1 个月后，患者自觉症状明显改善。1993 年 4 月 B 超检查示：肝内小结节，与前几次 B 超比较，肝内肿块未见明显增大。在上海肿瘤医院做肝内肿块无水乙醇注射 2

次,继服中药调治。

二诊 患者一般情况尚佳,纳尚可,肝区无不适感。B超复查示:肝内肿块不明显,肝硬化。

[方药] 党参 15 g,黄芪 15 g,白术 10 g,茯苓 30 g,六曲 20 g,白花蛇舌草 30 g,川厚朴 5 g,海浮石 30 g,鳖甲 30 g,怀牛膝 3 g,仙鹤草 15 g,茜草 15 g,生山楂 15 g。

患者服用上药持续 1 年余。患者自觉一般情况良好,偶有感冒、咳嗽。在中山医院做全面复查 AFP(-),肝功能正常。B超示:肝内未见明显占位病变。要求继续服中药。

本例 3 年来坚持服中药治疗,肝癌术后病情基本稳定。曾发现肝内肿瘤复发。经瘤内注射无水乙醇及中药长期调治。肿瘤消失,疗效肯定。

【按】 患者肝癌术后,元气衰败,体质较虚弱,中焦脾土之气受损,健运功能失司,故以健脾理气为主。处方始终以黄芪、党参、白术、茯苓、八月札为主,配以六曲、焦山楂、炒谷芽麦芽消导开胃。"脾主运化",人体生命活动维持主要靠营养物质的供给,脾能消化饮食,把精华输送达全身,脾是"后天之本",人体功能的动力,有赖于脾的正常运化能力。白花蛇舌草、鳖甲、石燕、海浮石具有软坚散结、抑制肿瘤的功效。按此扶助正气,祛除邪气,达到消除余毒之邪,抑制肿瘤的复发,巩固治疗效果。

案 3 癥瘕(肝癌)

张某,女,52 岁。1980 年 2 月 16 日初诊。

[主诉] 发现肝癌 1 个月,上腹部疼痛伴发热月余。

[现病史] 患者于 1968 年患肝炎,反复发作多次。1980 年 1 月体检发现,AFP 阳性。B超示:肝二叶占位病变,肝癌。核素扫描示:肝右叶右位,肝癌。症见患者有上腹区疼痛月余,伴发热,上腹饱胀,纳食减少,尿黄,舌苔薄白,脉弦数。

[中医诊断] 癥瘕。

[西医诊断] 肝癌。

[治则治法] 理气消痞,兼清热解毒,佐以消导开胃。

[方药] 枳实 12 g,川厚朴 10 g,八月札 15 g,茯苓 15 g,生薏苡仁 30 g,半枝莲 15 g,白花蛇舌草 15 g,鳖甲 15 g,清水豆卷 30 g,生石膏 15 g,六曲 10 g,麦芽 15 g,焦山楂 15 g,黄芪 15 g,延胡索 15 g,川楝子 10 g,仙鹤草 30 g,远志 10 g,首乌藤 30 g,酸枣仁 15 g。

患者经中药加放射治疗后诸症均改善,AFP 转阴性,肝功能正常。B超示:肝上方实质稍不均质占位,肝硬化可能性大或钙化灶。病情稳定。自 1986 年 1 月因脑膜瘤手术,患者改服本科拟定的肝病冲剂、免疫冲剂,一直长期服用,至今健在。

【按】本例肝癌患者,采用中药加肝肿瘤局部放射治疗,按中药理论为标本兼顾。认为癌虽在肝,但其主症是中焦痞满之象,病本当责之在脾,脾失健运,中焦痞满,当予李东垣消痞汤治之,故处方始终以枳实、川厚朴、八月札等为主药;佐以六曲、麦芽、焦山楂消导开胃;石膏、寒水石、淡豆豉、清水豆卷有清化湿热,退癌热之功;半枝莲、白花蛇舌草、鳖甲有清热软坚消瘤的作用。本方患者服用 6 年余,以后改服肝病冲剂,本方有健脾化湿、解毒消瘤之功效,是治肝病的良方。免疫冲剂,提高人体免疫功能,扶助正气。二方配合扶正祛邪,可以防止肿瘤复发,巩固治疗效果。

案 4　癥瘕

王某,男,85 岁。2007 年 11 月 16 日初诊。

[主诉]因体检于 2007 年 9 月初诊为原发性肝癌。

[现病史]上腹部 MRI 示:肝右叶肿块,考虑肝硬化结节伴癌变。AFP 等肿瘤指标一度高达 20 μmol/ml 以上。因患者年事已高,家属及初诊医师决意不行进一步检查或手术治疗,于当月 25 日至 10 月 13 日于长海医院行病灶处 γ 刀治疗。就诊时舌质红,苔薄黄有裂纹。

[中医诊断]癥瘕。

[西医诊断]肝癌。

[治则治法]理气消痞,兼清癌热,佐以消导。

[方药]南沙参、北沙参各 30 g,麦冬 10 g,枸杞子 10 g,川楝子 10 g,八月札 15 g,青蒿 30 g,鳖甲 15 g,半枝莲 30 g,夏枯草 15 g,白术 12 g,茯苓 12 g,漏芦 15 g,猫人参 30 g,白花蛇舌草 15 g。

水煎服,每日 1 剂,早晚各温服 200 ml。

榄香烯注射液用量及用法:20 ml 0.1 g 规格榄香烯注射液隔日 1 次,每次 0.2 g,14 日为 1 个疗程,每月一次进行,3 次为 1 个疗程,休息 2～3 个月后重复。将榄香烯注射液稀释于 500 ml 生理盐水中快速滴入(5～10 ml/min)。

2012 年 9 月虽病情略有进展,但综合两周一次门诊随访所见及患者家属反映,患者一般情况良好,神清精神可,纳寐及二便通调,生活尚能自理,无影响生存质量之症状,已经生存 5 年。

【按】本病例按中医辨证为胁痛,肝肾阴虚型,西医诊为原发性肝癌晚期,并伴大量腹水。患者年事已高,本虚在内,或外受寒邪,或饮食不节,损伤脾胃,脾虚则水湿不运,湿痰内聚,阻滞气机,湿浊不化,血运无力,可致血瘀痰浊阻络,日久或血络瘀结而不通则痛,或血瘀痰凝相互胶结,耗伤阴液,积而成块,形成肝癌。中医治疗应以养阴健脾为主,同时配合清热解毒、疏肝理气,收到较好的治疗效果。养阴健脾法拟方以沙参麦冬汤和四君子汤为主药,加强肝脾两脏的运化能力;阴虚则津伤,用南沙参、北沙参、麦冬等滋阴生津;脾虚则气滞,用八月札、枳壳、川楝子助脾运气;再结合青蒿、鳖甲、夏枯草、白花蛇舌草等清热解毒、软坚散结,全方各药共用,补中有清,理中有利,同奏滋阴清热、健脾理气之功。中医汤药服用同时配合静滴榄香烯注射液,它是从姜科植物温郁金中提取的抗癌有效成分,临床用于治疗恶性肿瘤已有 10 余年的历史,经实验研究及临床实验表明有一定的抗肿瘤作用。它是以 β-榄香烯为主的萜烯类化合物,具有较强的杀灭肿瘤细胞核抑制生长的作用,它可以直接作用于细胞周期 S 与 G_2、M 期的调控点,阻滞 S 期细胞进入 G_2、M 期,降低肿瘤细胞的分裂能力,抑制其增殖。

案 5 癥瘕

陆某,男,48 岁。

[主诉] 肝癌术后,肝功能 ALT 升高。

[现病史] 患者于 1991 年 7 月在外院行肝癌右叶部分切除+胆囊切除术,术中见肝癌肿块 6.5 cm×6.5 cm×5 cm 大小,肝硬化结节,门静脉右枝癌栓,术后予顺铂化疗 1 次。症见神疲乏力,胃纳欠佳,尿黄,巩膜轻度黄染,肝功能 ALT 升高,舌苔薄白,脉细。

[中医诊断] 癥瘕。

[西医诊断] 肝癌。

[治则治法] 健脾益气,消导化湿,佐以消肿散结。

[方药] 太子参 15 g,党参 15 g,白术 12 g,茯苓 15 g,六曲 10 g,炒谷芽 30 g,炒麦芽 30 g,生山楂 15 g,半夏 12 g,川厚朴 10 g,鳖甲 15 g,石燕 15 g,白花蛇舌草 15 g,平地木 12 g,车前子 12 g,茯苓皮 15 g,栀子 10 g,海浮石 15 g。

患者轮换服用上述中药达数年之久,病情稳定,体检肝脾肿大退缩,肝功能正常,B 超复查肝内未见明显占位病变。

【按】本例患者系肝癌局部切除术后,术中发现肝硬化、门静脉癌栓,提示肝内有癌转移,术后仅化疗 1 次。该患者肝癌复发与转移发生机会可能很大。根据手术和临床所见,认为患者手术后正气受损,脾虚湿困,故采用健脾益气,太子参、党参、白术、茯苓扶正助正气,六曲、炒谷麦芽、生山楂消导开胃之功,川厚朴、半夏、平地木、车前子等清热化湿,保护肝功能。对患者术后的体质恢复、病情转归及预后有积极作用。并考虑有肝硬化,为防止肿瘤复发,采用软坚散结消肿的白花蛇舌草、鳖甲、石燕一类药,患者长期服用,诸症改善,多年随访未见肿瘤复发转移,提高了肿瘤手术后的生存。

朱彬彬

【名医简介】

朱彬彬(1935—2014),男,主任医师,教授,大学本科,享受国务院特殊津贴。曾任上海市中医药学会肝病专业委员会顾问。朱彬彬 1962 年毕业于上海中医学院,曾任上海中医药大学附属市中医医院内科主任。他从事肝病的临床研究工作 50 余年,对肝病的治疗有独特见解。撰写专业论文 50 余篇,其中《中西医结合治疗肝硬化腹水》荣获 1980 年上海市卫生局科研成果奖,《中西药治疗病毒性甲型肝炎 2 888 例临床观察》荣获国家中医药管理局科技进步二等奖,《扶正活血、冲击利尿法治疗肝硬化腹水 514 例疗效观察》获第二届"共和国 60 年重大理论成果"特等奖,并收入《共和国 60 年重大获奖理论成果汇编》,1993 年 10 月被上海东方电视台授予"东方名医"荣誉称号。

【医案】

案 1 积聚(肝硬化)

李某,女,73 岁,退休工人。

[主诉]右胁下疼痛不适半年。

[现病史]患者无明显诱因下发现肝硬化,有糖尿病、高血压病史,平时服用多种药物,考虑药物性肝硬化。

右胁疼痛,疼痛不移,乏力,胃纳可,夜寐差,舌质暗,舌边有瘀斑,苔薄白,脉细涩。体检:肝掌,腹软,肝于肋下 2 cm,质硬,肝区压痛,叩击痛不显,脾未及。

[中医诊断]积聚(气虚血瘀证)。

[西医诊断]肝硬化。

[治则治法]益气化瘀。

[方药]黄芪 30 g,太子参 18 g,白术 6 g,佛手 6 g,丹参 12 g,木香 6 g,龟甲 9 g,陈皮 9 g,青皮 9 g,石斛 9 g,麦冬 12 g,柴胡 9 g,当归 12 g,赤芍 12 g,白芍 12 g,川芎 9 g,红花 6 g,枳壳 12 g,厚朴花 6 g,梅花 3 g,玫瑰花 3 g,大腹毛 9 g,鸡内金 9 g,茯苓 18 g,猪苓 18 g。

14 剂。每日 1 剂,水煎服,分早晚餐后温服。

二诊 右胁疼痛明显好转,疼痛不移,多汗,乏力好转,胃纳可,夜寐差,二便尚调。舌质暗,舌边有瘀斑,苔薄白,脉细涩。粪常规见隐血(＋)。体检:肝掌,腹软,肝于肋下

2 cm,质硬,肝区压痛,叩击痛不显,脾未及。证属气虚血瘀。治拟益气化瘀。

［方药］黄芪 30 g,太子参 18 g,白术 6 g,佛手 6 g,丹参 12 g,木香 6 g,龟甲 9 g,陈皮 9 g,石斛 9 g,麦冬 12 g,柴胡 9 g,当归 12 g,赤芍 12 g,白芍 12 g,枳壳 12 g,厚朴花 6 g,梅花 3 g,玫瑰花 3 g,鸡内金 9 g,茯苓 18 g,瘪桃干 9 g,浮小麦 27 g,首乌藤 30 g,柏子仁 9 g,酸枣仁 9 g,合欢皮 9 g,地黄炭 6 g,白及 9 g。

［治疗效果］后复查大便隐血阴性,门诊定期随访,肝硬化未进一步进展。患者各症状均有改善。

【按】患者既往无乙型病毒性肝炎等传染病史,系平素外食伤肝药物过多而发生肝硬化,肝脏具有极强代谢能力,肝硬化早期往往没有症状,难以觉察。患者既往高血压、糖尿病多年,中医认为久病多瘀,久病多虚,扶正化瘀胶囊中药为抗肝纤维化要药,多项临床研究证实有改善肝纤维化疗效。其中提取冬虫夏草菌丝益气扶正及活血化瘀药物。配合中药饮片,其缓解肝硬化病情进展疗效显著。

二诊患者症见大便隐血。肝硬化三大并发症之一,也是最为凶险的并发症就是门静脉高压,胃食管静脉曲张导致出血,患者初诊即见瘀血证象,后大便见隐血,可知其胃食管曲张已破裂出血,此时病情尚浅。御用白及、地黄炭止血。白及味苦、甘、涩,归肺、胃、肝经,素有"必塞而收,入肺止血,生肌治疮,外科最善"之论。现代药理证实白及能增强血小板Ⅲ因子的活性,缩短凝血酶生成时间,形成人工血栓而止血,能够减少胃黏膜出血面积,效果与雷尼替丁相近,改善出血局部血液循环,促进受损黏膜愈合。在患者出现大便隐血时及时用止血之药。回顾初诊用药,虽亦用活血药,但避免热性药物引起出血,其未病防病思想值得探究深意。因大便隐血患者时感焦虑,夜寐欠安,多汗,朱彬彬善用花药疏肝理气,故用首乌藤、柏子仁、酸枣仁、合欢皮等安神药助眠,这些药物既可安神亦可养肝,酸枣仁专治虚烦不眠。瘪桃干、浮小麦收涩敛汗。从肝论治失眠,主要由于肝血亏虚,不能濡养心神,夜寐难安,虚烦燥热,汗为心之液,见多汗,营卫不和,辅以太子参、白术等固护营卫。全方配伍工整,用药推敲。

案2 积聚(乙型病毒性肝炎后肝硬化)

陈某,男,50 岁,普通工人。

［主诉］乙型病毒性肝炎 10 余年,发现肝硬化 1 个月。

［现病史］患者首次就诊,发现乙型病毒性肝炎 10 余年,未系统治疗,腹部彩超显示肝硬化,肝功能指标异常,查 ALT 213 U/L,AST 187 U/L。否认其他慢性病史。刻下胸胁胀痛,头晕心悸,少寐多梦,急躁易怒,中上腹作胀,食后加重,口苦口腻,面晦不泽。体检:神清,精神可,腹软,肝于肋下 3 cm,质中等,压痛及叩击痛不显,脾未及。脉弦细而

数,舌质稍红,苔薄净微黄。

〔中医诊断〕积聚(肝阴不足,气滞挟湿)。

〔西医诊断〕乙型病毒性肝炎后肝硬化。

〔方药〕滋水清肝饮加减。

黄芪 30 g,生山楂 27 g,刘寄奴 9 g,茶树根 30 g,决明子 27 g,木香 6 g,藿香 9 g,佩兰 9 g,柴胡 9 g,当归 12 g,赤芍 12 g,鬼箭羽 9 g,白芍 12 g,地黄 9 g,制大黄 18 g,稻芽 30 g,麦芽 30 g,丹参 15 g,垂盆草 18 g,鸡骨草 30 g,厚朴 6 g,连钱草 15 g,对坐草 15 g,炙甘草 3 g。

14 剂。每日 1 剂,水煎服,分早晚餐后温服。

二诊 查肝功能恢复正常,HBV - DNA 阴性。头晕心悸仍有,中上腹作胀明显好转,胸胁胀痛好转,面色较前光泽,脉弦细而数,舌质稍红,苔薄白。

〔方药〕黄芪 30 g,生山楂 27 g,茶树根 30 g,决明子 27 g,木香 6 g,藿香 9 g,佩兰 9 g,柴胡 9 g,当归 12 g,赤芍 12 g,鬼箭羽 9 g,白芍 12 g,地黄 9 g,制大黄 18 g,稻芽 30 g,麦芽 30 g,丹参 15 g,垂盆草 18 g,鸡骨草 30 g。

14 剂。每日 1 剂,水煎服,分早晚餐后温服。

原方续服 2 个月,头晕心悸也较前明显好转,肝功能生化恢复正常,腹部彩超未显示有腹水或病情进展迹象。

〔治疗效果〕症情稳定,门诊随访,恢复正常工作。

【按】 朱彬彬根据中医辨证论治和西医辨病,结合肝功能生化指标变化,辨证论治,审证求因,在治疗肝硬化的基础上改善患者症状,预防后续并发症。患者有乙型病毒性肝炎病史多年,肝病日久,肝脏藏血功能失调,肝血不足,肝经循行至头部气血不运,出现头晕、心悸。滋水清肝饮乃朱彬彬临床常用方剂,方取四物汤,当归、赤芍养血活血,丹参、地黄滋阴凉血,加黄芪以补气行血,配以木香、厚朴行气醒脾消滞,防诸药滋腻碍胃气滞。肝硬化患者的并发症之一即门静脉扩张,门静脉压力增高导致胃底静脉曲张,常伴有胃肠不适如食后胃脘不适、嗳气、泛酸等。肝体阴而用阳,HBV 属"疫毒"范畴,侵犯肝体,肝阴受损,清浊不分。清代王旭高《西溪书屋夜话录》:"肝火燔灼,游行三焦,一身上下内外皆能为病,难以枚举。如目红颧赤,惊厥狂躁,淋秘疮疡,善饮烦渴,呕吐不寐,上下血溢皆是。"肝病发病证候多变,难以枚举,《素问·阴阳应象大论篇》阐述:"浊气在上则生䐜胀。"阴损阳亢,肝木晦土,肝气犯胃,致中焦胸胁胀痛、胃脘不适。古人云:"欲阳之降,必滋之阴。"方中白芍酸甘化阴;肝肾同源,地黄滋补肾阴,同助肝阴。《内经》云:"胃气为本。"方中采用消食和胃之药如稻芽、麦芽、生山楂消食而助消化,木香理气化湿,佩兰、藿香祛湿行滞,制大黄清泻湿热。柴胡乃古今疏肝第一要药,肝病常郁,见肝病多用柴胡。《神农本草经》

记载:"柴胡主心腹肠胃中之结气,饮食积聚,寒热邪气,推陈致新。"考柴胡之用于疏肝,最早可追溯到《金匮要略》,而至后期的《千金方》《外台秘要》,用柴胡之方剂达到100多张。常见的治肝方剂有逍遥散、大小柴胡汤、小柴胡汤、龙胆泻肝汤、丹栀逍遥散等。古文又曰:"柴胡能解血府之热。"肝硬化据患者体质和感染疫毒情况而发病年限不同,短则数年发病,长则二三十年,往往没有感觉,发现时均已出现不同的并发症,临床上难防易发。疫毒侵犯日久,往往有血瘀征象,如面色晦暗、心悸胸闷等不适。活血通络之法源于清王旭高之疏肝通络法,王氏云:"如疏肝不应,营气痹寒,络脉瘀阻兼通血络。"朱彬彬在方中常加用活血药,如赤芍、丹参、鬼箭羽等。赤芍活血而不伤阴,丹参凉血清心,均是活血药中少有的凉血活血之药;鬼箭羽入足厥阴经,古文中见专治女子之血。《名医别录》治中恶腹痛,去白虫,消皮肤风毒肿,即腹满汗出之治。《本经逢原》:"鬼箭,专散恶血,故《本经》有崩中下血之治。"疫毒积聚于肝,侵蚀肝血,久病入络成瘀。鬼箭羽活血破瘀,配以养阴补血之药,使活血不伤阴。现代药理证明鬼箭羽具有降血糖、调血脂,改善微循环的作用,与中医化瘀之效有异曲同工之妙,朱彬彬巧用活血之药,专破肝脏之瘀血,选药精良,用药灵活,仅活血药一种就变幻无穷。

患者初诊时肝功能异常,用垂盆草、鸡骨草清热解毒、养护肝脏。现代临床药理证实垂盆草具有保肝降酶的功效。鸡骨草对肝损伤有明显的保护作用,主要机制是清除亚硝酸盐和阻断亚硝胺合成,其主要成分鸡骨草总黄酮具有一定清除自由基与抑制亚硝化反应能力,从而起到保护肝细胞的作用。初诊时运用后,肝功能明显好转。全方扶正祛邪,攻补兼施,切合病机,故取得较好疗效。

案3 积聚(肝恶性肿瘤)

王某,女,72岁,退休。2013年1月30日。

[主诉] 右腹部隐痛一年余加重1个月。

[现病史] 既往不知有乙型病毒性肝炎感染史,未使用抗病毒药物。2013年因肝区隐痛于社区医院体检彩超发现肝脏占位,进一步CT检查发现肝癌,患者拒绝手术、介入等治疗,口服药及中药保守治疗。刻下:乏力,腹胀,口干口渴,皮肤瘙痒,胃纳差,大便偏烂,日行数次,小便频数,无尿急尿痛,夜寐欠安。体检肝掌明显,颈部见蜘蛛痣,腹部膨隆,腹围98 cm,双下肢水肿。舌暗苔白腻,脉细弦。

[中医诊断] 积聚(脾肾阳虚)。

[西医诊断] 肝恶性肿瘤。

[治则治法] 温肾健脾,益气解毒。

[方药] 天麻9 g,地肤子18 g,白鲜皮30 g,牡丹皮18 g,紫草1 g,蛇床子9 g,黄芪

30 g,太子参 18 g,白术 6 g,佛手 6 g,陈皮 9,青皮 9 g,枳壳 6 g,厚朴花 6 g,鳖甲 9 g,丹参 12 g,木香 6 g,石斛 9 g,麦冬 12 g,柴胡 9 g,当归 12 g,白芍 12 g,川芎 9 g,龟甲 9 g,鸡内金 9 g。

14 剂。每日 1 剂,水煎服,分早晚餐后温服。

二诊　患者首诊后症状改善明显,未坚持服用中药,近 1 个月彩超检查发现肝脏占位伴有腹水,间断服用利尿剂,腹水未见消退。故来就诊。

腹胀明显,乏力好转,口干口渴,皮肤瘙痒不显,胃纳差,大便偏烂,次数减少,小便频数,无尿急尿痛,夜寐欠安。体检:肝掌,颈部见蜘蛛痣,腹部膨隆,腹围 103 cm,双下肢水肿。舌暗苔薄白腻,脉细弦。证属脾肾阳虚。治拟健脾补肾,益气解毒。

[方药] 麦冬 18 g,石斛 27 g,青葙子 9 g,密蒙花 9 g,黄芪 30 g,鳖甲 6 g,丹参 12 g,木香 6,龟甲 9 g,天麻 9 g,地肤子 18 g,牡丹皮 18 g,紫草 15 g,蛇床子 9 g,太子参 18 g,白术 6 g,佛手 6 g,陈皮 9 g,青皮 9 g,麦冬 12 g,柴胡 9 g,当归 12 g,白芍 12 g,川芎 9 g,枳壳 6 g,厚朴花 6 g,地骷髅 18 g,将军干 6 g,龙葵 15 g,马鞭草 15 g,车前子 30 g,刘寄奴 9 g,梅花 3,玫瑰花 3 g,白花蛇舌草 30 g,墨旱莲 18 g,仙鹤草 27 g,川楝子 9 g,延胡索 27 g,大腹毛 18 g,鸡内金 9 g,茯苓 18 g,猪苓 18 g,泽泻 12 g。

14 剂。每日 1 剂,水煎服,分早晚餐后温服。

三诊　腹胀明显好转,乏力缓解,口干好转,胃纳可,大便质软,小便频数,夜寐一般。体检:腹部膨隆,腹围 98 cm,双下肢轻度水肿。舌暗苔薄白,脉细弦。

[方药] 麦冬 18 g,石斛 27 g,青葙子 9 g,密蒙花 9 g,青礞石 9 g,黄芪 30 g,鳖甲 6 g,丹参 12 g,木香 6 g,龟甲 9 g,天麻 9 g,地肤子 18 g,牡丹皮 18 g,紫草 15 g,蛇床子 9 g,太子参 18 g,白术 6 g,佛手 6 g,陈皮 9 g,青皮 9 g,麦冬 18 g,柴胡 9 g,当归 12 g,白芍 12 g,川芎 9 g,枳壳 6 g,厚朴花 6 g,地骷髅 18 g,将军干 6 g,龙葵 15 g,马鞭草 15 g,玳玳花 6 g,车前子 30 g,鬼箭羽 9 g,刘寄奴 9 g,梅花 3 g,玫瑰花 3 g,白花蛇舌草 30 g,墨旱莲 18 g,仙鹤草 27 g,川楝子 9 g,延胡索 27 g,大腹毛 9 g,鸡内金 9 g,茯苓 18 g,猪苓 18 g,泽泻 12 g。

14 剂。每日 1 剂,水煎服,分早晚餐后温服。

[治疗效果] 后患者定期于门诊随访治疗,病情稳定,腹水未增长。

【按】 肝癌由于七情内伤、饮食劳倦,邪毒侵袭,禀赋不足,而致气血亏虚,气滞、血瘀、痰毒等互结于肝脏,气血阴阳失调,正气亏虚,内虚外邪,并发诸多变证。

对于肝系疾病,病之标本兼治。《内经》云:"谨察间甚,以意调之,间者并行,甚者独行。"朱彬彬一直提倡扶正为主,祛邪为辅。标本兼治,审时度势,扶正与祛邪并用,尤其是伴有腹水患者,体质偏弱,往往因为久病,脾肾双衰。肝癌腹水不同于其他腹水,具有难治性、易复发的特点,临床上治疗有一定难度,该病是朱彬彬用药配伍最多的肝系疾病。

该患者首次初诊时未发生腹水,仅有大便偏烂、次数增多的症状。证属脾肾阳虚,肠失传导而致,运用温阳健脾之剂,及西药改善肠道菌群后,症状明显好转。患者因症状好转,门诊未继续随访,半年后复诊已出现大量腹水。

腹水属于中医"鼓胀"病范畴,肝癌因其有体内包块,可归属于"积聚""癥瘕"等病症,肝癌病程进一步发展合并"鼓胀"。朱彬彬认为其病主要因素是正虚。慢性肝炎日久肝脾血瘀,脉络滞塞,肝失疏泄,横逆乘脾;脾虚则不能化生气血、输布精微以濡养脏腑;土败失于运化,运化无力,水湿停聚腹中;肝血瘀滞日久,血行不利,化而为水,清浊相混,停聚中焦,生成积聚癥瘕,积聚不化,乃成鼓胀;由于肝郁脾虚而致气滞湿阻,络脉瘀滞,水湿逗留,从而影响到肾,肾失开阖,开阖失司,水液排泄不畅,积而为水;且命门火衰无以温养脾土,土不制水,水湿泛滥,胀满已成。腹在中焦,肝、脾两脏居亦于中焦。《沈氏尊生书》:"鼓胀病根在脾。"朱丹溪在《丹溪心法·鼓胀》:"脾土之阴受伤,传输之官失职,胃虽受谷,不能传化……清浊相混,隧道壅塞,郁而为热,热留为湿,湿热相生,遂成胀满,《经》曰鼓胀是也。以其外虽坚满,中空无物。"病至脾肾,则鼓胀缠绵难愈。本病属本虚标实之证,虚在肝、脾、肾,实在湿、热、瘀、毒。

清代张璐《张氏医通》云:"气不耗,归精于肾而为精;精不泄,归精于肝而化清血。"肝肾同源,益气填精,见肝病而补肾,朱彬彬方中补肾水之药如石斛、龟甲、牡丹皮、墨旱莲、仙鹤草、当归、麦冬、白芍、黄芪、太子参扶正益气,佛手、青皮、陈皮诸理气药用之防补药过于滋腻。另见肝之病,当防传脾,患者主诉胃纳差,乃肝胆相火犯胃过膈,纳食自少,阳明已虚,解郁和中,两调肝胃,节劳戒怒,使内风勿动为上,方中鸡内金等消食和胃,白术、佛手、枳壳、厚朴花健脾理气,配以猪苓、茯苓、泽泻、马鞭草、车前子、地骷髅清利湿热之剂,使热从下走。二诊时加用清利湿热、通调水道之药,腹水三诊时消退明显,患者自觉轻松。

青葙子、密蒙花均归属肝经,具有明目的作用,肝开窍于目,殊途同归,同作保肝之用。《本经逢原》云:"青葙子,治风热目疾,与决明子功同。其治风瘙身痒,皮肤中热,以能散厥阴经中血脉之风热也。"方中紫草、地肤子、蛇床子多用于皮肤疾患,患者有皮肤瘙痒,可见肝中血热,联合青葙子、密蒙花起到清肝养肝之功效,一药多用,既可保肝亦可改善症状。

朱彬彬对于肝病患者善用花类药物,肝为刚脏,主疏泄、喜条达而恶抑郁。肝癌患者常常有烦躁易怒的情绪特点,加之病情严重,又有抑郁苦闷,肝郁不疏,不利于病情的缓解。除肝病常用之柴胡、延胡索疏肝理气之外,朱彬彬临床常用玫瑰花、玳玳花、梅花等花类药疏肝理气,三味花气味芳香,理气而不辛燥,和血而不破血,为和缓的理气疏肝药,尤其是在治疗存在阴虚的证候时,可避免其他理气药因过于辛燥而进一步耗伤阴液,更为适宜。玫瑰花,《本草正义》云:"香气最浓,清而不浊,和而不猛,柔肝醒脾,流气活血,宜通窒滞而绝无辛温刚燥之弊。断气分药之中最有捷效而最为驯良者,芳香诸品,殆无其匹。"梅花在《百草镜》中论述为:"开胃散郁。煮粥食,助清阳之气上升。"玳玳花味甘、微苦,性平,能疏肝理气、和胃止呕。现代药理证明,玳玳花含有多种挥发油类化合物,含量较高,具有多种功效。三种花类药用于肝郁的患者,不仅疏肝理气,也防滋补之药过于滋腻。

对于肝癌,朱彬彬喜用将军干、龙葵、白花蛇舌草抗癌消积。抗癌药味多苦咸,将军干味咸入肾,能软坚散结,法当和阳以就阴。将军干体沉味咸,佐以白芍之酸,水生木也,地黄微苦,木生火也,益以甘草,充养阳明,火生土也,药虽平衍无奇,实参轩岐底蕴,世皆忽略不究,但执某药治何病者多矣。

案 4　鼓胀(肝硬化并发腹水)

喻某,女,67 岁,退休。

[主诉]腹部胀满乏力半年余。

[现病史]患者首次就诊,肝硬化多年,肝功能指标异常,Alb 低于正常指标,白球比倒置。有乙型病毒性肝炎病史。有高血压 10 余年,血压控制尚可。否认其他慢性病史。刻下腹胀、乏力肢软、腰酸、牙龈出血,偶有胸闷心悸、胃纳差,进食后胃脘作胀,大便干燥,夜尿频多,夜寐多梦,面色黧黑,脉弦细而数,舌质稍红,苔薄净微黄。腹围 98 cm,腹壁静脉曲张,肝脾肋下未及,压痛及叩击痛不显。

[中医诊断]鼓胀病(肝肾阴虚证)。

[西医诊断]肝硬化并发腹水。

[治则治法]补益肝肾。

[方药]养阴汤加减。

玳玳花 6 g,茶树根 30 g,决明子 27 g,生麦芽 27 g,生贯众 18 g,紫草 15 g,苦参 18 g,灵芝 30 g,五味子 9 g,制大黄 27 g,川楝子 9 g,延胡索 18 g,郁金 18 g,狗脊 27 g,天麻 9 g,沙苑子 9 g,白蒺藜 9 g,骨碎补 18 g,杜仲 9 g,生山楂 9 g。

14 剂。每日 1 剂,水煎服,分早晚餐后温服。

后患者病情稳定,腹水消退,腹围稳定在 88 cm 左右,门诊定期复诊。

二诊　胸闷心悸,头晕,受风寒发热后腹水增长,腹围 96 cm,腹胀,胃纳差,大便干燥,夜尿频多,夜寐多梦,面色黧黑,脉弦细而数,舌质稍红,苔薄净微黄。

[方药]牡丹皮 9 g,柴胡 9 g,赤芍 12 g,川芎 9 g,丹参 18 g,红花 6 g,地黄 9 g,白术 9 g,矮地茶 15 g,六月雪 15 g,茵陈 15 g,生栀子 9 g,玫瑰花 3 g,梅花 3 g,黄芪 30 g,白花蛇舌草 15 g,垂盆草 18 g,马鞭草 15 g,龙葵 15 g,重楼 30 g,茯苓 18 g,猪苓 18 g,鬼箭羽 9 g,霹雳果 9 g,泽泻 12 g,刘寄奴 9 g,玳玳花 6 g,陈皮 6 g,制大黄 27 g,天麻 9 g,沙苑子

9 g,川楝子 9 g,延胡索 18 g,郁金 18 g,枸杞子 27 g,蒺藜 9 g。

14 剂。每日 1 剂,水煎服,分早晚餐后温服。

［治疗效果］服用 7 剂后患者腹胀感明显减轻,尿量增加。14 剂服用后无发热恶寒,腹胀感不显。继续门诊随访,嘱患者避风寒。

【按】肝硬化腹水从临床证候及病因病机特点归属于中医"鼓胀"病。临床以腹大胀满,绷急如鼓,皮色苍黄,脉络显露为特征。鼓胀病名最早见于《内经》,《灵枢·水胀》曰:"鼓胀何如? 岐伯曰:腹胀身皆大,大与肤胀等也。色苍黄,腹筋起,此其候也。"有关本病的病因病机,《素问·阴阳应象大论篇》阐述:"浊气在上则生膜胀。"汉代张仲景《金匮要略》明确指出本病与肝、脾、肾三脏功能障碍有关,所记载的防己茯苓汤、五苓散、己椒苈黄丸为后世治疗鼓胀常用之方。张景岳将鼓胀又称为"单腹胀",他认为鼓胀的形成与情志、劳欲、饮食等有关,指出"少年纵酒无节,多成水鼓",并提出"治胀当辨虚实"。鼓胀病因多为湿热疫毒、情志所伤,或饮食不洁,或劳欲过度,或脾虚食积,或黄疸、积聚失治所致。

李中梓《医宗必读·积聚》:"初者,病邪初起,正气尚强,中者,受病渐久,邪气较深,正气较弱,任受且攻且补;末者,病魔经久,邪气侵凌,正气消残,则任受补。"腹水形成历代医家均认为离不开肝脾二脏,朱彬彬临证中重视调护脾阴。具体临床实践中,朱彬彬发现鼓胀病脉象多见沉、弦、滑,沉为主里,弦为肝之本脉,滑见水邪,反映出水邪嚣张之势;舌象多见舌质稍红、舌边尖起红刺、舌边有齿痕,舌脉合参反映鼓胀病为邪盛正虚之候。脾虚水湿泛滥,一味应用利尿药物并不解决腹水之证。现代放腹水之法,腹水初放几日,患者时见腹胀之感顿消,但不出几日便越生越多,身形也日渐消瘦,甚至营养不良。鼓胀病对脾虚耗气伤阳之证,舌边有齿痕,故治疗着重在益气健脾,鼓舞中州,用黄芪、人参、白术、茯苓之品;鼓胀病多见肝郁化火伤阴之证,舌质稍红或边尖起红刺,故用当归、白芍、生地、枸杞子以养血柔肝;肝阴伤则影响肾阴亏耗,而致肝肾阴虚,故用滋养肝肾阴血之剂,重用黄精、山茱萸、鳖甲等品。肝硬化腹水患者免疫力差,该患者感受风寒后发热致腹水复发增长,临证嘱患者避风寒,慎起居。加用清热解毒之药如重楼、龙葵等。

案 5 胁痛（脂肪肝,肝损害）

徐某,女,35 岁,办公室文员。2013 年 9 月 17 日初诊。

［主诉］右胁肋刺痛 1 个月。

［现病史］患者查知肝功能异常,ALT 223 U/L,ALT 136 U/L,γ-GT 78 U/L。空腹彩超显示脂肪肝。患者体胖,考虑脂肪肝导致肝损害。刻下右胁部胀痛,舌质红,苔黄腻,脉滑。体检腹软,肝区有压痛,无反跳痛。

［中医诊断］胁痛（湿热蕴结）。

［西医诊断］脂肪肝，肝损害。

［治则治法］清利湿热。

［方药］鸡骨草 30 g，柴胡 9 g，当归 12 g，赤芍 12 g，白芍 12 g，连钱草 30 g，厚朴 6 g，木香 6 g，延胡索 9 g，霹雳果 27 g，虎杖 15 g，黄芪 30 g，川楝子 9 g，岗稔根 30 g，垂盆草 27 g。

7 剂。每日 1 剂，水煎服，分早晚餐后温服。

［治疗效果］7 剂服用后肝功能恢复正常，嘱患者饮食节制，配合运动。

【按】随着现代社会的发展，肝病疾病谱也与时俱进，以往以乙型病毒性肝炎、肝硬化等为主的肝病患者，近年来渐渐多了很多脂肪肝患者，多与进食肥厚油腻、劳作习惯改变等相关。这些因素导致肝功能受损，彩超显示脂肪浸润，中医药治疗后可以明显改善病情，中医特色望、闻、问、切，门诊定期随访也增加了脂肪肝患者的依从性，疗效显著。

虽然是现代病，朱彬彬从整体出发，根据其病因饮食不节、精神压力、劳作习惯等，为患者量体裁衣、辨证施治。《济生拔萃》曰："风寒暑湿得以外袭，喜怒忧思得以内伤，食啖生冷，过饮寒浆，扰动冲和，如是阴气当升不升，阳气当降不降，中焦痞塞，必成胀满。"胖者多气虚，用黄芪 30 g 大剂量益气，推动整体的身体运行，胖者多痰湿，黄芪亦可健脾化湿，助他药保肝消脂作用发挥更好的疗效。全方思变而辨，效果斐然。

王育群

【名医简介】

王育群（1936—　），男，汉族，山东青岛人。上海中医药大学附属龙华医院教授，主任医师，上海市名中医。1962 年毕业于上海中医学院医疗系。曾任职于上海市公费医疗医院和云南省昆明市延安医院。1986 年作为上海中医学院引进人才，进入上海中医学院附属龙华医院工作至今。曾任上海市中医药学会肝胆病专业委员会主任委员，中华全国中医药学会肝胆病专业委员会委员和中华全国中医药学会内科专业委员会委员。现任上海市中医药学会肝病、感染病分会名誉主任委员。

王育群从医 50 余年来，熟读古籍，灵活应用，源于古籍，不拘古方，辨证辨病相结合治疗内科常见病颇有心得，特别是对于慢性肾病、慢性咳嗽攻有所长。1984 年"咳嗽病辨证论治的教学诊疗系统"获昆明市科技成果三等奖。1986 年以来王育群专攻肝病，诊察了成千上万的肝病患者。他结合历代文献，逐渐对肝病的病因病机有了更深的理解，将其归纳为"湿、热、瘀、毒、虚"五个字；通过大量的病例收集对慢性乙型病毒性肝炎进行辨证分型,归纳总结分为肝胆湿热证、肝郁脾虚证、肝肾阴虚证、瘀血阻络证、脾肾阳虚证五型,经过上海中医药学会肝病分会专家认定,推荐至中华中医药学会肝胆病专业委员会。1990年经全国著名肝病专家进一步认定以此为蓝本制定了病毒性肝炎辨证分型标准沿用至今。

王育群认为慢性乙型病毒性肝炎是邪正相争的过程,常累及肝、脾、肾三脏,瘀血阻络,兼有湿热,气血运行受阻,形成虚瘀或湿热互结之象,创制的芪黄颗粒益气活血、补益肝肾、清热解毒,曾作为医院制剂长期应用,取得了令人满意的效果。治疗肝病特别注重瘀血,提出了治肝的活血化瘀八法即清热活血法、疏肝活血法、软坚活血法、利水活血法、养肝活血法、补肾活血法、滋阴活血法、益气活血法等广泛运用于临床;同时注重调整气血阴阳和照顾脾胃,力求避免伤脾碍胃。1988年急性甲型病毒性肝炎暴发大流行,王育群会同上海医学界同仁奋战在医疗第一线,不分昼夜地工作,收治了大量的患者,临床研究的成果《中医药治疗病毒性甲型肝炎2 888例临床研究》荣获国家中医药管理局中医药科技进步二等奖。王育群在国内杂志报纸共发表、出版论文著作86篇(册)。主编了《中医外感病辨治》《肝胆证治广纂》《内科疾病名家验案评析》《王育群学术经验撷英》和《实用肝病药物手册》等多部著作。

【医案】

案1 黄疸

患者,女,38岁。2001年10月18日初诊。

[主诉] 恶心、乏力伴尿黄赤5日,发热4日。

[现病史] 患者无肝炎家族史及肝炎病史。2001年10月3日起无明显诱因,出现畏寒发热,查血ALT升高(ALT 360 U/L)遂入院。入院后患者体温波动于38℃左右,伴乏力、恶心、纳呆,稍有鼻塞,咳嗽痰少,大便不畅。予甘草酸二铵、肝细胞生长素、丁二磺酸腺苷蛋氨酸等护肝降酶及中药清热解毒药物治疗。并先后予头孢拉定、VC银翘片、酚氨咖敏、头孢曲松、莲必治等抗感染治疗后,患者肝功能逐渐好转,但发热未退,体温波动于37.2～39℃(热型不规则),并伴咳嗽、咳少量白黏痰。皮肤巩膜轻度黄染,咽淡红,两侧扁桃体无肿大,两肺呼吸音略粗,未闻及明显干湿啰音,心率92/min,律齐。血常规示:WBC 7.6×10^9/L,血红蛋白78 g/L,血小板 140×10^9/L;肝功能:Alb 31 g/L,ALT 296 U/L,AST 130 U/L;B超示:肝大、慢肝改变、脾大;X线胸片示两肺纹理增多。

[中医诊断] 黄疸(湿热内蕴证)。

[西医诊断] 急性肝细胞损伤,上呼吸道感染。

按中医常规辨证为感受外邪、肝胆湿热,予清热解毒中药治疗2周后,患者发热未退,其他自觉症状亦未见明显改善。

二诊　发热、乏力、汗出,咳嗽、咯白黏痰、欠畅,胃纳差,夜寐尚安,二便尚调。舌质淡红、苔薄腻,脉细小滑带数。中医辨证属"黄疸"湿热内蕴证,治疗予补中益气、清热化痰、止咳。方拟:补中益气汤化裁。

[方药] 生黄芪30 g,升麻9 g,柴胡9 g,丹参30 g,陈皮9 g,半夏6 g,薏苡仁30 g,黄芩12 g,黄连3 g,全瓜蒌12 g,牡丹皮9 g,连翘12 g,防风6 g,白术6 g。

每日1剂,水煎2遍,早晚温服。

三诊　药后第三日起转为低热,体温37.5℃以下,7日后降至正常,咳嗽咯痰均较前减少,胃纳稍好转,舌脉如前,再进原方7剂巩固疗效。患者疗后体温保持正常,咳嗽咯痰基本消失,无明显乏力,胃纳佳。查肝功能、血常规等皆正常范围。

【按】病家感受湿热毒邪,外邪入里,邪正交争而恶寒发热;温热蕴结中焦,伤及肝胆,肝失疏泄、胆汁外溢肌肤,发为黄疸;湿热蕴脾,脾失健运、胃失和降,故胃纳减而正气渐衰;因气血化源匮乏,致使正气虚至无力抗邪,所以见到乏力、汗出、咳嗽、痰少等正虚无力卫表之象,舌脉亦符。王育群指出:《医学心悟·论疫》中曾言"大抵邪之所凑,其气必虚,体虚受邪,必须以补法驾驭其间,始能收效万全,如气虚补气,血虚补血……于前四法中加以补法,乃能左右咸宜,纵横如意,邪气退而元气安"。本案患者症情与之相似,外邪伤正,且正气虚尤为突出,故应以扶正为急,拟补中益气汤为主方,以建固中气,使正气有所支;待正气恢复,方能祛邪外出。方中黄芪为益气升阳之良药,《本草正义》说:"黄芪,补益中土,温养脾胃,凡中气不振,脾土虚弱,清气下陷者最宜。"白术能健脾益气,与黄芪相辅相成。又恐本病湿邪内蕴,阻滞气机,故配伍陈皮、半夏、牡丹皮等调理气机。升麻能引阳明清气上升,柴胡引少阳清气上行,二药为脾胃引经之要药。同时患者又有湿热蕴结之证,配伍黄芩、黄连、柴胡清化中焦之湿热。方中黄芪、白术、防风三药构成玉屏风散,益气固表止汗,祛邪而不伤正,补中寓疏,散中寓补。诸药合用,是脾胃健运,元气内充,气虚得补,清阳升,湿邪去,诸症可除。患者发热持续日久,予补中益气、升阳举陷之品后,热除体复,亦符"甘温可以除大热"之言,同时亦为肝病"实脾之法",有扶土抑木之意。攻补兼施,表里兼顾,因此药后收到良效。

案2　水臌病(酒精性肝硬化失代偿期)

叶某,男,66岁。2013年3月5日初诊。

[主诉] 反复腹部胀满不适1月余,加重5日。

[现病史] 患者否认病毒性肝炎病史,有大量饮酒史40余年,每日饮白酒约150 g。近1个月来,无明显诱因下,自觉腹部胀满,逐渐胀大,中上腹胀满不适,时自觉乏力,纳

差。患者 5 日前自感腹部胀满不适加重,故来就诊。体检:面色不华,皮肤巩膜稍黄染,肝掌(+),蜘蛛痣(+),腹部膨隆,移动性浊音(+),双下肢压迹(+)。查肝功能示:Alb 28 g/L,胆碱酯酶 2 571 U/L,STB 28.5 μmol/L,ALT 61 U/L。上腹部 B 超示:肝硬化,脾肿大,腹水(+)。患者自诉平时腹胀,乏力,纳差,大便干,小便少,双下肢水肿,夜寐欠安。苔白腻,质暗,脉细涩滑。

[中医诊断] 水臌病(血瘀水停证)。

[西医诊断] 酒精性肝硬化失代偿期。

[治则治法] 化瘀利水。

[方药] 利水方加减。

桃仁 9 g,丹参 15 g,龟甲 12 g,鳖甲 9 g,薏苡仁 15 g,车前草 30 g,怀牛膝 15 g,青黛 6 g(包),泽泻 12 g,茯苓 15 g。

7 剂,煎汁内服。

外敷方:皮硝 100 g,外敷神阙、水分穴。

二诊 上腹部胀满减,乏力减,胃脘欠舒,喜呕,大便不成形,夜寐尚安,苔白腻,质暗,脉小滑。治守前法,辅以和胃健脾。原处方去青黛,减车前草 15 g,加姜半夏 9 g、葛根 9 g、怀山药 15 g、砂仁 3 g。继服 14 剂。外敷方从前。

三诊 上腹部胀满除,纳可,乏力减,夜寐安,二便调,舌脉如前。复查肝功能示:Alb 31 g/L,胆碱酯酶 2 987 U/L,STB 20.4 μmol/L,ALT 52 U/L。B 超示:腹水(−)。继守前治法,原方去车前草,加黄芪 15 g。继服药 28 剂,巩固疗效。

医嘱:避风寒,畅情志,调节饮食起居,注意休息。

【按】《神农本草经疏・五脏苦欲补泻论》曰:"扶苏条达,木之象也,升发开展,魂(肝)之用也。"肝主疏泻,以调畅气机,通利气血,促进脾胃升降,故肝之为病,易阻遏肝气,使肝气不舒而失于疏泄。依据"肝喜调达而恶抑郁"的特性,治疗当顺其性,因势利导,采用疏肝行气之法。正如《医学衷中参西录・论肝病治法》所言:"木性原善调达,所以治肝之法当以散为补,散者即开发条达之也。"此例患者既往大量饮酒,损伤肝络,导致肝气不疏,气行不畅,"气为血之母",日久导致瘀血内滞,酒邪为患,更易引起湿邪停滞为水,水瘀互结而致病。故治疗以化瘀利水为大法,治以行气止痛,活血化瘀。

方中以桃仁、丹参为君药,发挥其活血化瘀之效;配伍茯苓、泽泻、车前草为臣药,发挥其利水渗湿之功,君臣配伍协同增强活血利水之效;龟甲、鳖甲软坚散结,改善肝脾肿大之症,同时可以促进水液运行;由于发生腹水时疾病已至晚期,患者体质多虚,配伍牛膝补益肝肾,补益正气。配合皮硝外敷神阙、水分穴,加强中药行气活血利水的功效,临床疗效确切。王育群认为活血利水法不仅可以治标,利水以消腹水,又能治本,改善肝脏功能,保护肝细胞,改善肝脏微循环和门静脉高压,从而杜绝了腹水再生的条件。据药理研究:活血化瘀药具有扩张血管、增强肝脏血流量的作用,从而可以减少病变部位的缺血,改善营养及氧气的供应,以防止肝细胞的坏死,加速病灶的吸收和修复,从而使 Alb 升高,Glo 下降,提高细胞免疫功能。如丹参,药理研究表明其能保护肝细胞,促进肝脏血液循环,抑制肝内间质反应,具有明显降低白细胞,升高红细胞、血红蛋白含量和总蛋白量的作用,与他药配伍,能提高 Alb,纠正蛋白倒置。另外,还能清除血中过剩抗原,防止免疫复合物的产生,从而抑制免疫反应的发生。所以,活血化瘀药不仅能改善门静脉高压,又能提高血浆 Alb,有效地控制形成腹水的两大主要原因,为利水之关键用药。同时,活血化瘀药还可促进纤维组织溶解,有利于保护肝脏,改善血液循环。王育群告诫患者,酒精性肝硬化与饮酒有着密切的关系,所以戒酒必须是第一位的,目前自我戒酒是疾病治疗的有效方法之一。酒精性肝硬化患者一般都会有营养缺乏的症状,虽然酒精对肝脏的直接作用与饮食摄取无明显关系,但营养物质的缺乏会加剧酒精对肝脏的毒害作用,影响肝细胞再生与免疫功能,所以患者还应注意营养物质的补充。

案 3　胁痛(慢性乙型病毒性肝炎)

易某,女,49 岁。2011 年 11 月 19 日初诊。

[主诉]右胁肋胀痛 1 周。

[现病史]患者有乙型病毒性肝炎病史多年,曾在外院使用干扰素治疗 12 个月,疗效不佳。2009 年改口服拉米夫定,至 HBV - DNA<10^3 U/ml,肝功能亦恢复正常。2 个月前因拉米夫定产生耐药,故加服阿德福韦酯抗病毒,现查 HBV - DNA<10^3 U/ml,肝功能正常。刻下:疲乏,纳少,恶热,心情不舒时自觉右胁肋部偶有胀痛,面色晦暗,舌质暗红、苔薄腻,脉弦。

[中医诊断]胁痛病(肝郁脾虚,阴虚内热)。

[西医诊断]慢性乙型病毒性肝炎。

[治则治法]疏肝解郁,养阴清热。

[方药]枸杞子 30 g,菊花 15 g,生地 30 g,熟地 30 g,黄精 30 g,玉竹 30 g,制香附 30 g,补骨脂 30 g,川楝子 30 g,柴胡 15 g,丹参 30 g,郁金 15 g,延胡索 15 g,鸡内金 15 g,生山楂 15 g,泽泻 15 g,炒白术 15 g,薏苡仁 15 g,垂盆草 15 g,鸡骨草 15 g,白花蛇舌草 15 g,苦参 15 g,茯苓 15 g,陈皮 9 g,炒黄芩 6 g,金钱草 15 g,葛根 15 g,佛手 15 g,紫苏梗 15 g,连翘 15 g,肉豆蔻 15 g,乌药 15 g,香谷芽 15 g。

10 剂,浓煎取汁,加阿胶 250 g、冰糖 250 g、饴糖 250 g、龟甲胶 250 g、鳖甲胶 250 g 收膏。服法:取适量膏方,放在杯中,将白开水冲入搅匀,使之溶化,服下。注意事项:

饭前 30～60 min 服药,有胃肠道疾病者宜饭后服药。避风寒,畅情志,饮食清淡,注意休息。

二诊 恶热除,乏力减,纳可,仅过度劳累时偶觉胁肋部胀痛,面色晦暗较前有明显好转,脉弦,舌质偏暗、苔薄白。经过去年的膏方调理,患者症状较前明显好转,但仍有肝气郁滞和气虚血瘀之象,故守前法,继以疏肝解郁、补益肝肾、补气调血为主治之。

[方药] 黄芪 30 g,党参 30 g,枸杞子 30 g,菊花 15 g,生地 30 g,熟地 30 g,黄精 30 g,玉竹 30 g,制香附 30 g,补骨脂 30 g,柴胡 15 g,丹参 30 g,郁金 15 g,鸡内金 15 g,生山楂 15 g,泽泻 15 g,炒白术 15 g,薏苡仁 15 g,杜仲 30 g,桑寄生 30 g,续断 30 g,牛膝 30 g,垂盆草 15 g,鸡骨草 15 g,茯苓 15 g,陈皮 9 g,炒黄芩 6 g,金钱草 15 g,葛根 15 g,佛手 15 g,紫苏梗 15 g,制香附 15 g,连翘 15 g,肉豆蔻 15 g,乌药 15 g,香谷芽 15 g。

10 剂浓煎取汁,加阿胶 250 g、冰糖 250 g、饴糖 250 g、龟甲胶 250 g、鳖甲胶 250 g 收膏。服法同前。药后,胁肋部胀痛消失,面色如常,舌淡苔薄白,全身已无不适。

【按】王育群运用膏方调治慢性乙型病毒性肝炎有着丰富的经验,认为慢性乙型病毒性肝炎患者多为虚实夹杂证,常选用垂盆草、鸡骨草、白花蛇舌草、金钱草、苦参、虎杖等清热利湿解毒之品以祛实。同时,肝脏体阴而用阳,邪郁肝脏,日久则肝气失疏,肝病及脾,致肝郁脾虚。肝失疏泄,则情绪不畅,胁肋部时有胀痛;脾胃为气血生化之源,脾胃虚弱,升降功能失司,则出现纳少、食后腹胀、乏力等症。故在一诊中运用制香附、川楝子、柴胡、郁金、延胡索、佛手、紫苏梗以疏解肝气之郁,鸡内金、生山楂、陈皮、香谷芽行气健脾消食和胃,炒白术、薏苡仁、茯苓益气健脾,共奏疏肝健脾之功。阴血不足,虚热内生,且肝肾同源,肝病日久及肾,以致肝肾不足,故用枸杞子、菊花、生地、熟地、黄精、玉竹、补骨脂、炒黄芩、金钱草、肉豆蔻、乌药以补益肝肾精气,兼清里热,诸药合用,疗效显著。二诊时脾胃功能较前恢复,但仍感疲劳,说明仍有肝肾亏虚,气血仍不足,应加强补益之功,故在前方基础上加黄芪、党参补气健脾;杜仲、桑寄生、续断、牛膝补益肝肾。加阿胶、冰糖、饴糖以补益气血,鳖甲胶滋阴清热,龟甲胶养血益气。观其全方,总以疏肝健脾、补益肝肾,兼清湿热、虚热,全面体现了王育群膏方治疗慢性肝病的总体思想。

案 4 胁痛(慢性乙型病毒性肝炎)

朱某,男,26 岁。2003 年 11 月初诊。

[主诉]肝区胀闷不适 1 个月。

[现病史] 4 年前,发现乙型病毒性肝炎(小三阳)。肝功能异常,曾服拉米夫定 3 个月,肝功能反复异常无改善。近 1 年,精神抑郁,多梦善惊,诊断为"精神分裂症",目前服氯丙嗪、奋乃静控制。既往有慢性前列腺炎病史,近未发。刻下:精神紧张,纳呆、肝区胀

闷不适、乏力，夜寐多梦，小便黄，大便干结，两日一行，舌质偏黯苔薄，脉弦滑。查 HBsAg 269 U/ml，HBeAg 312 U/ml，HbeAb（－），HBV‐DNA（＋），ALT 97 U/L，AST 59 U/L，STB（－）。

[中医诊断] 胁痛病（肝郁脾虚，湿热瘀结，心虚胆怯）。

[西医诊断] 慢性乙型病毒性肝炎。

[治则治法] 疏肝健脾，活血解毒，镇惊安神。

[方药] 柴胡 9 g，枳壳 6 g，延胡索、郁金、薏苡仁、茯苓各 15 g，丹参 30 g，赤芍 15 g，穿山甲 9 g，垂盆草、鸡骨草各 30 g，黄芩 9 g，白花蛇舌草 30 g，车前草 15 g，生甘草 3 g。

每日 1 剂，水煎服，早晚温服。

二诊 服药月余，自觉精神紧张、乏力均减，小便畅，大便干结依旧，纳平，寐宁，舌质黯，苔薄黄腻，脉细弦。予以上方加酸枣仁 30 g，龙葵 15 g，竹叶 3 g，生大黄 6 g（后下）。续服 2 周，精神可，肝区舒，食后稍腹胀，大便畅每日一行，腰酸腿软，乏力，舌脉从前。

三诊 予柴胡 9 g，枳壳 6 g，丹参 30 g，郁金、延胡索各 15 g，酸枣仁 30 g，茯苓 15 g，炙远志、石菖蒲、五味子各 9 g，垂盆草、鸡骨草各 15 g，紫苏梗 9 g，制香附 12 g，丹参 30 g，赤芍 15 g，穿山甲 9 g，白花蛇舌草、薏苡仁各 15 g，生甘草 3 g，枸杞子 15 g，菊花 9 g，杜仲、川断各 15 g，补益肝肾。1 个月后，腹胀减，精神可，纳平，大便畅，舌质稍黯，苔薄腻，脉细弦。查 HBsAg 380 U/ml，HBeAg（－），HBeAb 413 U/ml，HBV‐DNA（－），肝功能正常，镇静药也逐步减量。前方续服药 3 个月巩固，病情基本痊愈，病家大悦。

【按】 慢性乙型病毒性肝炎，中医多归属于胁痛、黄疸、虚证等范畴。而病情活动期无黄疸者属胁痛居多，临床表现以纳呆、肝区胀闷不适、乏力，小便黄，大便干结，舌质红苔薄腻，脉弦滑为主，为肝气郁结的表现，此时病毒复制明显，有肝功能损伤，辨证为肝郁脾虚、湿热内阻，又病情日久，气血运行不畅，常见口绀，舌质和面色均暗等征象，常见瘀热互结。传统医学认为肝主疏泄，性喜条达，其经脉布胁肋循少腹。若情志不遂，木失条达，则致肝气郁结，经气不利，故见胁肋疼痛，胸闷，脘腹胀满；肝失疏泄，则情志抑郁易怒，善太息；脉弦为肝郁不舒之征。《内经》曰："木郁达之。"治宜疏肝理气之法。王育群首辨为肝郁脾虚、湿热瘀互结，当以疏肝健脾、活血解毒，柴胡疏肝散加减为主。方中以柴胡疏肝解郁，为君药。枳壳、延胡索、香附理气疏肝而止痛，与柴胡相伍能解肝经之郁滞，又能行气活血止痛。然患者因久病多虑致精神抑郁，多梦善惊，需服氯丙嗪、奋乃静等药控制，辨证又属心虚胆怯，在主方基础上加用炙远志、石菖蒲、五味子、磁石镇惊安神定志。服药月余，顿觉精神紧张、乏力均减，纳平，寐宁。首诊见效后，热象明显加用龙葵、竹叶、生大黄（后下）清热泻火。方中穿山甲咸寒，归肝、胃经，具有活血通经之效，《本草求真》中提到"穿山甲，治惊啼悲伤"。服药两周，大便得畅、小便清，舌质转淡红，瘀热渐除。余邪渐尽，自觉腰酸腿软,乏力。前方加用枸杞子、菊花、杜仲、川续断补益肝肾,培元固本。前后服药3个月,湿热清、瘀血除、虚得补,辨证得当,治标治本,续服3个月,精神佳,纳平,大便畅,舌质淡红,苔薄,脉弦。查 HBsAg 380 U/ml,HBeAg(一),HBeAb 413 U/ml,HBV-DNA(一),肝功能正常,镇静药也逐步减量,病情基本痊愈。

案5 胁痛(非酒精性脂肪性肝病)

张某,女,48岁,公司职员。2007年3月4日初诊。

[主诉] 肝区胀痛伴乏力半年,加重两周。

[现病史] 发现脂肪肝病2年余,腹部偏胖,乏力明显,肝区时有胀痛,ALT 和 γ-GT 常有小波动,患者平素无饮酒史。近2周肝区胀痛、乏力加重,食后胃脘作胀,大便欠畅,夜寐尚安。体格检查:神清,气平,皮肤巩膜无明显黄染,肝掌(一),蜘蛛痣(一),心肺(一),腹软,无明显压痛和反跳痛。舌质偏暗,苔黄腻,脉弦滑。B超示中度脂肪肝。

[中医诊断] 胁痛(湿热内蕴,肝肾不足)。

[西医诊断] 非酒精性脂肪性肝病。

[治则治法] 清热化湿,补肾健脾。

[方药] 苍术、茯苓、黄芩、山楂、炙鸡内金、决明子、制何首乌、垂盆草各15 g,丹参、制香附、陈皮、半夏各9 g。

7剂,水煎,早晚温服。

二诊 食后胃脘胀大减,肝区胀痛、乏力减,舌脉如前。治守前方,辅以益气扶正。前方加黄芪9 g。

三诊 肝区胀痛偶作,稍乏力,舌质偏黯,苔薄腻,脉弦滑。治守原意,加强补益肝肾。二诊方加杜仲、续断、黄精各9 g,继进14剂。

后随症加减用药治疗6个月。服药后,脘胀、肝区胀痛、乏力逐渐消失,随访时体质量减轻2 kg,肝功能恢复正常,B超检查已无明显脂肪肝征象。

【按】非酒精性脂肪性肝病病位主要在肝,据其临床表现多可归为"胁痛""痞满""积聚""肝胀"范畴。病机为本虚标实,肝气郁结、瘀血阻络、湿热蕴结所致"不通则痛"属实,精血亏虚、水不养木、肝肾不足所致"不荣则痛"属虚。肝疏泄不及,肝郁气滞,脾土壅滞,湿自内生;或气郁日久,气滞及血,瘀血停积;或肝肾亏损,血不荣络等,均可导致胁痛。苍术、陈皮、半夏、茯苓、泽泻、炙鸡内金等燥湿健脾胃;山楂、决明子等消食清肝;杜仲、制何首乌、丹参等补肾活血,协助扶正;临诊时随症加减,多可显效。中药药理研究证实:何首乌富含磷脂,能阻止胆固醇在肝内沉积;枸杞子能加速肝内脂质转运,抑制肝内脂质合成,从而改善肝内脂质代谢;丹参具有改善微循环,增加肝血流量作用,其煎剂对实验性动脉硬化的鼠及家兔有降脂作用,尤其是具有降低 TG 的作用,机制可能是促进脂肪在肝中氧化,从而降低肝中脂肪含量。后期又加黄芪健脾益气,杜仲、续断等补益肝肾,标本兼顾。另外,王育群指出非酒精性脂肪性肝病的治疗需要控制饮食、调整生活方式和中药治疗 3 个方面的协同增效。所以治疗之初即指导患者三餐定时定量(如控制油腻高脂肪类食物的摄入)和增加一定运动量(如每周保持 3 次以上、40 min 左右的快走方式),以助患者获得更稳定的临床疗效。

张春涛

【名医简介】

张春涛(1937—　　),上海中医药大学附属岳阳中西医结合医院(以下简称"岳阳医院")主任医师,曾任上海中医药大学附属岳阳中西医结合医院大内科副主任、消化内科主任,上海市中医学会肝病分会副主任委员,擅长诊治消化系统疾病(肝、胆、脾、胃)及心神病、老年病的调养,尤其对各种急慢性肝炎、肝硬化及脂肪肝的治疗有深入的研究。在临床实践中,强调肝病的治疗应当以肝的生理、病理特性为施治依据,需遵循以下治则:第一,以疏为先,顺其条达之性,配合柔养;第二,疏补得宜;第三,扶正祛邪同时并举;第四,肝病实脾。上述四种方法相互配合,是提高肝病疗效的关键所在。著有《肝炎的治疗与康复》一书。

【医案】

案 1　胁痛(乙型病毒性肝炎后肝硬化代偿期)

刘某,女,45 岁,工人。1993 年 7 月 10 日初诊。

[主诉] 反复肝区隐痛不适 5 年余,加重 2 周。

[现病史] 患者患有乙型病毒性肝炎 5 年余,肝功能反复异常,蛋白略低,先后服用肝炎灵、益肝灵等药物治疗,近两周来肝区疼痛明显,劳累后加剧,神疲乏力,面色晦暗,头昏失眠,齿衄,时有低热,苔薄少津边尖红,脉细数。刻下:肝区隐痛不适,乏力,纳差,便溏,月经不调。体检:神清,皮肤黏膜无明显黄染,全身淋巴结未触及肿大,肝脾未触及,肝区叩击痛,腹软无压痛、反跳痛。舌淡红,苔薄少津,脉弦细。

[中医诊断] 胁痛(肝脾两虚型)。

[西医诊断] 乙型病毒性肝炎后肝硬化代偿期。

[治则治法] 健脾养肝,化湿和胃。

［方药］归芍六君子汤加减。

党参 15 g,当归 10 g,白术 10 g,白芍 10 g,茯神 15 g,枸杞子 10 g,山楂 10 g,六曲 10 g,陈皮 10 g,茵陈 15 g,生熟薏苡仁各 15 g,炙甘草 6 g,大枣 4 枚。

14 剂。每日 1 剂,水煎服。

二诊 患者药后肝区隐痛不适、纳差明显改善,乏力、低热、齿衄仍有。体检:神清,皮肤黏膜无明显黄染,全身淋巴结未触及肿大,肝脾未触及,肝区叩击痛(-),腹软,无压痛、反跳痛,舌淡红苔薄少津。考虑到患者久病,肝脾两伤,气阴两虚。

［方药］归芍六君合一贯煎加减。

党参 15 g,当归 10 g,白术 10 g,白芍 10 g,茯神 15 g,枸杞子 10 g,山楂 10 g,六曲 10 g,陈皮 10 g,茵陈 15 g,生熟薏苡仁各 15 g,北沙参 9 g,麦冬 9 g。

14 剂。每日 1 剂,水煎服。

三诊 患者无明显不适,低热尽,衄血止,肝痛缓,肝功能好转。继续服用归芍六君合一贯煎加减维持治疗,肝功能及有关生化指标恢复正常。

四诊 肝功能正常,患者无明显不适,舌质红苔薄白,脉细。嘱患者继续服用一贯煎酌加健脾软坚之品维持治疗 1 月余。

［治疗效果］诸症消失,肝功能恢复正常。

【按】 肝的生理功能一主疏泄,二主藏血,体阴而用阳,喜条达而恶抑郁,治则上有疏、补两个方面。肝之疏泄得宜,则气机条达,百脉调和,五脏也就能保持相对的平静和宁谧;同样,脾胃之升降,水谷之运化,皆有赖肝之正常疏泄、条达。《血证论》曰:"木之性主乎疏泄,食气入胃,全赖肝木之气以疏泄之,而水谷乃化。"否则,"飧泄中满之证在所不免"。对于肝失疏泄,肝气郁滞的后果,不能一概以"肝气横逆"论之,亦当分清虚实。临床肝虚不能疏土的现象不容忽视,否则"见肝之病,尽以伐肝从事,愈疏而愈虚,病有不可胜言矣"(《质疑录·论肝无补法》)。

张春涛根据健脾养肝、化湿和胃的治则,在临床中选用归芍六君子汤加减治疗,疗效显著。患者病延日久,导致肝脾两伤,肝血不足则肝体失养,故肝区隐痛,劳累后加重,故用当归、白芍、枸杞子养血柔肝;血不上养头目则头昏、失眠,故用党参、茯神健脾养血、宁心安神;"妇女以肝为先天",经期失血,肝血益损,加重肝区隐痛之症状;脾为气血生化之源,脾虚不用,则生化不足,气血两亏,患者出现神疲乏力、食少便溏等症状,故方中用党参、白术、山楂、六曲和陈皮等药物健脾助运;在临床上,久病则气阴两虚,阴虚则内热,故患者可见肌衄、齿衄和低热等症状,故在临床实际应用中,往往合用一贯煎,当归、枸杞子养血滋阴柔肝;北沙参、麦冬滋养肺胃,养阴生津。诸药合用,使肝体得养,肝气得舒,则诸症可解。

案2　胁痛(非酒精性脂肪性肝病)

张某,女,65岁,退休人员。2005年7月8日初诊。

[主诉]反复肝区隐痛不适3年余,加重2周。

[现病史]患者于3年前单位体检时发现脂肪肝、高脂血症,外院肝功能检查报告示:ALT 68 U/L,γ-GT 117 U/L,TG 3.4 mmol/L。B超示:脂肪肝。曾先后服用过保肝降酶药物治疗,病情时有反复,为求进一步治疗,前往我院门诊就医。刻下:患者时有胁肋胀痛,脘腹胀满,乏力,纳差,口苦,舌暗红苔黄腻,脉弦数。体检:神清,皮肤黏膜无明显黄染,全身淋巴结未触及肿大,肝脾未触及,腹软无压痛、反跳痛。既往无饮酒史。舌暗边有齿痕,苔厚腻,脉弦数。

[中医诊断]胁痛(肝经郁热,痰瘀内结证)。

[西医诊断]非酒精性脂肪性肝病。

[治则治法]疏肝清热,活血化瘀,燥湿化痰。

[方药]自拟方。

党参15 g,丹参15 g,赤芍10 g,茵陈15 g,垂盆草15 g,八月札15 g,决明子10,泽泻15 g,荷叶15 g,夏枯草15 g,制大黄10 g。

14剂。每日1剂,水煎服并嘱患者适度运动,控制饮食,调畅情志。

二诊　患者胁肋胀痛、脘腹胀满、乏力等症状较前有所减轻,纳差,口苦症状仍存在。体检神清,皮肤黏膜无黄染,肝脾未触及,肝区无叩击痛,腹软。在上方的基础上加上保肝降酶的虎杖和田基黄等药物。

[方药]党参15 g,丹参15 g,赤芍10 g,茵陈15 g,垂盆草15 g,八月札15 g,决明子10 g,泽泻15 g,荷叶15 g,夏枯草15 g,制大黄10 g,虎杖15 g,田基黄15 g。

14剂。每日1剂,水煎服。

三诊　患者上述诸症均明显减轻,肝区无明显不适,上腹部胀满不适的症状明显改善,时有乏力不适。查体:神清,皮肤黏膜无黄染,肝脾未触及,腹软,维持上方继续治疗2月余,复查肝功能和血脂。

四诊　3个月后患者就诊,上述诸症消失,复查肝功能示:ALT 38 U/L,AST 64 U/L,γ-GT 45 U/L,TG 2.4 mmol/L,TC 5.6 mmol/L。B超示:肝内脂肪浸润。

[治疗效果]肝功能、血脂指标明显下降,临床症状明显改善。B超示:肝内脂肪浸润。

【按】脂肪肝归属于中医学的"胁痛""肝痞""痰浊"等范畴。现代医家认为本病多因过食肥甘,或饮酒过度,或感受湿热疫毒,或情志失调,或久病体虚,导致湿热内蕴、痰浊郁结、瘀血阻滞,而最终形成痰湿瘀阻互结,痹阻肝脏脉络。其病位在肝,与肝、胆、脾、胃、肾均有关,本病虽病位在肝,但素体脾虚是发病的根本,气滞、湿阻、痰积、血瘀是基本病机,"气、湿、痰、瘀"常相互转化与兼夹,饮食、情志、过逸是相关致病因素。张春涛认为本病以实证为主,亦可见本虚标实,但瘀、痰、食、脂、气等积滞之实贯穿于病机始终,治疗以祛实为先,故立疏肝清热、活血化瘀、燥湿化痰治则,重在疏肝、活血、化痰,调节气血运行。本方由党参、丹参、赤芍、茵陈、垂盆草、八月札、决明子、泽泻、荷叶、夏枯草和制大黄组成。素体脾虚是本病发病的根本,故方中重用党参益气健脾;丹参活血化瘀;赤芍清热凉血、散瘀止痛;茵陈和垂盆草具有清热、利湿、退黄解毒之功效;八月札具有疏肝理气、活血止痛之功效;决明子、荷叶具有降血脂的功效;泽泻具有利水、渗湿、泄热的功效;夏枯草具有清热泻火、散结消肿的功效;大黄味苦性寒,归脾、胃、大肠、肝、心经,能攻下导滞、泻火解毒,且善活血化瘀,为治疗血瘀证的常用药物。诸药合用,疏肝、化痰、活血,调节气血运行,在临床应用中有较好的疗效。

案 3 鼓胀(肝硬化失代偿期)

孙某,男,66 岁,退休工人。2016 年 7 月 3 日初诊。

[主诉]发现肝功能异常 10 年余,伴腹胀肢肿 1 年余。

[现病史]患者有长期饮酒史,10 年前发现肝功能异常,无明显不适,曾间歇性服用保肝药物治疗(具体不详),其间 AST 反复异常。2015 年 7 月外院 B 超示:酒精性肝硬化,肝大,脾大,胆囊结石。肝功能示:AST 104 U/L,ALT 37 U/L,γ - GT 382 U/L,STB 27.6 μmol/L,CB 14.2 μmol/L,AFP 6.7 ng/ml,Alb 36 g/L,前白蛋白 110 mg/L。间歇性服用熊去氧胆酸、双环醇片等药物治疗,先后多次在岳阳医院住院治疗。近期患者自觉腹胀明显,胁肋胀痛,双下肢水肿明显,故到岳阳医院就诊。刻下:自觉动后气喘,休息后可好转,胁痛,腹胀,乏力,口苦,纳差,夜寐欠佳,大便调,小便量少色黄。体检:患者神清,无身目黄染,双下肢中度水肿,舌红苔黄腻,脉弦数。

[中医诊断]鼓胀(水臌,湿热蕴脾证)。

[西医诊断]肝硬化失代偿期,腹水,低蛋白血症。

[治则治法]清热利湿,攻下逐水,软坚散结。

[方药]自拟方。

党参 30 g,丹参 15 g,柴胡 10 g,茵陈 15 g,金钱草 15 g,郁金 10 g,石见穿 15 g,鳖甲 15 g,大腹皮 30 g,车前子、车前草各 30 g,怀牛膝 15 g,制大黄 10 g,莱菔子 15 g,八月札 15 g。

4 剂。每日 1 剂,水煎服。

二诊 患者胁痛、腹胀、下肢水肿症状有所改善,乏力明显。

［方药］党参 30 g，丹参 15 g，柴胡 10 g，茵陈 15 g，金钱草 15 g，郁金 10 g，石见穿 15 g，鳖甲 15 g，大腹皮 30 g，车前子、车前草各 30 g，怀牛膝 15 g，制大黄 10 g，莱菔子 15 g，八月札 15 g，杜仲 15 g，补骨脂 15 g。

14 剂。每日 1 剂，水煎服。

三诊　患者上述症状明显改善，胁痛、腹胀、乏力及下肢水肿减轻，见口燥心烦，考虑患者病机出现肝肾阴虚，在上方基础上合用一贯煎加减治疗。

［方药］党参 30 g，丹参 15 g，柴胡 10 g，茵陈 15 g，金钱草 15 g，郁金 10 g，石见穿 15 g，鳖甲 15 g，大腹皮 30 g，车前子、车前草各 30 g，怀牛膝 15 g，制大黄 10 g，莱菔子 15 g，八月札 15 g，杜仲 15 g，补骨脂 15 g，枸杞子 10 g，北沙参 9 g。

14 剂。每日 1 剂，水煎服。

四诊　患者症情稳定，继予上方治疗 2 周，复查肝功能示：AST 48 U/L，ALT 65 U/L，r-GT 80 U/L，STB 17.5 μmol/L，CB 7.4 μmol/L，Alb 41 g/L，前白蛋白 180 mg/L。

［治疗效果］诸症减轻，肝功能指标明显好转。

【按】鼓胀，是指腹部胀大如鼓的一类病证，临床以腹大胀满，绷急如鼓，皮色苍黄，脉络显露为特征，故名鼓胀。根据本病的临床表现，相当于西医学中病毒性肝炎、血吸虫病、胆汁性、营养不良等多种原因导致的肝硬化腹水。现代医院认为鼓胀的病位主要在于肝脾，久则及肾。病机为肝脾肾受损，气滞、血瘀、水停腹中。本病多属本虚标实之证，标实为主者，当根据气、血、水的偏盛，分别采用行气、活血、祛湿利水或暂用攻逐之法，同时配以疏肝健脾；本虚为主者，当根据阴、阳的不同，分别采取温补脾肾或滋养肝肾法，同时配合行气活血利水。本病总属本虚标实错杂，故治当攻补兼施，补虚不忘实，泄实不忘虚。发病初期，肝脾先伤，气滞湿阻，以实为主；进而湿浊内蕴中焦，既可郁而化热，而致水热蕴结，亦可因湿从寒化，出现水湿困脾之候；久则气血凝滞，隧道壅塞，瘀结水留更甚。肝脾日虚，病延及肾，肾火虚衰，不但无力温助脾阳，蒸化水湿，且开阖失司，气化不利，而致阳虚水盛；若阳伤及阴，或湿热内盛，湿聚热郁，热耗阴津，则肝肾之阴亏虚，肾阴既损，阳无以化，则水津失布，阳虚水停，故后期以虚为主。

《素问·至真要大论篇》指出："诸湿肿满，皆属于脾。""诸腹胀大，皆属于热。"患者长期饮酒，脾胃受伤，健运失职，湿热内生而不攘。湿热交阻于内，气机运行失畅，故腹大坚满，脘腹撑急疼痛；湿热之邪郁阻，肠胃失其传导和降之职，故大便或秘结难行，或垢溏不爽；热荡于内，心神被扰，故心烦口苦；湿热相兼，故口虽渴但不欲饮；湿热下注，故小便黄赤；苔黄腻，脉弦数，均为湿热蕴结之征。李东垣曰："中满治法，当开鬼门，洁净府。开鬼门者，谓发汗也；洁净府者，利小便也。中满者，泻之于内，谓脾胃有病，当令上下分消其湿。"（《兰室秘藏》）。

张春涛在临床上治疗肝硬化常用党参、丹参、茵陈、石见穿、鳖甲、怀牛膝、制大黄等药物。本方中重用党参益气健脾,加强运化水湿之力;柴胡、郁金、莱菔子、八月札具有疏肝行气除满之功,以治脾胃升降失职,气机阻滞,脘腹胀满疼痛诸症,同时,又能疏肝理气,起到缓解胁痛的作用;大腹皮、车前草具有理脾渗湿之功效,使决渎之气化达,则湿热从小便而出;怀牛膝具有活血散瘀、祛湿利尿、清热解毒之功效,张春涛在治疗各类慢性肝病均使用该药;杜仲、补骨脂具有补肝肾、强筋骨的作用;石见穿、鳖甲具有软坚散结之功效,为治疗肝硬化的临床常用药物;茵陈、金钱草具有清热、利湿、解毒之功效,为治疗各类慢性肝病的常用药物;大黄具有泻热逐瘀、通利大便的作用,可使瘀热从大便而下。诸药合用,共同发挥清热利湿、攻下逐水和软坚散结的作用。

案4 鼓胀(血吸虫性肝硬化)

金某,女,65岁,退休工人。2010年7月3日初诊。

[主诉] 发现血小板下降1年,伴牙龈出血2个月。

[现病史] 患者有血吸虫病史10余年,曾服用锑剂治疗,病情稳定。1年前因头晕、呕吐、牙龈出血到外院就诊,检查发现血小板减少(血小板 28×10^9/L),经输血治疗后好转,长期在岳阳医院门诊中药治疗。2010年5月因再次出现乏力、牙龈出血前来复查。血常规显示血小板 21×10^9/L。刻下:乏力,腹胀不适,食入尤甚。体检:神清,精神可,面色晦暗,皮肤巩膜无黄染,皮肤未见瘀点瘀斑,全身浅表淋巴结未触及肿大,颈部可见蜘蛛痣,肝脾未触及,肝掌(+),腹部膨隆,无压痛及反跳痛。舌质暗苔薄,脉弦。

[中医诊断] 鼓胀(血鼓,气滞血瘀型)。

[西医诊断] 血吸虫性肝硬化。

[治则治法] 化瘀通络,软坚散结。

[方药] 内服外敷法。

内服:晚血 I 号方(党参30 g,丹参30 g,石见穿15 g,当归15 g,赤芍20 g,桃仁10 g,红花10 g,三棱15 g,莪术15 g,槟榔15 g,金钱草15 g,鳖甲15 g,山楂、六曲各15 g,甘草6 g)。功能:调补肝脾,消胀软坚。上方以水蜜为丸如绿豆大,每次2次,每次10 g,连服1个月为1个疗程。

外敷:软坚膏(三棱、莪术、醋制半夏、乳香、没药、荜茇、穿山甲、鳖甲、冰片、麝香等。研末备用,撒于大布膏上,外敷肝脾区)。功能:软缩肝脾。

二诊 患者临床症状明显改善,病情稳定,续予内服外敷法治疗2月余。

[治疗效果] 治疗3月余,临床症状消失,饮食及精神恢复正常,血小板基本恢复正常。

【按】鼓胀病名最早见于《内经》。有关本病的病因病机,《素问·阴阳应象大论篇》认为是"浊气在上"。《丹溪心法》指出:"七情内伤,六淫外侵,饮食不节,房劳致虚……清浊相混,隧道壅塞,郁而为热,热留于湿,湿热相生,遂成胀满。"清代唐容川《血证论》认为"血鼓"的发病与接触河中疫水,感染"水毒"有关。病理因素为气滞、血瘀、水湿,水液停留不去,腹部日益胀大成鼓胀。病位主要在肝、脾、肾,三脏受损,气血水互结于腹中,以腹部胀大为主,四肢肿不甚明显,晚期方伴肢体水肿,每兼见面色青晦,颈部有血痣赤缕,胁下癥积坚硬,腹皮青筋显露等。腹部膨隆,嗳气或矢气则舒,腹部按之空空然,叩之如鼓,是为气鼓,多属于肝郁气滞;腹部胀满膨大,或状如蛙腹,按之如囊裹水,常伴下肢水肿,是为水鼓,多属于阳气不振,水湿内停;脘腹坚满,青筋暴露,腹内积块痛如针刺,面部赤丝血缕,是为血鼓,多属于肝脾血瘀水停。

张春涛根据临床经验,采用内服外敷法治疗晚期血吸虫病,在临床上创立了晚血Ⅰ、Ⅱ和Ⅲ号方,同时配合外敷软坚膏等在临床应用中取得了较好的临床疗效。方中党参健脾益气,充养气血生化之源;丹参、当归、赤芍、桃仁、红花具有活血化瘀的作用;三棱苦平辛散,入肝脾血分,为血中气药,长于破血中之气,以破血通经;莪术苦辛温香,入肝脾气分,为气中血药,善破气中之血,以破气消积;二药伍用,气血双施,活血化瘀、行气止痛、化积消块力彰;石见穿具有软坚散结之功效;山楂、六曲消食健胃,行气散瘀;槟榔有杀虫、破积、下气和行水的功效,主治虫积、食积等,为治疗血吸虫病的常用药物;甘草调和诸药。全方的配伍特点是既行血分瘀滞,又解气分郁结,活血而不耗血,祛瘀又能生新,合而用之,使瘀去气行,则诸症可愈。

案5 黄疸(胆结石)

范某,女,50岁,退休。2005年7月8日初诊。

[主诉] 胆红素反复异常两年余。

[现病史] 患者有胆结石病史5年,间歇性服用胆维他及疏肝利胆中成药治疗,病情时有反复。近两年STB反复异常,为25~27 μmol/L,为了进一步治疗,到上海中医药大学附属岳阳中西医结合医院门诊就诊。刻下:患者时有中上腹胀满不适,纳差,夜寐欠佳,小便黄。查体:神清,白睛微黄,皮肤不黄,肝脾未触及,腹软,舌苔滑腻,脉弦滑。

[中医诊断] 黄疸(肝胆湿热)。

[西医诊断] 胆结石。

[治则治法] 清热解毒,疏肝理气。

[方药] 自拟方。

党参15 g,丹参15 g,柴胡10 g,香附10 g,郁金10 g,赤芍10 g,金钱草15 g,薏苡仁

15 g,八月札15 g,半枝莲15 g,虎杖15,制大黄10 g,蒲公英15 g,怀牛膝15 g。

14剂。每日1剂,水煎服。

二诊 患者上述诸症状有所改善,腹胀脘闷较明显,夜寐欠佳。

[方药]党参15 g,丹参15 g,柴胡10 g,香附10,郁金10 g,赤芍10 g,金钱草15 g,薏苡仁15 g,八月札15 g,半枝莲15 g,虎杖15 g,制大黄10 g,蒲公英15 g,怀牛膝15 g,首乌藤15 g。

14剂。每日1剂,水煎服。

三诊 患者服药后各项症状明显改善,续予上方加减治疗2月余,复查肝功能显示CB正常。

[治疗效果]诸症状减轻,胆红素基本恢复正常。

【按】黄疸是以目黄、身黄、小便黄为主症的一种病证,其中目睛黄染尤为本病重要特征。《素问·平人气象论篇》说:"溺黄赤,安卧者,黄疸……目黄者曰黄疸。"《金匮要略》将黄疸分为黄疸、谷疸、酒疸、女劳疸和黑疸5种,并对各种黄疸的形成机制、症状特点进行探讨,其创制的茵陈汤成为历代治疗黄疸的重要方剂。《诸病源候论》将其分为二十八候,《圣济总录》又分为九疸、三十六黄。两书都记述了黄疸的危重证候"急黄",并提到了"阴黄"一证。元代罗天益在《卫生宝鉴》中又进一步把阳黄与阴黄的辨证施治加以系统化,对临床具有较大指导意义。程钟龄《医学心悟》创制茵陈术附汤,至今仍为治疗阴黄的代表方剂。《景岳全书》提出了"胆黄"的病名,认为"胆伤则胆气败,而胆液泄,故为此证"。清代沈金鳌《沈氏尊生书》有"天行疫疠,以致发黄者,俗称之瘟黄,杀人最急"的记载,对黄疸可有传染性及严重的预后转归有所认识。本病的病因主要有内伤饮食劳倦或病后续发,外因主要为外感湿热、疫毒。病位在脾胃肝胆。基本病机为湿邪困遏,脾胃运化失健,肝胆疏泄失常,胆汁泛溢肌肤。病理性质有阴阳之分。湿热交蒸,发为阳黄;寒湿瘀滞,发为阴黄。病理因素有湿邪、热邪、寒邪、疫毒、气滞、瘀血六种,但其中以湿邪为主。病理演变主要为湿热蕴结化毒,疫毒炽盛,充斥三焦,深入营血,内陷心肝,发为急黄;阳黄误治失治,迁延日久,脾阳损伤,湿从寒化,则可转为阴黄;阴黄复感外邪,湿郁化热,又可呈阳黄表现。黄疸的治疗以化湿邪,利小便为主,化湿可以退黄,如属湿热,当清热化湿,必要时还应通利腑气,以使湿热下泄;如属寒湿,应予健脾温化。利小便,主要是通过淡渗利湿,达到退黄的目的。至于急黄热毒炽盛,邪入心营者,又当以清热解毒,凉营开窍为主。

张春涛处方中,党参益气健脾;丹参、赤芍具有清热凉血、活血化瘀之功效;柴胡、香附、郁金具有疏肝解郁,促进胆汁代谢的作用;虎杖、金钱草具有利湿退黄的作用,为胆石症临床常用药物;八月札具有疏肝理气之功效,促进胆汁的代谢;半枝莲具有清热解毒、活血化瘀之功效;蒲公英具有清热解毒、消痈散结和利湿之功效,可治疗热毒证、热淋涩痛及湿热发黄,临床上可以用来治疗急性炎症及肝炎、胆囊炎和尿路感染等;大黄具有泻热逐瘀、通利大便的作用,有助于胆汁的代谢;怀牛膝具有祛湿利尿、清热解毒之功效。上述诸药合用,达到清热解毒、疏肝理气之功效,湿热之邪从下而解,促进胆汁的代谢,使诸症得以改善。

王国申

【名医简介】

王国申(1940—),主任医师,1964 年毕业于上海中医学院。王国申擅长中医、中西医结合诊治各种肝病。20 世纪 60 年代开展板蓝根、北芪注射液治疗肝炎、人工牛黄治疗流行性乙型脑炎等临床科研。20 世纪 80 年代初王国申根据辨证论治原理,采用具有诱生干扰素作用中药,配合汤剂用于治疗重症肝炎措施议题被列入国家中医药治疗内容之一。曾参与"乙型病毒性肝炎系列中药制剂"国家"七五"科技攻关课题,该课题在 1988—1993 年被列为火炬计划优秀项目。

【医案】

案 1 黄疸(急性重型乙型病毒性肝炎)

沈某,男,38 岁,工人。1978 年 7 月 14 日入院。

[主诉] 纳差乏力伴黄疸 10 日。

[现病史] 患者既往有乙型病毒性肝炎病史。20 日前无明显诱因下出现纳差、乏力且伴有肝区疼痛,10 日前患者出现身目尿黄染逐渐加重。辅助检查:胆红素 342 μmol/L,ALT 500 U/L。查体:神清,肝脾肿大,质硬,有肝掌、蜘蛛痣。移动性浊音存在。腹胀、尿少,舌质红边暗苔黄腻,脉弦。

[中医诊断] 黄疸(急黄)。

[西医诊断] 急性重型乙型病毒性肝炎。

[治则治法] 祛邪扶正,通下化瘀。

[方药] 通下祛瘀方。

生大黄 15 g(后下),玄明粉 9 g(冲服),川厚朴 3 g,枳实 9 g,丹参 15 g,茵陈 30 g,金钱草 30 g。

2 剂。水煎,每周服 1～2 剂。

二诊 服后大便日行 8 次,感乏力,黄疸加深。原方去玄明粉,枳实改枳壳,保持大便每日 2~3 次,便后感腹部轻松。经治 3 个月,病情稳定,黄疸退清,腹水消失,肝功能恢复正常(胆红素<17 μmol/L,ALT<40 U/L)出院休养。

［治疗效果］好转。

【按】重症肝炎,中医诊断急黄,属温病范畴。王国申认为本病多表现为热结里实,治疗时应釜底抽薪,不使热结而伤下焦之阴。临床上屡次使用通下祛瘀法治疗重症肝炎,降低病死率,尤其对改善患者腹胀症状具有较佳疗效。通下祛瘀方如下:生大黄 15 g(后下),玄明粉 9 g(冲服),川厚朴 3 g,枳实 9 g,丹参 15 g,茵陈 30 g,金钱草 30 g。一般每次上午服,服后 4~5 h 即能泻下。

本例重症肝炎,邪实正虚,初以大承气汤加减,泻下之力太猛,患者虽邪实但正气乃虚,不能忍受,症情未能改善,故投小承气汤加味,又以枳壳易枳实,此为和下法,药中病机、病情日见减轻乃至痊愈。

案 2　黄疸(急性黄疸型病毒性肝炎)

吴某,男,18 岁,大学生。1983 年 11 月 28 日入院。

［主诉］乏力、纳差、频繁呕恶 6 日,伴身目尿黄染。

［现病史］患者既往否认肝炎病史。6 日前出现全身乏力,不思饮食,食入即吐,全身皮肤及眼睛黄染,并逐渐加深,溲红。实验室检查:血清胆红素 72 μmol/L,ALT 1 000 U/L 以上;血清乙型病毒性肝炎病毒五项标志检测均阴性。查体:精神较萎,神志清楚,巩膜、皮肤黄染;肝上界第六肋间,肋下未及,剑突下 7 cm,质软;脾未及;无肝掌及蜘蛛痣;苔薄质淡红,脉弦。

［经治过程］患者入院后予三磷酸腺苷辅酶胰岛素及葡醛内酯片治疗,症状未见缓解,12 月 1 日(入院第九病日)中午起,意识不清,检查不合作。体检:神志不清,昏迷Ⅰ°;巩膜、皮肤深度黄染;腹部胀气;肝浊音区缩小,只有 3 个肋间。急测血电解质在正常范围,血清胆红素升至 181 μmol/L,TC 5.1 μmol/L,胆固醇酯 569 μmol/L,凝血酶原时间 35 s,病情剧变。

［中医诊断］急黄(化火入营)。

［西医诊断］爆发型肝炎,肝性昏迷。

［治则治法］通下开窍,清热解毒,利胆退黄。

［方药］通下开窍方(鼻饲)合茵栀黄注射液静脉滴注。

生大黄 15 g(后下),川厚朴 9 g,生枳实 9 g,玄明粉 12 g(冲),广郁金 16 g,石菖蒲 30 g,带心连翘 9 g,带心麦冬 9 g。

另予鼻饲紫雪散 1.5 g,每日 2 次;并加用常规西药对症处理。

二诊(12月2日) 患者昏迷加深至Ⅴ°,瞳孔对光反应迟钝,压眶无反应,肝脏缩小,肝浊音界仅2个肋间,苔黄带腻,舌质红,脉弦。证属湿热化火入营,瘟邪蒙蔽心包,热闭火腑。治法应清热解毒,开窍通下。中药原方鼻饲,再予米醋灌肠。药后,患者大便失禁3次。

三诊(12月3日) 患者昏迷略有减轻(Ⅳ°),时有躁动,角膜反应仍消失,腹胀气,无移动性浊音,肝浊音界2个肋间,苔脉如前。仍灌服前方,生大黄减至12 g。药后,二便保持通畅,躁动明显。复查实验室检查:血清胆红素224 μmol/L。

四诊(12月4日) 患者转昏睡状,呼之有反应,并能伸舌,对光反应恢复,压眶有反应。

五诊(12月5日) 患者清晨神志转清,对答切题,自行解大小便,能进食,无呕恶,舌红,苔黄腻渐化,脉弦。热盛伤阴,拟清热养阴法。

[方药] 大生地15 g,川黄连3 g,生大黄6 g(后下),川黄柏9 g,带心连翘9 g,带心麦冬9 g,炒枳实9 g,玄明粉9 g(冲),郁金12 g,石菖蒲15 g。

六诊(12月6日) 停用紫雪散,续服汤药;肝功能检查:血清胆红素降至133 μmol/L,凝血酶原时间缩短至20 s,肝浊音界增至3个肋间。

七诊(12月8日) 患者肝上界第六肋间,肋下刚及,剑突下4 cm,质充实;凝血酶原时间也恢复正常为14.6 s。以后除茵栀黄注射液继续静滴外,汤药以清热养阴、理气化浊方善后。

1984年1月21日肝功能恢复正常,黄疸退清,情况良好。

[治疗效果] 痊愈。

【按】 暴发型肝炎临床症状颇似中医"急黄"。《诸病源候论》记载:"脾胃有热,谷气郁蒸,因为热毒所加,故卒然发黄,心满气喘,命在顷刻,故云急黄也。有得病即身体面目发黄者,有初不知是黄,死后乃身面黄者。"《圣济总录》记载:"患者心腹急闷,烦躁,身热,五日之间便发狂走,体如金色,起卧不安。"王国申认为急黄属温病范畴,易耗液伤津,治疗时应清热解毒、开窍通下。故以"釜底抽薪",疏通脏腑,急下存阴为先。对于伴有肝性昏迷的患者,更应加强排蓄除积、推陈致新之力,常用安宫牛黄丸及紫雪散,汤剂中加入石菖蒲、郁金、带心麦冬、带心连翘等可清心开窍,并降低血氨,改善患者腹胀症状。紫雪散与安宫牛黄丸虽同为凉开法,具清心开窍、清热解毒的作用,而紫雪散内含芒硝、硝石可泻热散结,石膏、寒水石、滑石清泻实火,且散剂由鼻饲管灌入不会堵塞管孔;而安宫牛黄为药丸,研碎后往往不能全部溶化,易堵塞管孔,故多作为首选药物。

在1974年之前,肝移植技术尚未成形,且我国当时的医疗技术简陋,应用中药只采取单一的汤药剂型。而暴发型肝炎在早期消化道症状严重情况下,投大量苦寒药组成的清热解毒方,常使患者出现强烈的胃肠道反应。从1974年开始,王国申带领中医科应用茵栀黄注射液静脉滴注清热化湿利胆,避免了对胃的刺激,同时予大黄复方汤剂通腑,治疗暴发型肝炎取得良好的疗效。临床应用可改变用药剂型和给药途径,即可汤剂、丸散,亦能针剂、鼻饲等;同时加用适量常规西药救治,降低了病死率。

案3 鼓胀(乙型病毒性肝炎肝硬化失代偿期)

祁某,男,45岁,工人。1983年10月17初诊。

[主诉] 反复腹胀伴双下肢水肿2年,加重1周。

[现病史] 患者自诉发现乙型病毒性肝炎病史10余年,2年前诊断为肝硬化腹水,脾切除术后。平素不规则服用玉米须利尿消肿,1周前患者劳累后腹胀加重,耳鸣,腰酸乏力,口干欲饮。医院就诊辅助检查:胆红素85 μmol/L,ALT 62 U/L。超声检查示:腹水液平5格。查体:精神一般,神志清楚,巩膜、皮肤轻度黄染;肝上界第5肋间,肋下剑突下未及,脾未及;肝掌及蜘蛛痣(+),移动性浊音(+),双下肢轻度水肿,苔薄质红,脉细弦。

[中医诊断] 鼓胀(肝肾阴虚)。

[西医诊断] 乙型病毒性肝炎肝硬化失代偿期。

[治则治法] 滋养肝肾,利水消肿。

[方药] 一贯煎加减。

生地15 g,当归15 g,沙参15 g,麦冬9 g,川楝子6 g,枸杞子15 g,牡丹皮9 g,茯苓12 g,泽泻9 g,车前子30 g(包),猪苓9 g,陈葫芦15 g,白茅根30 g,八月札9 g。

7剂。水煎,每日2剂。

二诊 患者自诉小便量较前增多,口干、腹胀缓解,耳鸣减轻,腰酸仍有,双下肢水肿(一)。继以上方去陈葫芦、白茅根、八月札。7剂。

三诊 患者无明显腹胀及口干,乏力好转,腰酸仍有。复查超声波,腹水液平1格。予六味地黄丸善后,门诊随访,情况良好,超声波检查液平消失。

[治疗效果] 痊愈。

【按】临床上,医家多以鼓胀病论治肝硬化腹水,其表现为正虚邪实之候。治拟攻补兼施、救本治标之法。同时辨证施治,具体如下:① 肝脾不和型:治宜疏肝理气,健脾化湿。方用柴胡疏肝饮合平胃散,药选柴胡、枳壳、苍术、厚朴、芍药、香附、橘皮、甘草等。② 气滞血瘀型:治宜理气疏肝,活血化瘀。方用膈下逐瘀汤合调营饮,药选当归、赤芍、延胡索、陈皮、槟榔、大黄、桃仁、红花等。③ 瘀结水阻型:治宜峻下逐水,化瘀软坚。方用十枣丸合鳖甲煎丸,药选大戟、芫花、甘遂、鳖甲、大黄、牡丹皮、大枣等。④ 湿热水结型:治宜清热利湿,兼以逐水。方用茵陈五苓散合舟车丸,药选茵陈、桂枝、茯苓、泽泻、白术、甘遂、牵牛子、木香等。⑤肝肾阴虚型:治宜养肝涵木,滋肾补水。方用一贯煎合杞菊地黄丸。药选地黄、当归、沙参、麦冬、川楝子、枸杞子、牡丹皮、茯苓等。⑥脾肾阳虚型:治宜温补脾肾,利水消胀。方用附子理中汤合济生肾气丸,药选附子、党参、炮姜、桂枝、白术、山药、牛膝、车前子等。

王国申认为治疗肝硬化腹水时,尤其使用中药逐水峻剂要严格掌握指征。《内经》云:"大积大聚,衰其大半而止。"腹水消退六七成即止,切勿多用,免伤脾胃。使用扶正药应根据患者具体病情,可逐水前先用以防攻之太过,或攻邪后善后以备固本培元。在攻下逐水时还需保护胃气。"人以胃气为本",只有胃气通和,不使滞塞,才能使各个药物发挥其功能,常用药如新会皮、鸡内金、熟薏苡仁、焦山楂、谷芽、麦芽。

案 4 黄疸(甲型病毒性肝炎续发)

朱某,男,58 岁。1988 年 5 月初诊。

[主诉] 身目尿黄染持续加重 3 个月。

[现病史] 患者曾服用毛蚶,外院诊断甲型病毒性肝炎,予相关治疗后未见好转。黄疸持续加深达 3 月余。目前 STB 435.5 μmol/L 左右。MRI:肝内血管有小血栓黏滞于血管壁上。查体:面色由橘色转灰黄色后至黯色,肝大,舌质及口唇瘀紫,脉弦。

[中医诊断] 黄疸(瘀血阻滞)。

[西医诊断] 甲型病毒性肝炎续发。

[治则治法] 活血化瘀,通下退黄。

[方药] 大承气汤加减。

生大黄 15 g(后下),厚朴 15 g,茵陈 15 g,芒硝 9 g(冲),枳实 15 g,赤芍 18 g。

水煎。间歇予该剂口服。要求每次服药后解稀便 2~3 次为宜。同时予丹参 40 ml+10%葡萄糖溶液 500 ml 静脉滴注,每日 1 次。西药予静脉滴注血浆、Alb 等。经上述治疗黄疸渐退,面色转华,口唇与舌质瘀紫消失,肝功能正常,痊愈出院。

[治疗效果] 痊愈。

【按】《内经》中指出湿热相交为黄疸的成因,张仲景的《伤寒论》记载"阳明病······此为瘀热在里,身必发黄······"王国申认为:瘀热在里入于血脉,阻滞血络,逼迫胆液外浸渍于肌肤,出现黄疸,因瘀之特性缠绵胶固,故而黄疸久留不消,"瘀热发黄"日久可致"瘀血发黄",故治疗黄疸需从治血入手。方中常在清热利湿基础上加用凉血活血之品,既可祛瘀,又可生新。

此例病案重用赤芍、丹参散瘀血,凉血热,通经脉,以加速黄疸消退。赤芍如《名医别录》所言"通顺血脉,缓中,散恶血,逐贼血"。《本经逢原》也有"善行血中之滞也,故有瘀血留著作痛者宜之"的记录。应用大剂量赤芍以达到行瘀止痛、凉血退黄之功。丹参液,每毫升含量相当于生药1.5 g,丹参行血,专入血分,其功在于活血行血,血热而滞者宜之,内达脏腑散化瘀滞。大承气汤适用于湿热毒邪蕴结之证,症见热结阳明,大便燥结,舌苔黄糙,大便黏滞而稀,舌苔黄腻,排便不畅,可通腑泻浊,清热解毒。在大承气汤的基础上加用活血药,具有改变血液黏稠度,改善肝脏微循环,增加胃肠蠕动,促进胆汁分泌,临床症状及理化检查证实此方有较好的活血化瘀之效。大承气汤为峻下之品,要求每次服药后解稀便2～3次为宜,太过则易损伤正气。

案5　鼓胀(乙型病毒性肝炎肝硬化失代偿期)

潘某,男,37岁,文员。1982年9月19初诊。

[主诉] 脘腹胀满3个月,加重3日。

[现病史] 患者为乙型慢性活动性肝炎,3个月前脘腹部逐渐出现胀满,3日前无明显诱因下加重,大便欠畅,2～3日1次,大便量少,小便清,右胁肋部胀痛。超声检查示:腹水液平3.5格。查体:神清,肝肋下2指,脾肿大,腹膨隆,较硬,无压痛,移动性浊音(＋),双下肢轻度水肿,舌苔薄腻,脉弦。

[中医诊断] 鼓胀(肝脾不和)。

[西医诊断] 乙型病毒性肝炎肝硬化失代偿期。

[治则治法] 疏肝理气,利水消肿。

[方药] 柴胡疏肝散加减。

柴胡9 g,赤芍9 g,川厚朴9 g,制香附9 g,陈葫芦30 g,冬瓜皮30 g,白茅根30 g,泽泻9 g,大腹皮9 g,槟榔12 g,郁李仁24 g(打),生大黄12 g,枸橘李9 g。

7剂。水煎,每日2剂。

二诊(10月3日) 脘腹胀满减轻,右侧胁疼痛缓解,大便畅通,尿量较前增加。查体:神清,腹部软,移动性浊音(±),双下肢未见水肿,舌苔薄腻,脉小弦。复查超声波腹水液平示1.5格。随以益气养阴为主,兼以利水消肿。

[方药] 麦芽24 g,白术12 g,黄芪15 g,当归12 g,郁金12 g,白芍12 g,北沙参30 g,白茅根30 g,茯苓9 g,猪苓9 g,泽泻9 g。

14剂。水煎,每日2剂。

三诊(10月20日) 复查超声波未见腹水,右胁肋疼痛明显缓解,无脘腹胀满,二便通畅,感口干。

10月3日方去泽泻,加麦冬12 g。7剂。病情稳定,后停药随访至今,腹水未见。

【按】肝硬化腹水之初为肝脾之气不调,气机阻滞,然久病入络,由气及血,血脉凝涩,肝脾升降及运化失其所道,水精不得流行四布,五经不利灌通并行,终致津液的循行输布失常,形成大腹水。日甚一日,遂成顽症。

王国申宗《临证指南医案》中"胀满之为病,即使正虚,终属邪实"所言,以祛邪为第一要务,并协调方中各药物的组成,此案的成功在于峻下逐水药、理气药与利水消肿药的配用得当。逐水之品分三期,初期实证,形体壮实,腹水大量者用甘遂、尖槟榔、莱菔子、牵牛子、生大黄等;中期腹水大量而偏虚者用禹功散,分早晚 2 次,每次 4.5 g。若腹水量相对较少而体质壮实者用生大黄、商陆、制甘遂等;偏虚者用郁李仁,一般量每剂 24 g,或番泻叶代茶。理气药能健脾畅中,化湿行水,且可加强逐水、破瘀、行血之功效。常用的理气药有佛手、川楝子、香附、柴胡、枳壳、陈皮、枸橘李等。再加用利水药能有效地消除腹水。利水药常用的有车前子、腹水草、冬瓜皮、陈葫芦、虫笋、玉米须、将军干、大腹皮等。本案中,患者腹胀已 3 个月,邪气渐实,正气偏虚,故予性平质润之郁李仁辛散苦降,下气利水,配合槟榔宣利五脏壅滞,破坚满气,下水肿;柴胡、香附、枸橘李疏肝理气,行气止痛;厚朴配合生大黄导滞通便,通利下焦,陈葫芦、冬瓜皮、大腹皮利小便,白茅根入肺、胃、大肠甘寒清利而不伤阴,诸药共奏疏肝理气,利水消肿之功效。

徐灵胎在《医学源流论》说:"虚邪之体,攻不可过。本和平之药,而以峻药补之……实邪之伤,攻不可缓,用竣厉之药,而以常药和之。"在腹水有所消退后,应固本治疗巩固疗效,常用的补气养血、滋阴温阳药有生晒参、党参、白术、黄芪、当归、白芍、生地、熟地、黄精、何首乌、石斛、麦冬、枸杞子、北沙参、白茅根以及附子、桂枝、补骨脂等。同时调理脾胃,使胃气通和,不使滞塞,为元气的恢复创造条件。常用的有新会皮、鸡内金、焦山楂、谷芽、麦芽等。

王灵台

【名医简介】

王灵台(1940—),主任医师,博士生导师,上海市名中医,全国老中医药专家学术经验继承工作指导教师,享受国务院特殊津贴专家。历任上海中医药大学科研处副处长、医管处处长,上海中医药大学附属曙光医院院长等职。现任上海中医药大学附属曙光医院终身教授,兼任国务院学位委员会中西医结合评议组成员、国家中医临床研究基地中医药防治肝病临床研究联盟组长、中国民族医药学会肝病分会会长、中华中医药学会内科肝病专业委员会名誉副主任委员、上海中医药学会肝病/感染病专业委员会名誉主任委员。

王灵台在全国率先提出以补肾法为主治疗慢性肝炎,创制巴菟补肾益肝冲剂(沪药制字 Z05100975)。他率先在全国开展慢性丙型病毒性肝炎的中医证候规律研究,建立了清肝法治疗慢性丙型病毒性肝炎,取得了良好的临床疗效;明确了肝纤维化的中医证候分型,提出补虚化瘀法治疗肝纤维化,创制了柔肝冲剂治疗慢性肝纤维化;建立了清肝开窍法治疗亚临床肝性脑病,被国家中医药管理局作为积聚并发症的中医特色诊疗技术;研发了外治法治疗胁痛的肝舒贴,能够显著改善患者症状;创新性提出"介黄"和"黄疸七分类"的治则治法,受到国内同行的一致认可。

王灵台作为负责人承担国家"六五"至"十五"科技攻关各 1 项、国家自然科学基金项目 2 项、省部级课题 28 项。获得省部级科研奖励 15 项。发表相关论文 190 余篇,主编或参编专著 8 部,培养博士后、博士及硕士研究生 50 余名。

【医案】

案 1　虚劳(慢性乙型病毒性肝炎)

陆某,男,39 岁,自由执业者。2016 年 10 月 16 日就诊。

[主诉] 乏力、视物模糊半月余。

[现病史] 患者自 1996 年体检发现"HBeAg 阴性慢性乙型病毒性肝炎",当时未予以治疗。2000 年自觉身体不适,遂于当地医院检查,肝功能异常(具体报告未见),予中药治疗后症状缓解,后停药,也未定期复查。近半月患者自觉乏力明显,视物不清,双目干涩,遂入曙光医院就诊。(院外检查)2016 年 10 月 10 日查 HBV-DNA 152.325 U/ml,HBsAg 3 474.9 U/ml,HBeAg(一);肝功能正常;B 超示胆囊息肉。刻下:乏力,视物模糊、有重影,纳差,食后易腹胀,多梦,记忆力减退,早泄,大便日行一次,偏烂,小便可。无头晕头痛,无恶心呕吐、无腹泻。体检:神清语利,皮肤黏膜无明显黄染,全身淋巴结未触及肿大,肝脾未触及,腹软无压痛、反跳痛。舌质红苔薄白,脉滑小数。

[中医诊断] 虚劳(脾肾两虚证)。

[西医诊断] 慢性乙型病毒性肝炎。

[治则治法] 温补脾肾,清化湿热。

[方药] 补肾方加减。

党参 15 g,黄芪 15 g,巴戟天 12 g,枸杞子 12 g,丹参 15 g,虎杖 15 g,青皮 6 g,白术 15 g,郁金 12 g,菟丝子 12 g,生地 12 g,生牡蛎 30 g(先煎)。

14 剂。守方 1 个月。

成药:珠子肝泰 4 片,每日 2 次,口服。

二诊　诉服药后腹泻,自觉精力尚可,乏力症状减轻,夜寐较前好转。体检:神清语利,皮肤黏膜无明显黄染,全身淋巴结未触及肿大,肝脾未触及,腹软无压痛、反跳痛。查肝功能、血常规、AFP及异质体、凝血酶原时间、肝纤维化四项均正常。舌质略红苔薄白,脉滑。考虑患者出现腹泻症状,去黄芪,以免闭门留寇。增大健脾之药量、药味,以期症状减轻。守前方,去黄芪,改党参30 g、巴戟天10 g、菟丝子10 g、生地10 g、白术15 g,加怀山药12 g、茯苓12 g。

14剂。守方3个月。

成药:珠子肝泰4片,每日2次,口服。

三诊　诉大便已正常,腿软脚酸,双目干涩,齿衄,舌质红苔薄腻,脉滑。HBV-DNA为175.523 U/ml;“小三阳”,HBsAg 2 347.43 U/ml;肝功能正常。B超提示胆囊息肉。证属毒邪久滞,肝肾精血不足。治以滋补肝肾,清热解毒,加健脾利湿之品善后。

[方药]党参30 g,巴戟天12 g,菟丝子12 g,生地12 g,枸杞子15 g,虎杖15 g,白术15 g,茯苓12 g,青皮9 g,丹参15 g,猫爪草15 g,仙鹤草15 g,怀牛膝15 g,生牡蛎20 g。

14剂。守方3个月。

成药:珠子肝泰4片,每日2次,口服。

四诊　HBV-DNA为159.492 U/ml;“小三阳”,HBsAg 2 246.70 U/ml;肝功能、AFP、肝纤维四项均正常。B超提示肝实质回声增粗,胆囊息肉,脾稍大。肝脏硬度值(TE)5.4 kPa。刻下:脚酸,余无不适。舌质红苔薄白腻,脉滑。

[方药]党参30 g,巴戟天15 g,生地黄12 g,枸杞子15 g,虎杖30 g,白术15 g,茯苓12 g,青皮9 g,丹参20 g,猫爪草15 g,仙鹤草15 g,怀牛膝15 g,石斛15 g,肉苁蓉15 g,郁金12 g。

14剂。守方1个月。

成药:珠子肝泰4片,每日2次,口服。

[治疗效果]该患者未使用抗病毒的西药,仅仅用中药、成药治疗,乙型病毒性肝炎病毒量处于极低水平,HBsAg逐渐降低,患者主诉症状消除,该患者身体瘦弱,平素工作劳累,目前仅偶感脚酸,基本病情得到控制。

【按】中医学认为“肝”与“肾”之关系十分密切,肝肾两脏同居下焦,经脉皆起于足,循行于下肢内侧,入腹达胸,并有多处交会,经脉相通。肝属木藏血,肾属水藏精,肝木赖肾水之滋润,肾阴滋养肝阴,肾精肝血同源。木乃水生,母实子壮,肝之疏泄与肾之藏精息息相关,相互制约调节,保持藏泄平衡,不及与太过均能导致病变。朱丹溪曰:“相火其于人者,寄于肝肾两部。”张景岳曰:“命门为元气之根,五脏之阴气,非此不能滋,五脏之阳气,非此不能发。”《医宗必读》谓:“东方之木,无虚不可补,补肾即所以补肝。”故应当肝肾同治。

王灵台根据益肾温肾为主，清化湿热为辅的治则来选方用药，拟定了补肾方。益肾温肾的中药有刚燥、柔润两类，前者如附子、肉桂、干姜等辛热剽悍之品，功在温里散寒、回阳救逆。后者如巴戟天、淫羊藿、肉苁蓉、菟丝子等甘温缓和之品，温补命门而不热，补益肾精而不峻。慢性乙型病毒性肝炎的肾虚表现在肾之精气，而不是阳虚阴盛内寒，故当选用的是后一类药物，补重于温，而不是温重于补，益肾只宜柔润；再者，肝脏体阴而用阳，喜柔恶刚，"大抵肝为刚脏，用药不宜刚而宜柔，不宜伐而宜和"；此外，乙型病毒性肝炎尚有湿热一面，温燥太过，不唯助热，且有伤阴动血之弊。因此选用巴戟天温而不热，既益元阳，又填阴水；菟丝子归肝、脾、肾经，性平，有补益肝肾、明目之功；枸杞子滋补肝肾之阴；生地养血补阴，有填精补肾之效，且补而不腻；党参、白术健脾益气，以后天养先天，振奋中气，助君药驱邪外出；虎杖清热利湿，丹参活血祛瘀、清心除烦、凉血消痈，针对慢性肝病后期容易出现久病入络的情况而设，同时又能除烦安神，改善睡眠和情志。青皮起理气兼引经药之作用。总之，补肾方全方主次有别，相辅相成，所选补肾药温而不燥，补而不峻，在补肾之同时又可充实肝体，改善肝脾之功能，使"命门火旺，蒸糟粕而化精微"，而达到治疗的目的。

案2　胁痛（原发性胆汁性肝硬化）

徐某，女，61岁，退休人员。2017年1月5日初诊。

[主诉] 肝区不适伴腰酸乏力10余年。

[现病史] 患者原发性胆汁性肝硬化10余年。2016年6月9日查肝功能：ALT 300 U/L，AST 279 U/L，γ-GT 90 U/L；肾功能：血β_2微球蛋白（β_2-MG 90 mg/L）；B超：肝脂肪浸润，胆囊壁欠光滑，右肾结石。症见：肝区不适，乏力，腰膝酸软，下肢水肿，下午加重，稍口干。半年来肝区不适加重，2017年1月5日门诊查肝功能：ALT 72 U/L，AST 125 U/L；肝纤维化四项：透明质酸酶（HA）249 mg/L；尿常规：白细胞（++）。刻下：肝区胀满不适，脘腹胀满，心慌乏力，下肢面目水肿，口干，腰膝酸软，纳差，夜寐差，二便调。体检：神清语利，皮肤黏膜未见明显黄染，全身淋巴结未触及肿大，肝脾未触及，腹软无压痛、反跳痛。舌质红，苔白腻，脉滑。

[中医诊断] 胁痛（脾肾不足兼湿热犯肝）。

[西医诊断] 原发性胆汁性肝硬化。

[治则治法] 清热利湿，兼补益脾肾。

[方药] 党参15 g，苍术15 g，白术15 g，车前子30 g，菟丝子15 g，柏子仁15 g，川牛膝15 g，丹参30 g，王不留行15 g，瞿麦15 g，陈皮15 g，茯苓15 g，石韦15 g，黄柏15 g，金

钱草 30 g,栀子 15 g,石斛 15 g,徐长卿 15 g,姜半夏 9 g。

14 剂。

二诊 患者腰膝酸软未见明显改善,伴尿急,肝区胀满、乏力、口干均缓解,纳稍增,寐可,二便调。体检:神清语利,皮肤黏膜未见明显黄染,全身淋巴结未触及肿大,肝脾未触及,腹软无压痛、反跳痛。查肝功能:ALT 51 U/L,AST 84 U/L;尿常规:白细胞(+)。舌质红,苔白腻,脉滑。考虑患者肾气不足加重,治以清热利湿,补肾健脾。上方去柏子仁润肠之品,加杜仲、薏苡仁补肾健脾利湿。

[方药] 党参 15 g,苍术 15 g,白术 15 g,车前子 30 g,菟丝子 15 g,川牛膝 15 g,丹参 30 g,王不留行 15 g,瞿麦 15 g,陈皮 15 g,茯苓 15 g,石韦 15 g,黄柏 15 g,金钱草 30 g,栀子 15 g,石斛 15 g,徐长卿 15 g,姜半夏 9 g,杜仲 15 g,薏苡仁 15 g。

14 剂。

三诊 患者下肢、面目水肿明显好转,肝区不适、腰膝酸软、乏力等诸症均有缓解,纳可,寐可,二便调。体检:神清语利,皮肤黏膜未见明显黄染,全身淋巴结未触及肿大,肝脾未触及,腹软无压痛、反跳痛。查肝肾功能正常;尿常规:白细胞(+)。舌质红,苔白腻,脉滑。肝脾肾不足,毒邪瘀滞。治以清热柔肝,补脾益肾,加少量活血之品。

[方药] 黄芪 30 g,党参 30 g,丹参 30 g,车前子 30 g,山茱萸 12 g,王不留行 15 g,川牛膝 15 g,杜仲 15 g,苍术 15 g,白术 15 g,郁金 12 g,茯苓 15 g,枸杞子 15 g,五味子 9 g,大血藤 15 g,金钱草 30 g,瞿麦 15 g,陈皮 9 g,石斛 15 g,黄柏 12 g,珍珠母 30 g,菟丝子 15 g,石韦 15 g。

14 剂。守方 3 月余。

四诊 患者诉夜寐差,时有腰酸,余无不适,纳可,二便调。体检:神清语利,皮肤黏膜未见明显黄染,全身淋巴结未触及肿大,肝脾未触及,腹软无压痛、反跳痛。查肝肾功能正常,尿常规正常,B超未见明显异常。舌质偏暗,苔腻,脉细滑。考虑患者毒邪已清大半,肝脾肾仍不足。治以清热柔肝,补肾健脾,加少量安神之品。

[方药] 黄芪 30 g,党参 15 g,苍术 15 g,白术 15 g,陈皮 9 g,郁金 15 g,延胡索 12 g,石韦 30 g,车前子 30 g,萹蓄 10 g,瞿麦 10 g,大血藤 15 g,川牛膝 15 g,丹参 15 g,菟丝子 15 g,淫羊藿 15 g,炒薏苡仁 15 g,茯苓 12 g,炒麦仁 15 g,珍珠母 12 g,山茱萸 12 g。

14 剂。守方 2 个月。

五诊 患者诉夜寐改善,偶有腰膝酸软,余无不适,纳可,二便调。体检:神清语利,皮肤黏膜未见明显黄染,全身淋巴结未触及肿大,肝脾未触及,腹软无压痛、反跳痛。查肝肾功能正常,尿常规正常。舌质淡红,苔腻,脉滑。患者毒邪已清。治以益气柔肝,补益脾肾。

［方药］淫羊藿 15 g，延胡索 12 g，续断 15 g，菟丝子 15 g，酸枣仁 15 g，石韦 30 g，山茱萸 12 g，芡实 15 g，瞿麦 10 g，黄芪 30 g，金樱子 15 g，茯苓 15 g，杜仲 15 g，党参 15 g，丹参 15 g，大血藤 30 g，川牛膝 15 g，陈皮 9 g，车前子 30 g，炒薏苡仁 15 g，苍术 12 g，萹蓄 10 g，白术 12 g。

14 剂。守方 2 个月。

［治疗效果］诸症缓解，肝肾功能正常。

【按】中医学认为：肝与脾、肾都有紧密的联系。《素问·宝命全形论篇》曰："土得木达。"张仲景提出："见肝之病，知肝传脾，当先实脾。"肝为刚脏，喜调达而恶抑郁，有赖脾运化、散精以濡养；脾为气机升降之枢纽，赖肝胆之疏泄以调畅气机。生理上两者相互为用；而在病理上，两者则相互传变，互相影响。肝属木，肝木乘土必犯及脾。若脾虚失运，肝失疏泄，津液输布失常，气机不畅，聚生痰湿，郁而化热，则易致湿热之实邪胶结痹阻肝络，发为肝病。中医学认为"肝肾同源，子母相关"。张景岳在《类经·藏象类》云："肝肾为子母，其气相通也。"肝主血，肾主精，精能生血，血能化精，精血同源，即肝肾同源。《医宗必读》中有言："乙癸同源，肾肝同治。""东方之木，无虚不可补，补肾即所以补肝；北方之水，无实不可泻，泻肝即所以泻肾。"因此，肝之病，与脾、肾都有密切的关系，当肝脾肾同治。

原发性胆汁性肝硬化是多见于中老年女性的累及肝内小叶间胆管的自身免疫性肝病。王灵台认为，本病多由感染外邪、饮食不节等外因或情志因素等内生之邪而发病，引起肝、脾、肾三脏功能受损，造成气血功能紊乱，湿、热、瘀血蕴积于内，久病入络，缠绵难愈。且本病以中年女性多发。女子以肝为先天，中老年女性肝肾阴血耗损，湿热毒邪侵犯肝胆，邪郁肝络。且《素问·上古天真论篇》："女子七七，任脉虚，太冲脉衰少，天癸竭，地道不通。"任脉虚则肝藏血、脾主运化、肾藏精的功能均受影响。总的来说，本病属本虚标实之证，湿邪内聚、血瘀阻滞、郁久化热均为标实之征；而正虚为病之根本，体现在肝、脾、肾三脏虚损。

在治疗上，王灵台认为应以调三脏、清湿热为治疗之法。清其湿热以治标，祛其瘀滞，使脏腑气血调达；扶正以固本，使肝气调达、脾气健运、肾气充沛。患者乏力、纳差乃脾气虚之象，以茯苓、白术补气健脾燥湿，陈皮、炒麦仁健脾和胃；也适当运用黄芪、党参等补益药"虚则补之"，对肝细胞起到一定的保护作用；加清热解毒利湿之品清其实邪，如黄柏、金钱草、栀子、石韦、车前子等；运用补肾之品如菟丝子、山茱萸、杜仲、牛膝等以养肝补母；加石斛养阴生津，滋阴而不恋邪。叶天士云："起病气结在经，久病血瘀入络。"可见"瘀"贯穿本病始终，因此酌加丹参、大血藤等活血通络之品，使气血通畅。现代研究表明在慢性肝病的治疗中，活血化瘀之品可一定程度上促进肝脏软化，提高机体免疫力，减少肝细胞变性。

　　总而言之,在原发性胆汁性肝硬化的治疗上,王灵台注重肝、脾、肾同治,兼清利湿热,补肾健脾利湿而又柔肝补肝,改善三脏功能,标本兼治,祛邪而不伤正,达到治疗的效果。

案3　鼓胀(原发性肝癌)

李某,男,51 岁。2017 年 7 月 25 日初诊。

[主诉]腹胀 3 月余。

[现病史]患者 2015 年 10 月患者因胃纳差至仁济医院就诊,查 HBsAg 阳性。诊断:乙型病毒性肝炎后肝硬化,原发性肝细胞癌。当时无其他不适。当月至东方肝胆医院治疗,行介入术,诊疗经过患者无法供述。2016 年 10 月及 2017 年 2 月在解放军八五医院行 γ 刀。2017 年 4 月患者出现腹部膨隆,腹胀,双下肢水肿,小便量可。4 月 11 日患者至曙光医院就诊,查肝功能:ALT 90 U/L,AST 123 U/L, ALP 162 U/L,STB 33.05 μmol/L。PT 15.3 s。血常规:WBC 2.3×10^9/L,PLT 37×10^9/L,中性粒细胞 1.6×10^9/L。HBV - DNA 5.04×10^4/L。腹水 B 超:腹腔积液,厚约 48 mm。予恩替卡韦分散片 0.5 mg,每日 1 次,口服;联合阿德福韦酯 10 mg,每日 1 次,口服抗病毒治疗。呋塞米 20 mg,每日 1 次;联合螺内酯 40 mg,每日 1 次,口服利尿消肿。复查肝功能:ALT 130 U/L,AST 215 U/L,ALP 149 U/L,STB 31.3 μmol/L。B 超示肝硬化,胆囊壁粗糙增厚,脾大(62 mm×179 mm),脾静脉增宽,腹腔积液(下腹部厚约 116 mm)。

　　刻下面色萎黄,神疲乏力,腹部胀满,双下肢水肿,小便量可,胃纳一般,大便稍溏薄,夜寐安。体检面色萎黄,全身皮肤无瘀斑瘀点,蜘蛛痣(一),肝掌(+)。巩膜无明显黄染。腹部膨隆,无压痛、反跳痛,墨菲征(一),肝脾肋下未及,肝区叩痛(一),移动性浊音(+),肠鸣音不亢,肾区叩痛(一),双下肢水肿,舌质淡胖有齿痕,苔稍黄腻,脉弦。辅助检查(7 月 21 日):肝胆胰脾肾+腹水 B 超:肝实质弥漫性病变——肝硬化声像图,肝囊肿,胆囊壁水肿,脾大(SPV 8 mm),右肾囊肿,腹腔积液(较深处厚约 107 mm),胰腺,左肾未见明显异常。肝肾功能:STB 22.81 μmol/L,CB 9.24 μmol/L,ALT 92 U/L,AST 27 U/L,ALP 138 U/L,γ - GT 157.01 U/L,总胆汁酸(TBA)60.23 μmol/L,Alb 28.98 g/L,Glo 38.4 g/L,A/G 0.76;肌酐(Cr)33.15 μmol/L,NA 142 μmol/L。尿素氮(BUN)4.49 mmol/L,肾小球滤过率(GFR)206.06 ml/min。肝功能 Child - Pugh 分级 8 分 B 级。电解质:钾 4.42 mmol/L,钠 139.72 mmol/L,氯 107.98 mmol/L。HBV - DNA 低于检测下限。AFP 2.43 ng/ml,PT 15.3 s(5 月 16 日测)。上腹部 MRI 平扫+增强:肝缘不光整,肝裂增宽,肝右叶比例失调,肝左叶及尾叶,右叶体积相对缩小,脾静脉曲张;肝右叶见之致密影,增强后未见明显强化;肝内胆管未见明显扩张;胆囊大小如常,其内密度均匀;囊壁稍增厚;胆总管未见明显扩张;脾大,密度均匀;胰管无扩张,胰腺轻度萎缩;双肾未见异常,双肾盂及所示上段输尿管无扩张,腹膜后未见明显增大淋巴结;腹腔内积液。放射学诊断:① 肝硬化,脾静脉曲张,脾大,腹水。② 肝内致密影,考虑介入治疗后改变,请结合临床。③ 胆囊慢性炎症。

[中医诊断] 鼓胀(脾虚水困证)。

[西医诊断] ① 肝恶性肿瘤(肝动脉化疗栓塞术后)。② 混合型肝硬化失代偿期(慢性乙型病毒性肝炎合并酒精性)。③ 肝硬化伴食管静脉曲张套扎术后。④ 膀胱恶性肿瘤术后。

[治则治法] 扶正兼顾祛邪:健脾利水,补益肝肾,滋阴益气,兼清热解毒。

[方药] 黄芪 30 g,防己 15 g,茵陈 30 g,当归 15 g,石斛 15 g,生地 10 g,熟地 10 g,枸杞子 12 g,鳖甲 12 g,炒白术 30 g,猪苓 15 g,茯苓 15 g,补骨脂 15 g,鸡内金 15 g,白茅根 30 g,仙鹤草 30 g,生牡蛎 30 g(先煎),莱菔子 15 g,半枝莲 15 g,白花蛇舌草 15 g。

21 剂。

二诊 患者双下肢水肿明显改善,腹胀稍缓,稍感腰背部酸软。力气较前恢复。舌质淡胖有齿痕,苔稍白腻,脉弦滑。辅助检查(8 月 8 日):血常规,WBC 2.20×10^9/L,中性粒细胞 1.4×10^9/L,RBC 3.14×10^{12}/L,血红蛋白 105 g/L,血小板计数 35×10^9/L。肝功能:STB 28.51 μmol/L,CB 10.78 μmol/L,UCB 17.7 μmol/L,ALT 73 U/L,AST 22 U/L,ALP 137 U/L,γ - GT 156.71 U/L,TPA 54.79 μmol/L,Alb 32.71 g/L,Glo 39.9 g/L,Alb/Glo 0.82。PT 17.5 s。予原方加枸杞子 15 g、鸡血藤 15 g 补益肝肾。28 剂。

三诊 患者双下肢稍肿,腹胀缓解,腰背部酸软减轻。乏力改善。舌质淡胖,苔稍白腻,脉弦滑。辅助检查(9 月 8 日)肝胆胰脾肾＋腹水 B 超:肝实质弥漫性病变——肝硬化声像图,胆囊壁毛糙增厚,脾大(SPV 7 mm),右肾囊肿,腹腔积液(平卧位腹腔检查:腹腔见游离无回声区,肝周宽约 16 mm,下腹腔深约 44 mm,脾周宽约 15 mm),胰腺、右肾未见明显异常。辅助检查(9 月 8 日)血常规:WBC 2.10×10^9/L,中性粒细胞 1.3×10^9/L,RBC 3.21×10^{12}/L,血红蛋白 106 g/L,血小板计数 36×10^9/L。肝肾功能:STB 29.73 μmol/L,CB 10.51 μmol/L,UCB 19.2 μmol/L,ALT 51 U/L,ALP 140 U/L,γ - GT 182.95 U/L,TPA 73.85 μmol/L,CR 34.07 μmol/L,NA 172 μmol/L,Alb 29.29 g/L,Glo 41.9 g/L,Alb/Glo 0.70,AST 14 U/L,BUN 3.66 mmol/L,GFR 208.30 ml/min。予原方加至莱菔子 9 g。28 剂。进一步理气除胀,消除腹水。

【按】患者症见面色萎黄,神疲乏力,双下肢水肿,腹部胀满,小便量可,胃纳一般,大便稍溏薄,夜寐安。舌质淡胖有齿痕,苔稍黄腻,脉弦。脾气虚弱,脾失健运,水谷不化精微反成水湿之邪,停聚腹中,故腹部胀满;肾阳虚惫,气化不能,故双下肢水肿;脾虚不运,故纳食减少;升降失常,清浊不分,清气下行而便溏;脾虚化源不足,气血衰少,血不荣色,故见面色萎黄;气虚,形体失于濡养,故见神疲乏力,少气懒言,舌胖有齿痕,为脾虚气弱之证,苔腻为水湿内停之象。

中医学认为,任何疾病的病机均可定性为正邪相争,正虚是疾病的内因,邪盛是疾病的外因,正邪相争的结果决定了疾病的发生发展。正气盛则胜邪,疾病易愈;正气虚而邪盛,则疾病进展快而难愈。由于原发性肝癌的病情复杂,加之经历诸多方法和治疗,因此临诊时常会遇到难题,如"正虚"与"邪实"的侧重,肝癌的患者久病必虚,应该扶正,顺理成章,但若邪毒亦盛又当驱邪为先,以免造成"虚其虚"或者"实其实"的后果。王灵台认为,如果肝病邪毒较盛的时候则应以驱邪为主(清热解毒、化湿),至少在一段时间内不应该服用党参、大量黄芪之类的扶正药,免得病情波动或延滞,即使要加扶正药也应少量,或以太子参、北沙参、白芍等平和清淡为宜。此时肝功能及症状可供参考,患者胆红素、氨基转移酶升高,待邪毒消退时再酌加补益之品。反之,即使邪毒之象已尽,肝功能恢复正常,处方中也应适当地加驱邪药,以防止病情反复,总之要做到"正邪兼顾,分清主次"。

结合辅助检查,患者胆囊炎症,胆红素轻微升高。尚未表现出口苦等症状。然肝胆互为表里,肝的疏泄功能正常与否,直接影响胆汁的分泌、排泄,若其疏泄功能正常,则胆汁循常道而行;反之可见胆汁上逆。慢性胆囊炎或胆结石等胆囊病变是慢性肝病最常见的并发症之一,治肝不忘利胆可提高治肝疗效,又可脏腑同治,防止脏病及腑的传变。

湿热邪气的留滞是肝脏慢性疾病致病的主要原因,然而患者苔稍黄腻,若根据传统之法,养阴滞湿,化湿伤阴,造成治疗中的矛盾,处理颇感棘手,本方中王灵台组方选药遵循养阴与化湿合用的原则,选用化湿而不伤阴助热之品。予茯苓、猪苓清利湿毒,白术、薏苡仁健脾利湿,并予枸杞子、石斛柔润之品,另予生地清热生津养阴,熟地养阴填精益髓。做到化湿而不伤阴,养阴而不滞湿。

肾为先天之本,生命之根,肾包括肾阴(肾精)和肾阳(命门之火)两方面功能。肾阴能滋润人体脏腑组织,是人体阴液的根本;肾阳能温煦人体脏腑组织,为人体阳气的根本。肾阴阳以肾藏精血为物质基础,相互滋生制约,发挥其藏精、主水液、主骨、生髓、通脑等功能。肝病日久必然累及肾,故患者见肝肾阴虚之证,治疗以滋补肾阴为要,方用生地、枸杞子。王灵台认为补阴补阳视证型而定,并根据患者的脾胃功能适当调整药味及剂量。曙光医院自 20 世纪 70 年代开始应用补肾为主的方法治疗慢性肝病,对于改善症状、肝功能及免疫功能,尤其是抑制病毒复制获得较好的疗效,并有实验研究资料,证明补肾法是治疗慢性肝病的有效方法之一。

案 4　肝癖（非酒精性脂肪性肝病）

王某，女，53 岁，退休教师。2017 年 3 月 3 日初诊。

[主诉] 腹胀、乏力伴口苦 2 日。

[现病史] 患者于 2017 年 3 月 3 日体检发现 ALT 升高，ALT 49 U/L，空腹血糖（FPG）8.96 mmol/L。腹部超声示：脂肪肝，胆囊息肉，脾稍大。肝脂肪变（CAP）289 db/m，TE 7.2 kPa。遂就诊于曙光医院门诊。刻下：腹胀，乏力，腿软，口苦，体胖，纳可，大便溏，日行 4 次。体检神清语利，面色萎黄，全身淋巴结未触及肿大，肝脾未触及，腹软无压痛、反跳痛。患者有 2 型糖尿病病史，目前服用二甲双胍治疗，患者无饮酒史，否认其他用药史。舌质淡苔白腻，脉滑。

[中医诊断] 肝癖（脾虚湿盛证）。

[西医诊断] 非酒精性脂肪性肝病。

[治则治法] 健脾祛湿。

[方药] 生黄芪 30 g，茯苓 15 g，陈皮 9 g，石斛 15 g，枸杞子 15 g，生地 15 g，葛根 15 g，黄连 9 g，当归 15 g，片姜黄 9 g，车前草 30 g，金钱草 30 g，虎杖 30 g，炒白术 15 g，炒白芍 15 g，白茅根 20 g，蝉蜕 9 g，僵蚕 9 g，山茱萸 12 g。

14 剂。

嘱患者清淡饮食，适当运动，忌海鲜、荤腥、辛辣、油腻、高糖等食物。

二诊　患者乏力、腹胀、腹泻等诸症均减轻，但出现烦热、口渴等症状。体检：神清语利，皮肤黏膜无明显黄染，全身淋巴结未触及肿大，肝脾未触及，腹软无压痛、反跳痛。查肝肾功能（一），FPG 8.73 mmol/L。舌质淡红胖有齿痕，苔薄黄，脉弦。考虑患者由于脾失健运，痰湿内阻，郁久化热而致。治以益气健脾、清利湿热。上方去僵蚕、蝉蜕，加玄参、决明子。

[方药] 生黄芪 30 g，茯苓 15 g，陈皮 9 g，石斛 15 g，枸杞子 15 g，生地 15 g，葛根 15 g，黄连 9 g，当归 15 g，片姜黄 9 g，车前草 30 g，金钱草 30 g，虎杖 30 g，炒白术 15 g，炒白芍 15 g，白茅根 20 g，玄参 12 g，决明子 15 g，山茱萸 15 g。

14 剂。守方 3 个月。

三诊　患者一般情况可，无明显不适主诉。查肝肾功能（一），FPG 7.26 mmol/L，血脂（一）。舌质淡红苔薄白，脉弦。肝郁脾虚，痰浊湿阻，日久而出现痰瘀互结的病理变化。

[方药] 生黄芪 30 g，茯苓 15 g，陈皮 9 g，石斛 15 g，枸杞子 15 g，生地 15 g，葛根 15 g，黄连 9 g，当归 15 g，片姜黄 9 g，车前草 30 g，金钱草 30 g，虎杖 30 g，炒白术 15 g，炒白芍 15 g，决明子 15 g，山茱萸 15 g，川芎 10 g，密蒙花 12 g。

14 剂。守方 3 月余。

四诊 患者肝功能正常,CAP 276 db/m,TE 7.0 kPa。患者无明显不适主诉,舌质红苔薄白,脉弦。

[治疗效果] 诸症消失。

【按】非酒精性脂肪性肝病在中医学中称为"肝癖",属于中医的"胁痛""积聚""痰浊""肥气"的范畴。病因主要是由于饮食不节、情志不畅、劳逸过度等引起肝之疏泄失常,脾之运化失职,水湿内停,痰浊内生。治宜健脾祛湿。王灵台根据健脾祛湿为主要治则,统筹兼顾、攻补兼施。其中选用黄芪、当归、石斛、山茱萸等平补气血阴阳,以枸杞子补益肝肾,茯苓、陈皮益气健脾。黄连、车前草、金钱草、白茅根、虎杖等清热利尿通淋,白芍养血柔肝,片姜黄行气通络。此外,现代药理学研究表明,黄连素可降低血清 TG、ALT、AST 的水平;当归多糖可缓解血清及肝脂质代谢紊乱,改善非酒精性脂肪性肝病及血糖平衡;姜黄素可维持正常的糖耐量和胰岛素的敏感性等。总之,全方主次有别,相辅相成,从而达到治疗的目的。

案5 积聚(乙型病毒性肝炎肝硬化代偿期)

臧某,男,45 岁,公司职员。2016 年 11 月 29 日就诊。

[主诉] 反复乏力 10 年,加重伴右上腹部疼痛 1 月余。

[现病史] 患者 2006 年体检时查出 HBeAg 阳性慢性乙型病毒性肝炎,于当年用干扰素治疗(具体用药方案无法供述),使用半年后未见明显好转,仅出现 HBeAg 阴转,后未行系统性抗病毒治疗。10 年来,患者曾因右上腹不适住院两次,具体治疗记录无法供述。1 个月前,患者因自觉乏力加重,休息不得减,并再次出现右上腹疼痛,前往当地医院就诊。2016 年 11 月 20 日检查示:肝功能,STB 34.7 μmol/L,CB 11.7 μmol/L;HBV-DNA 1.10×10^5;AFP 10 μg/L;腹部超声:肝硬化,胆囊壁增粗。刻下:患者肝区胀满,伴轻微疼痛,纳可,寐欠安,多梦,晨起口苦,腰酸,尿黄,大便每日 2~3 行,成形。体检:神清语利,面色偏暗,皮肤黏膜无明显黄染,全身淋巴结未触及肿大,肝脾未触及,腹软,右上腹压痛(+),其余腹部无压痛、反跳痛。双下肢轻度水肿。舌质红苔稍黄腻,脉滑。

[中医诊断] 积聚病(脾肾两虚,湿热蕴结证)。

[西医诊断] 乙型病毒性肝炎肝硬化代偿期。

[治则治法] 补肾健脾,兼清热软坚散结。

[方药] 党参 30 g,茯苓 12 g,陈皮 9 g,白术 15 g,石斛 15 g,当归 15 g,枸杞子 15 g,生地 12 g,郁金 15 g,淫羊藿 12 g,鸡内金 10 g,鳖甲 12 g,虎杖 15 g,茵陈 30 g,车前子 30 g,牡蛎 30 g。

28 剂。

二诊 患者肝区胀满疼痛好转,晨起口苦亦改善,多梦仍存,腰酸夜间明显,尿黄未见明显好转,大便调。苔薄白舌质暗红,脉细滑。考虑患者热象改善明显,故予更改方药。

[方药] 党参30 g,茯苓12 g,陈皮9 g,白术15 g,石斛15 g,当归15 g,枸杞子15 g,生地12 g,郁金15 g,鸡内金10 g,鳖甲12 g,生龙骨30 g,虎杖15 g,车前子30 g,牡蛎30 g,合欢皮30 g,金钱草30 g,焦栀子9 g,肉苁蓉15 g,炒白芍15 g。

28剂。守方3个月。

三诊 患者现肝区隐痛,较3个月前改善明显,口干口苦未见。刷牙时诉牙龈易出血,小便色偏黄较前稍有变淡,大便不成形,每日1~2次。舌质红苔薄腻,脉滑。

[方药] 党参30 g,茯苓12 g,陈皮9 g,白术15 g,石斛15 g,当归15 g,枸杞子15 g,生地12 g,鸡内金12 g,鳖甲12 g,虎杖15 g,生龙骨30 g,生牡蛎30 g,金钱草30 g,栀子9 g,合欢皮30 g,淫羊藿30 g,车前子15 g,夏枯草15 g,炒延胡索15 g。

28剂。守方2个月。

四诊 患者肝区不适好转,胁肋胀满不适,二便调。舌淡红苔白腻,脉滑。

[方药] 党参30 g,茯苓12 g,陈皮9 g,白术15 g,石斛15 g,当归15 g,枸杞子15 g,生地12 g,鳖甲12 g,虎杖15 g,生龙骨30 g,生牡蛎30 g,茵陈30 g,栀子9 g,合欢皮30 g,淫羊藿30 g,车前子15 g,夏枯草15 g,炒延胡索15 g,柴胡12 g。

28剂。

[治疗效果] 诸症改善,肝硬化无不良进展。

【按】中医五行理论中,肾为水,肝为木,木为水之子,故而常常子病及母,肝病久则肾气常被耗伤。中医藏象学说中,肾主水,为先天之本,主藏精。慢性肝病则常常病程较长,耗伤精气,因此也常常在临床出现腰膝酸软的症状。并且肝硬化患者在中晚期常出现腹水、下肢水肿的症状,在中医理论中为水液通调失司,而肾恰恰为水液通调中的重要部分。正是如此,王灵台从20世纪70年代起就率先使用"从肾论治"作为慢性肝病的临床治疗原则及研究方向,目前早已取得极大的成功及成果。也是对《医宗必读》中谓"东方之木,无虚不可补,补肾即所以补肝"最好的一个当代验证。故而在治疗中,王灵台时常会把淫羊藿、生地、枸杞子、菟丝子、肉苁蓉等补肾药物加入组方中。并且,王灵台常推崇仲景"阴阳同求"的思想,在临床上常常使用"阳中取阴,水中求火"的理论进行治疗。从而在用药时,每每将滋补肾阴和肾阳的药共同使用,同时避免使用温阳力强的诸如附子、肉桂等剽悍之品,以免劫肝阴加重病情。

除了肝肾同源,《金匮要略》云:"夫治未病者,见肝之病,知肝传脾,当先实脾。"且肝木和脾土在生理上处于制约平衡的相克关系,一旦失于平衡必然相互影响。肝主疏泄,主宰脾胃气机的升降,肝病则脾气不升、胃气不降,脾胃消化功能失调在肝炎患者中最为多见。王灵台熟谙肝胃之间的生理关系和病理上的相互影响,故强调治肝不忘和胃。临证常常应用茯苓、陈皮、半夏、鸡内金、麦芽健脾和胃。王灵台认为,人以胃气为本,土生万物,木得土荣。

肝硬化,多为慢性肝病中晚期的转归。中医中并没有直接与肝硬化相关的疾病名称,但是有和症状相关的中医病名,如"积聚""鼓胀"。而在病因病机方面,肝硬化亦常常虚实夹杂。故在临床上,王灵台往往强调需要根据患者具体症状具体分析,再予组方治疗。

该患者本次前来,病史迁延时间较长,且除了肝病症状外伴有明显腰酸腿软,故而王灵台根据从肾论治的原则,使用淫羊藿温而不热,补益元阳;生地、枸杞子滋阴补肾、养血填精,两项联用,阴阳互用,且避免运用肉桂、干姜等药物。牡蛎咸涩入肾,有软坚化痰清热之功;龙骨甘涩入肝,有收敛止脱镇惊安魄之妙,两药搭配软坚散结、补肝安神共奏。同时予党参、茯苓、白术四君汤减甘草补益脾气,加陈皮、鸡内金进一步健脾宽中。针对患者多梦,王灵台选择同样入肝经的合欢皮,在安神的同时安养肝胆。除虚证以外,患者舌脉及小便的征象还提示患者存在湿热之实,因此,王灵台同时使用车前子、栀子等药物。

综上所述,王灵台充分运用中医传统理论辨证辨病,结合舌脉证候,才得以维持患者肝纤维化程度,使其不再进展的同时,令患者的症状逐一治愈。

孟宪益

【名医简介】

孟宪益(1937—1989),主任医师,毕业于上海中医学院(今上海中医药大学)。临床上宗《伤寒论》及《金匮要略》之旨,采用系列方辨证治疗重症肝炎,减少了重症肝炎的病死率,为中医治疗重症肝炎提供了多种方法。擅长按卫气营血辨证施治乙型脑炎,对中医药治疗各种传染病有着丰富的经验,同时鼓励中药的现代研究。1988年积极参与上海甲型病毒性肝炎的治疗,并通过大量的临床观察总结了1万余例甲型病毒性肝炎治疗经验。1989年编著《上海中医药指南》,参与编著《上海卫生志》,为推动中医治疗传染病的发展做出大量的贡献。

【医案】

案1　黄疸[甲型病毒性肝炎(恢复期)]

袁某,男,42岁,工人。1988年2月8日入院。

[主诉]乏力纳差腹胀10日。

[现病史]患者有服用毛蚶史,1个月前诊断为"甲型病毒性肝炎",予治疗后患者肝

功能逐渐好转。10日前,患者出现纳差、乏力且逐渐加重。辅助检查:STB 38 μmol/L,ALT 100 U/L。查体:神清,肝脾未及,无压痛、叩击痛。上腹胀满、大便干结,尿黄,舌质红苔黄腻,脉弦而沉。

[中医诊断] 黄疸(湿热蕴积,肝郁气滞)。

[西医诊断] 甲型病毒性肝炎(恢复期)。

[治则治法] 清热化湿,疏肝理气。

[方药] 自拟清热利湿方。

绵茵陈20 g,金钱草20 g,青皮、陈皮各3 g,生鸡内金10 g,制香附6 g,焦栀子9 g,川黄柏9 g,生大黄9 g(后下),紫丹参9 g,炒枳壳9 g,广郁金9 g。

7剂。

二诊 服后大便日行3次,自觉轻松。STB 33 μmol/L,ALT 69 U/L。原方去生大黄,加用厚朴9 g。

服药两周后复诊:大便通畅,日行1次,胃口及乏力明显好转。舌质红苔腻,脉略弦。复查STB<17 μmol/L,ALT<40 U/L。

[治疗效果] 痊愈。

【按】1988年初,上海市甲型病毒性肝炎暴发流行后,大部分甲型病毒性肝炎患者经2～3个月治疗后恢复了健康,但尚有一部分患者出现恢复期症状,如乏力、纳差、上腹胀满、两胁胀痛、舌苔白腻或黄腻、舌质瘀黯等症状,影响患者正常生活和工作。孟宪益与多位中医专家于1988年5月起开设中医专家门诊,对108例甲型病毒性肝炎恢复期患者采用中医辨证分型治疗,并取得较为满意的疗效。孟宪益认为甲型病毒性肝炎患者出现恢复期症状是由于湿热毒邪侵袭肝脾久恋不去所致,肝郁气滞,甚至肝经瘀血;湿热久恋又会引起脾气虚弱,耗伤肝脾之阴,致使气阴两虚。是故甲型病毒性肝炎恢复期患者临床上多见:腹胀腹满,两胁胀痛,纳差口苦、便溏或便涩,小便色黄,头昏之力,腰酸肢软,舌苔白腻或黄腻,舌质瘀黯等症状。在治疗上湿热未清者仍需清热利湿为主,佐以疏肝理气、健脾和胃、活血化瘀、补气养血。疏肝理气药宜用软柴胡、八月札、白豆蔻、砂仁、佛手片或花、厚朴花、广郁金、炒枳壳等,不宜用太辛燥之品,以免耗伤津液。健脾和胃药宜用苍术、白术、茯苓、鸡内金、香谷芽、麦芽、山楂等,活血化瘀药宜用丹参、赤芍、川芎、桃红等。补气养肝药宜用太子参、潞党参、炙黄芪、沙参、人参、石斛、枸杞子、女贞子、山茱萸、桑寄生等,清利湿热药仍需用大黄、黄柏、栀子、茵陈、金钱草等。经以上辨证施治,甲型病毒性肝炎恢复期患者基本上都能达到消除症状、恢复健康的目的。除中医辨证施治调理外,还需要患者注意适当的休息,避免情绪的波动,安排合理的饮食,也是不可忽视的重要方面。

案 2　黄疸(急性黄疸型乙型病毒性肝炎伴胆汁淤积)

钱某,男,40 岁,工人。1978 年 3 月 7 日入院。

[主诉]身目尿黄染伴乏力 1 周。

[现病史]患者 1 周前劳累后出现身目尿黄染,乏力恶心,厌食油腻,诊断为急性黄疸型乙型病毒性肝炎。予保肝退黄治疗后,患者乏力恶心逐渐好转。然黄疸进行性加深,大便欠畅,小便尚调。(3 月 21 日)辅助检查:STB 272 μmol/L,ALT 80 U/L,AKP 33 U/L,γ - GT 62 U/L。考虑患者急性黄疸型乙型病毒性肝炎伴有胆汁淤积,建议使用泼尼松口服冲击治疗,然患者拒绝激素治疗,今为进一步退黄治疗,请中医科会诊。查体:神清,肝略大,边缘光滑,脾未及,无压痛,肝区轻度叩击痛。上腹略有胀满,大便干结,溲赤,舌质暗红,舌下静脉曲张,苔黄腻,脉弦。

[中医诊断]黄疸(湿热壅盛,气滞血瘀)。

[西医诊断]急性黄疸型乙型病毒性肝炎伴胆汁淤积。

[治则治法]清热通下,活血化瘀。

[方药]通下祛瘀汤加减。

绵茵陈 30 g,金钱草 30 g,生大黄 15 g(后下),玄明粉 15 g(冲),炒枳壳 12 g,川厚朴 12 g,红花 9 g,桃仁 15 g,木香 12 g。

7 剂。隔日 1 剂。浓煎 1 剂,上午服。

二诊　患者自诉服药后大便每日 2~3 次,稀便。胃口尚可,无恶心及乏力,小便偏黄。舌淡苔薄腻,脉滑。(3 月 28 日)辅助检查:STB 204 μmol/L,ALT 64 μmol/L,AKP 29 U/L,γ - GT 45 U/L。原方调整玄明粉 9 g,生大黄 9 g,加用黄芪 30 g。服药同前,仍隔日 1 剂,浓煎 1 剂,上午服。

服药两周后复诊:小便颜色减轻,二便畅通,夜寐一般,舌淡红苔薄,脉滑。复查 STB 85 μmol/L,ALT<40 U/L。出院后以归脾丸善后,1 个月后复查,指标正常,随访 3 个月未见异常。

[治疗效果]痊愈。

【按】急性黄疸型病毒性肝炎中有一类胆汁郁积型的病例,其临床特点是起病急,黄疸急骤上升并持续较久不退,多数患者伴有皮肤瘙痒。血清 STB 多超过 170 μmol/L 以上,黄疸高峰前期 ALT 可有明显升高,早期麝香草酚絮状试验及麝香草酚浊度试验反应多阴性,后期亦可出现明显阳性。总胆固醇和胆固醇酯亦可下降,甚至白、球蛋白倒置。但一般临床症状比重症坏死性肝炎为轻。

对于本型肝炎的治疗,过去多沿用肾上腺皮质激素(以下简称激素)疗法,虽有退黄的作用,但复发者多,激素长期不能递减,以及引起其他副反应者屡见不鲜。孟宪益根据辨证论治,认为胆汁郁积型肝炎多表现为湿热壅盛,气滞血瘀,临床应用通下祛瘀法治疗本病。经方药:① 茵陈承气汤:绵茵陈 30 g、金钱草 30 g、生大黄 15～20 g(开水泡)、玄明粉 15～20 g(冲入)、炒枳实 9 g、川厚朴 9 g。② 通下祛瘀汤:上方加红花 9 g、桃仁 9 g、木香 9 g。服用以上二方后均能引起腹泻 3～5 次。后一方多用于深度黄疸(STB 一般在 255 μmol/L 以上)长期瘀滞不退,血瘀较重者。用法:一般隔日服 1 剂,上午服,服后 2～3 h,二方均能导泻 3～5 次。如不泻下者,可加大生大黄 24 g 至 50 g。当黄疸大部分消退后可改为每周服药 1 次。用药后如患者泻下较甚,软弱无力者可予干晒参 9 g 煎汤代茶以支持之。一般患者通下后自觉舒服,所以不需要另外服药。孟宪益曾统计 10 例通下祛瘀法治疗胆汁郁积型病毒性肝炎的效果:用药后第一周 STB 消退 9%～56%,占 30% 左右,2 周内总胆红素消退 18%～83% 者,共占 50% 左右。服中药后开始 2 周黄疸消退较快,当血清 STB 退至 85 μmol/L 以内,消退较慢。

案 3 黄疸(急性黄疸型肝炎)

曾某,男,50 岁,工人。1982 年 5 月 6 日初诊。

[主诉]发热 4 日伴小便黄染。

[现病史]患者 5 月 2 日无明显诱因下出现畏寒发热,体温 38.2℃,无汗,乏力恶心、厌食油腻,小便量少,大便尚可,当时自以为感冒,服退热药未见好转,昨日发现尿黄,巩膜黄染。平时偶有饮酒及吸烟史,近期曾有食海鲜史,乙型病毒性肝炎病史不详。(5 月 6 日)辅助检查:STB 153 μmol/L,ALT 584 U/L。查体:神清,体温 38.4℃,全身皮肤及黏膜、巩膜中度黄染,腹软无压痛,肝肋下 2 指,肝区叩击痛,脾未及,移动性浊音(一),双下肢未见水肿,舌质红苔薄黄腻,脉浮滑。

[中医诊断]黄疸(表邪郁遏,湿热内蕴)。

[西医诊断]急性黄疸型肝炎。

[治则治法]疏散表邪,清热利湿。

[方药]麻黄连翘赤小豆汤加减。

麻黄 9 g,连翘 9 g,杏仁 15 g,桑白皮 15 g,赤小豆 15 g,大枣 15 g,生姜 9 g,甘草 6 g。3 剂。1 剂煎成 3 剂,半日服尽。

二诊 患者服药 2 剂后自诉已无发热,畏寒较前好转,小便畅通且颜色转淡无明显乏力恶心,稍厌油腻,舌淡红苔薄腻,脉滑。(5 月 9 日)辅助检查:STB 68 μmol/L,ALT 164 U/L,HAV IgM(+)。

[方药]予藿香正气散加减。

苍术 9 g,陈皮 6 g,厚朴 9 g,白芷 6 g,茯苓 12 g,制半夏 9 g,生甘草 6 g,广藿香 9 g,

紫苏叶 9 g,茵陈 15 g。

3 剂。

三诊　小便颜色转清,全身皮肤黄染减退,巩膜轻度黄染,二便畅通,夜寐一般,舌淡红苔薄,脉滑。(5 月 15 日)复查 STB 34 μmol/L,ALT 62 U/L。出院后嘱静养,1 个月后复查,指标正常,随访 3 个月未见异常。

[治疗效果] 痊愈。

【按】《素问·六元正纪大论篇》最早提出"湿热相薄……民病黄瘅",为黄疸产生的根源。《伤寒论》199 条有:"阳明病,无汗,小便不利,心中懊恼者,身必发黄。"236 条中"阳明病,发热汗出者,此为热越,不能发黄也。但头汗出,身无汗,剂颈而还,小便不利,渴饮水浆者,此为瘀热在里,身必发黄"。以上两条经文指出了产生黄疸的主要原因为:"无汗,小便不利,湿热交织。"因为玄府为湿热所闭阻故邪不得从汗出,三焦为湿热所交困故水道不利。湿热合邪,瘀热郁积,而致黄疸。

此例病案中,患者外感表邪未尽,故见发热、恶寒、无汗等症,湿热阻于里而见黄疸。《内经》中"其在皮者,汗而发之""其下者,引而竭之",《伤寒论》262 条中:"伤寒瘀热在里,身必黄,麻黄连翘赤小豆汤主之。"孟宪益根据《内经》与《伤寒论》的治疗原则,"因势利导"治疗急性黄疸型肝炎。患者为阳明经表证,正气不虚有抗邪外出之势,顺其正气抗邪之势汗而发之、引而竭之,以祛邪外出,达到祛邪安正的目的。麻黄连翘赤小豆汤便是通过发散的办法,使湿热外越,"不能发黄也"。方中:麻黄配连翘,寒热并用疏解表邪,麻黄、杏仁通调水道,赤小豆、桑白皮清热利湿,生姜、大枣调和营卫,甘草补益中气,诸药协同,可开鬼门、洁净府,驱邪外出,同时扶中益气不伤正。因为急诊,故此方煎煮后分温三服,半日服尽,更加符合病情的轻重缓急。孟宪益认为黄疸初期,病邪郁表:症见恶寒发热,头痛无汗或有汗,小便不利等。无汗表实证可用麻黄连翘赤小豆汤加减;表虚者可用桂枝加黄芪汤加减;身热有汗,口渴脉数偏热者可用银翘散加减。

二诊时患者已无发热,且"舌淡红苔薄腻,脉滑",可见热势已微,但患者"畏寒好转,稍厌油腻,苔薄腻,脉滑",其湿邪未尽。故予藿香正气散加减解表化湿,理气和中。

张　菁

【名医简介】

张菁(1945—　),女,上海市人。上海市徐汇区大华医院中医肝科主任,兼中医科主任,主任医师,上海中医药大学兼职教授,上海市中医感染病分会副主委。1968 年毕业于上海中医学院(六年制),1984 年参加上海市高级中医研究班。1985 年起跟师"国医大师"颜德馨及名老中医顾丕荣。1993 年享受国务院特殊津贴。2017 年评为上海市名中医。为上海市第十一届、第十二届人大代表,全国三八红旗手,上海市十大优秀职业女性,上海市劳动模范,首批上海市医学领先专业(中西医结合肝病)特色专科、上海市中医特色专科及优势专科学科带头人,上海市名老中医药专家学术经验研究工作室导师,上海市基层名老中医专家研究工作室导师。带领团队完成上海市科委课题 7 项,上海市中发办重大课题 1 项。曾获上海市科技进步三等奖 2 项,上海市中医科技进步二等奖 1 项,全国优秀发明"金质奖"1 项。迄今从事中医肝科临床医、教、研工作已逾 40 年。学术主张及特色:整体调治,多法结合;和阳解凝;固本清源;天人相应,循经治病。临床上善于中药治疗慢性肝炎及肝硬化、顽固性黄疸、肝癌手术后抗复发,防转移和肝科其他疑难病。发表论文 40 余篇,专著 2 部(合作出版),获专利 1 项。

【医案】

案 1 胁痛(慢性乙型病毒性肝炎伴早期肝硬化)

孙某,女,32 岁。2009 年 7 月 5 日初诊。

[主诉] 肝区刺痛,消瘦 2 年余,加重 1 个月。

[现病史] 有乙型病毒性肝炎史 8 年,近 2 年形瘦纳少,悒悒不乐,肝区刺痛,偶有齿衄,经久不愈。肝功能反复不正常,月经数月一行,少腹胀坠,经色暗黑,质稠难下。

双侧乳房小叶增生,右侧甲状腺结节(1 mm×1.5 mm),症见面色黧黑,消瘦,舌质暗红,边有瘀紫斑点,苔白腻。STB 36.8 μmol/L,ALT 182 U/L,AST 108 U/L,γ - GT 144 U/L,Alb/Glo 28.5/36(0.77/1),在当地医院接受中西医结合治疗,予以中药清热解毒,降酶保肝。配合西药(拉米夫定)抗病毒治疗,屡治不效。

[中医诊断] 胁痛(肝郁脾虚,正虚邪恋)。

[西医诊断] 慢性乙型病毒性肝炎伴早期肝硬化。

[治则治法] 运脾升清,养血濡肝。

[方药] 柴胡 9 g,当归 9 g,川芎 9 g,赤芍 9 g,茵陈 12 g,炒栀子 9 g,豆豉 9 g,木瓜 9 g,炒酸枣仁 9 g,茯苓 9 g,苍术、白术各 9 g,佛手 9 g,丹参 10 g,枳壳 6 g,郁金 9 g。

20 剂。

二诊 药后脾醒胃和,纳馨苔化,肝区隐痛得减。唯感口燥咽干,面部潮热,心烦易怒,大便干结,舌质暗红少津,中有裂纹,脉细弦。属肝肾亏损,瘀血阻络之证。拟滋肾以养肝,佐以消瘀以和络。予血肉有情之品以养之,滋水以涵之。投以三甲复脉汤、三甲散加减,养肝滋肾,软坚散积,搜邪通络治之。

［方药］炙生地10 g,山药10 g,山茱萸10 g,当归10 g,苍术、白术各6 g,柴胡9 g,炒白芍9 g,茯苓9 g,炙鳖甲15 g,煅牡蛎30 g,阿胶6 g(烊化),炙龟甲12 g,䗪虫9 g,穿山甲9 g,火麻仁10 g,佛手片9 g,鳖甲煎丸9 g(包煎)。

服药2个月。

三诊 药后,颇觉舒适,口干咽燥向愈,腑行正常,舌边瘀点稍淡,衄血已止,黄疸退净。脾胃运化已得好转,Alb/Glo 32.5/28。嘱咐患者将上方加入鹿角,制丸与煎剂交替服用,续服2个月,徐徐调养,以求巩固疗效。

四诊 前方肝肾同治,精血互补,肝肾协调。经候如期,色鲜量中,面色红润。B超复查:肝表面欠光滑,未见异常增生结节,脾稍大。肝脏弹性成像,门静脉直径在正常范围,肝功能持续正常。治疗前乳房小叶增生,呈小岛样改变已渐渐消散,甲状腺结节变小变软。患者在外地工作,来沪不便,方药合度,仍宗原意出入,加资生丸10 g吞服缓图根治。定期来沪复诊,随访至今,病呈小康之局。

【按】 张菁诊治肝病,注重整体调节,肝、脾、肾三脏同治。肝为刚脏,拟柔拟补;脾为柔脏,拟温拟燥。邪毒内伏,肝阴耗损,久用苦寒之品,气血乏生化之源。当肝脾同治,刚柔并进,补泻兼施。补脾不如健脾,健脾不如运脾。张菁斟酌使用苍术,运脾醒脾,制约纠偏,助振中州,谷安精生,化源不竭。治疗肝病,不在朝夕,宜缓图取效,顽疾久病,不易速愈,一旦辨证明确,就要守法守方,多服才能见效,杂药乱投,必难收功。"五脏之真,唯肾为根",大剂补肾以养肝,润以濡其干,虫以动其瘀,通以祛其闭。天人相应,经络所循,疾病所及。肝、乳房、甲状腺、子宫正是足厥阴肝经在体内循行路径所过之处,肝经郁滞,即有瘀浊聚踞之虞。宗《经》之旨:"五脏元真通畅,人即安和。"搜尽厥阴伏邪,疏浚清瘀,肝气血旺盛,经气条畅,阴阳自和,正胜邪却。"肝为血海,又当冲脉",任脉通,太冲脉盛,经期准潮;瘀去癥消,乳房小叶增生及甲状腺结节明显缩小。调治年余,随访至今,体力恢复,肝功能持续正常,遂使病情日趋稳定。

案2 胁痛(汇管区中度炎症,肝小叶内点状坏死)

冉某,男,49岁。2016年2月25日初诊。

［主诉］肝区刺痛伴衄血、脘腹痞闷半年。

［现病史］患者肝功能异常,肝病迁移10余年。HBV标志:HBsAg 4 200 U/ml,HBeAg(+),HBV - DNA 5.4×10⁶ U/ml(参考值<1.00×10³ U/ml),经西药抗病毒(恩替卡韦),干扰素治疗,中医清热解毒,保肝降酶未能获效。B超提示:肝损,脂肪浸润,脾肿大,胆囊壁增厚,胆泥淤积。磁共振检查:肝小叶内铁沉积呈点状及粉末状不均匀分布。肝功能STB 36.2 μmol/L,ALT 220 U/L,AST 128 U/L,γ - GT 305 U/L。铁代谢

指标：铁蛋白 2 080 μg/L，血清铁 43.53 μmol/L，转铁蛋白 0.22 g/L(0.3～2 g/L)，触珠蛋白<0.074 4 g/L，Ⅲ型胶原 239.88 ng/ml(0～105 ng/ml)。症见面目虚浮，舌淡胖，边有齿痕，苔白厚腻，脉濡细。

［中医诊断］胁痛(肝病及脾，湿浊凝聚)。

［西医诊断］汇管区中度炎症，肝小叶内点状坏死。

［治则治法］升清降浊，温阳健脾。

［方药］苍术 9 g，厚朴 6 g，木瓜 9 g，草果 9 g，熟附片 9 g，柴胡 9 g，当归 9 g，干姜 6 g，吴茱萸 3 g，蚕砂 12 g，炒薏苡仁 15 g，豆豉 9 g，制半夏 9 g，姜黄连 3 g。

15 剂。

二诊 苔腻渐化，张菁认为，纳食稍增，胃腑已有醒豁之机，肝区仍感时时刺痛。铁为重浊之质，久踞肝脏，阴霾难散，阴阳俱损，气血凝滞，血涩则痛。数年旧恙，难图速效。取中和汤合滋水清肝饮；柴芍六君子汤，温阳解凝，补气透托。寒凝一解，气血乃行。

［方药］柴胡 9 g，当归 9 g，赤芍 9 g，茯苓 9 g，生黄芪 30 g，苍术 9 g，川芎 9 g，熟附片 9 g，肉桂 6 g(后下)，皂角刺 9 g，山药 9 g，鳖甲 15 g，山茱萸 9 g，炙乳香 6 g，炙没药 6 g，白芷 9 g，炒熟地 9 g，生升麻 9 g。

30 剂。

三诊 服药后患者精神渐振，大便每日一行，腹部胀闷渐松，复查肝功能已有好转之势，铁蛋白 622 μg/L，血清铁 22.3 μmol/L，络瘀已有化机，仍守前法递进。加露蜂房 9 g、穿山甲 9 g、䗪虫 9 g。原法更进 30 剂。疏肝散结，以补助通，化瘀搜络，祛邪务尽之意。

四诊 肝脏得温补而渐复，痰浊得泄化而渐清，攻补同治，标本兼顾，多年痼疾方能得愈。守上方加鹿角 9 g、龟甲 9 g、小茴香 6 g。鹿角通督脉而补阳，龟甲通任脉而补阴。龟鹿两味并进，峻补阴阳以生气血精髓，小茴香入肝、肾、脾、胃经，调中醒脾。诸药同用为阴阳气血交补之剂，阴生阳长，气旺血生之意。治疗年余，而告缓解。

五诊 (2017 年 5 月 26 日)铁蛋白 158 μg/L，血清铁 18.9 μmol/L，Ⅲ型胶原 42.12 ng/ml。乙型病毒性肝炎标志：HBsAg 539 U/ml，HBeAg(－)，HBV - DNA 2.1×10³(<1.00×10³ U/ml)，肝功能正常。磁敏感成像：肝脏内铁沉积全部消失。临床治疗 1 年 4 个月而达小可之境，绝非侥中。告诫患者：按时服药，定期监测，疗效稳定，未见复发。

【按】 冉某肝炎伴早期肝硬化，西药抗病毒数载，迭进中药清热解毒，降酶保肝治疗，未能应手。不究其本，药未对症，病久正虚，药效囿然。根据西医学综合诊断，以中医学辨证施治为准则，详查细审，标本兼顾，虚实得体，而获卓效。在肝炎肝硬化病程中，肝气虚、肝阳损并非少见，并常与脾气弱、脾阳虚同见。湿浊阴凝日久难以骤化，"冰壑之渊，鱼虾不生"，欲振其衰当温其阳。张菁选用外科主治痈疡属半阴半阳之间、元气不足之"中和汤"方义，大剂量黄芪配伍当归，益气生血；协同皂角刺、白芷、乳香、没药补气透托，和血消散。临诊不论虚实，络瘀渐化未彻，张菁每入虫类药搜剔风邪能助药力而获速效。如：穿山甲助黄芪畅气通络，以补助通；䗪虫佐生薏苡仁健脾攻瘀；露蜂房伍生熟麦芽疏肝散结均随证酌情而投。

张菁贵在辨证投药，权衡邪正虚实，把握传变趋向，引内潜之邪向外搏发，确立调畅气机、精血互补、助阳托邪、窜络剔邪为治疗大法。基于中和汤，滋水清肝饮，龟鹿二仙膏之方义组成中药复方"肝复新"，并驾齐驱，鼓荡阳气，引药力直达巢穴，谨防冰伏伤正之覆辙。治疗章法分明，犹如兵家，步步为营，围歼顽敌，直捣匪巢。

伏邪透泄，邪去正复，脏腑调和。"正气存内，邪不可干"，提高御邪与蠲邪的能力。"肝为血脏，赖血以养"，肝为气化之枢纽，升降之轴心，是合成转铁蛋白的主要器官。肝脏修复，运转肝细胞内铁的能力提高，从而消除铁过载，截断铁与乙型病毒性肝炎病毒的协同作用。从冉某的治疗过程分析：消除铁过载明显提高抗病毒的疗效，表面抗原 HBsAg 已下降至低滴度，持久抑制乙型病毒性肝炎病毒的复制，HBV－DNA 也降低到低水平，肝功能稳定，缓解了肝病的进程。张菁以铁代谢为切入点，独辟蹊径，闯出新路，明确中医治疗慢乙型病毒性肝炎伴铁过负荷患者的价值，有助于改善慢乙型病毒性肝炎以及肝硬化患者的预后，提高生活质量，降低病死率。彰显了中医的优势，完善了肝病的中医治疗体系。

案 3　肝痈（肝脓肿）

杨某，男，80 岁。2008 年 7 月 10 日初诊。

［主诉］右上腹疼痛伴高热 5 日。

［现病史］患者近 5 日来，出现高热，伴有右上腹疼痛，在外院静脉滴注抗生素及中药治疗 5 日，高热未退，效不显。经人介绍，慕名来诊。刻下高热，体温 39.3℃，伴右上腹疼痛，神疲乏力，双下肢酸软，纳差，便干，尿赤，面色晦暗，舌紫暗边瘀斑苔黄腻，脉弦数。查血常规：WBC 15.9×10^9/L。B 超：肝脓肿。患者既往有慢性乙型病毒性肝炎及糖尿病病史。

［中医诊断］肝痈（阳虚寒凝，痰浊瘀滞）。

［西医诊断］肝脓肿。

［治则治法］和阳解凝，滋阴退热。

［方药］阳和汤合青蒿鳖甲汤、红藤败酱散加减。

熟地 15 g，鹿角霜 30 g，熟附片 6 g，肉桂 3 g，白芥子 9 g，青蒿 15 g，鳖甲 20 g，地骨皮

10 g,知母 10 g,牡丹皮 12 g,白薇 10 g,红藤 30 g,败酱草 15 g。

3 剂。常法煎服。

二诊 患者服药 3 剂后,热势渐退,体温波动在 37～38℃,右上腹疼痛明显好转,大便润畅,舌淡暗,瘀斑渐散,苔薄黄,脉弦。守法再进,上方加穿山甲 9 g。7 剂,常法煎服。

三诊 治疗 10 日后,患者体温平,右上腹疼痛明显缓解,二便调,唯感神疲,腰膝痠软,舌淡润苔薄白,脉弦。复查血常规,WBC $5.2 \times 10^9/L$。复查 B 超:肝损图像伴肝囊肿,肝脓肿恢复期。原法增损,前方去熟附片、肉桂、败酱草,加入生黄芪 30 g,当归 10 g。嘱咐患者日服左归丸 10 g。依此法调理 2 个月,告愈。

[治疗效果] 随访 1 年未复发,患者脸色红润,神清气爽,舌红润苔薄白,脉弦。

【按】阳和汤载于《外科全生集》,由鹿角、熟地、炮姜、肉桂、麻黄、白芥子、生甘草组成,具有助阳补血、散寒导滞之功,主治阴疽、鹤膝风等症。

肝脓肿属中医学"内痈"的范畴,多称之为肝痈。本病多为感受疫毒,或嗜酒肥甘而生热,或肝郁而化火,致火热成毒,瘀滞于肝,使血肉腐败而成内痈。临床主要表现寒战、高热、右上腹疼痛、恶心呕吐、食欲不振、腹胀等,可经肝脏 B 超确诊。西医常见治疗手段为静脉滴注抗生素,或穿刺抽脓,或切开引流。中医治疗也往往侧重于清热解毒,化脓消脓。

该患者既往有慢性肝病、糖尿病病史,来诊之前已经静脉滴注大剂量抗生素,服用中药石膏、知母、黄连等一派苦寒之品。中医学认为:屡用苦寒之品,戕伐脾肾之阳,肝失疏泄之权,脏气闭塞不通,而呈瘀浊内阻,阴阳乖违,寒热错杂之局面,故见面色晦暗少华、舌紫暗有瘀斑、苔黄腻等一派阳虚阴亏、痰浊瘀阻之证候。张菁用阳和汤加味治之,附子、肉桂温振阳气,条畅气血;重用鹿角霜托毒消散;白芥子消皮里膜外之痰;参以熟地、鳖甲护养营阴;青蒿、地骨皮、白薇,以透泄阴分之伏热;共奏推陈致新、固本清源之功。患者服用本方后,脾肾之阳渐振,肝体得养,枢机运转,郁热透泄,右上腹疼痛明显减轻,颜面晦暗渐趋明朗,舌边瘀斑渐散,精神日以振奋,诸症次第改善。二诊原方既效,守法续进,加用穿山甲搜剔络脉。三诊,体温既平,神疲,腰膝痠软,故原方去附子、肉桂,加用当归补血汤。因年高体衰,遵循"乙癸同源"的理论,嘱服左归丸壮水之主,补益肾精以善其后,遂使病情日趋稳定。

张菁认为阳气不到之处,即湿浊阴凝之所。长期临床实践发现,在慢性肝病、肝硬化等病例中,阳虚寒凝者并非少见,故张菁临床治疗常常借鉴"托法"阳和汤治疗阴疽的理论,拟定和阳解凝治则,以阳和汤加味,"气血虚者托里补之,阴阳不和托里调之","和阳"乃温补,宣通阳气;"解凝"乃消痰逐瘀,宣畅气血,激发脏腑恢复正常的生理功能,阳气振奋,促使病邪消散。由是观之,为医者如能洞察症结之所在,对错综复杂之症情,善于分清标本、立法施治、投方遣药,方能切中肯綮,效如桴鼓。

案 4 黄疸(阻塞性黄疸,胆总管多发性结石)

赵某,男,79 岁。2009 年 8 月 20 日初诊。

[主诉]身目发黄伴反复发热 6 个月。

[现病史]患者 2009 年 3 月 11 日因"身目发黄 2 周"在外院中西医结合治疗,予以中药清热化湿、活血化瘀及消炎利胆片治疗 4 个月,药效罔然,STB 从 190 μmol/L 升至 290 μmol/L。2009 年 7 月 12 日因"黄疸伴反复发热(38～39℃)7 日"入住大华医院外科,查 STB 298.6 μmol/L,CB 172.6 μmol/L,ALT 34 U/L,AST 72 U/L,γ - GT 243 U/L,Alb/Glo 18.9/34.8。血常规:WBC 9.9×10⁹/L,中性粒细胞 79.1%。西医诊断:阻塞性黄疸。予以头孢曲松钠、奥硝唑抗感染,甘草酸二铵、谷胱甘肽保肝,泮托拉唑抑酸以及营养支持等保守治疗。外院 MRI 提示:胆道低位梗阻,胆总管及右肝管结石伴炎症可能。(8 月 4 日)内镜下逆行胰胆管造影术(ERCP):胆总管扩张达 3 cm,内充满 2～3 cm 大小不等结石多枚。考虑患者年高体衰,且 Alb 低、凝血酶原时间长,手术有风险,遂放置鼻胆管引流。

入院治疗 2 周,黄疸未见消退,复查 WBC 15.0×10⁹/L,中性粒细胞 76.6%。家属要求拔除鼻胆管,采用中药治疗,遂请张菁会诊。就诊时,患者病延日久,见面色黧黑、肢体羸瘦、卧床不起;腹胀如鼓,大便旬日未行;舌紫暗、无苔、边有瘀斑,脉沉细无力。体温 38.5℃。既往有胆结石、慢性肝病史,2005 年已行胆囊切除术。实验室检查:STB 289.8 μmol/L,CB 156.4 μmol/L,ALT 37 U/L,AST 80 U/L,γ - GT 155 U/L,Alb/Glo 27.1/30.5,PT 23.3 s。

[中医诊断]黄疸(肝肾两亏,湿热瘀滞)。

[西医诊断]阻塞性黄疸,胆总管多发性结石。

[治则治法]滋阴疏肝,和阳解凝,利胆消石。

[方药]一贯煎合阳和汤、茵陈汤加减。

炙生地 12 g,北沙参 20 g,枸杞子 10 g,麦冬 10 g,当归 10 g,川楝子 10 g,鳖甲 20 g,石见穿 30 g,虎杖根 15 g,芒硝 10 g(冲兑),茵陈 15 g,栀子 10 g,制大黄 10 g,鹿角霜 30 g,肉桂 6 g(后下),熟附片 6 g,鳖甲煎丸 10 g(包煎)。

7 剂。水煎服。

二诊 药后 3 日,腹部鸣响,频转矢气,初下燥屎数枚,继而溏便盈盆;面部黑色渐散,目黄;体温下降(37.5～38℃)。实验室检查:WBC 8.7×10⁹/L,中性粒细胞 64.2%,STB 155.1 μmol/L,CB 128.7 μmol/L,ALT 25 U/L,AST 57 U/L,γ - GT 139 U/L,Alb/Glo 26.2/31,PT 19.7 s。药症相符,病势终获缓解,守法再进,上方加鸡内金 10 g、穿山甲 9 g、海藻 10 g、碧玉散 12 g(包煎)。

三诊 9月27日行胆总管下端支架置入术,镜下发现胆总管结石已成泥沙状,放置支架一枚。患者大便润畅,夹有细沙状颗粒,已由陶土色始转淡黄;颜面色黄转淡,体温37.5℃。实验室检查:STB 56.8 μmol/L,CB 43.8 μmol/L,ALT 16 U/L,AST 31 U/L,γ-GT 81 U/L,Alb/Glo 22.3/27,PT 17.2 s。病趋平稳,原法增损,前方去熟附片、肉桂,加入生黄芪 30 g,地龙 15 g,桂枝 6 g,归脾丸 10 g(包煎)。

四诊 上方迭进30剂,身目色黄已退,面色转润,唯感腰膝痿软,手足逆冷,眩晕心悸;舌淡润、少苔,脉细弦。STB 39.3 μmol/L,CB 24.8 μmol/L,ALT 18 U/L,AST 23 U/L,γ-GT 81 U/L,Alb/Glo 25.6/26,PT 15.9 s。老年久病,正气大虚,原法损益。嘱咐患者晨服肾气丸 10 g,暮服左归丸 10 g。

五诊 嗣后正气渐振,能下床扶杖行走,舌红润、苔薄腻,脉弦。复查 STB 28.2 μmol/L,CB 11.6 μmol/L,Alb/Glo 28.9/26,ALT 12 U/L,AST 18 U/L,PT 15 s。病情好转而出院。

出院后,仍用上方加减治疗。2010 年 11 月 23 日复诊,患者脸色红润,诸羔见瘥,舌红润苔薄白,脉弦。复查 STB 21.5 μmol/L,CB 8.5 μmol/L,Alb/Glo 34.1/27,ALT 16 U/L,AST 18 U/L。B超检查示:胆总管无明显扩张,内未见明显结石样回声。

【按】胆结石、肝内胆管结石、胆总管结石为阻塞性黄疸的常见病因,临床治疗往往侧重于清热解毒、利胆消石。患者常因屡服苦寒之品,戕伐脾肾之阳,致使肝失疏泄,脏气闭塞不通。中医学认为,阳气不到之处,即为湿浊阴凝之所。本例患者 5 年前因胆结石施行胆囊切除术,2 年后又发现右肝内胆管、胆总管结石形成。石消一时,旋即复发,临床屡见不鲜。"肝体阴而用阳",《东医宝鉴》指出"肝之余气泄于胆,聚而成精"。肝脾阳虚,气化无力,湿浊瘀阻,沉积为石。治当"必伏其所主,而先其所因",固本清源,祛邪务尽。注重肝脏气血宣畅,激发肝脏正常的生理功能,使阳气振奋,经络畅通,才能防止病理性胆汁的形成及胆汁淤积,这是杜绝胆石再生与复发的关键。

张菁治疗此病例用药特色主要有以下 3 点。

其一,从肝治胆,固本清源。本案患者有慢性肝病史,肝肾阴阳俱损,疏泄不及,胆中相火乃炽,日久酿成结石,故辨证属肝肾不足兼湿热瘀滞。本病虚实互见,寒热错杂,一味清胆消石,必伤其正,非其正治也。针对脏腑气血不和,治拟滋阴疏肝、和阳解凝为治疗大法,佐以清胆利湿,宣通瘀滞;以一贯煎滋养肝肾,阳和汤宣通阳气、振奋肝阳,茵陈汤清胆利湿。一诊、二诊均用芒硝,《神农本草经》云"芒硝,能化七十二种石";海藻消痰软坚;附子借其温行通达之力,以通胆中郁热;鳖甲滋阴通络;穿山甲搜剔络脉;鳖甲煎丸软坚散结;重用鹿角霜托毒消散。患者服用本方后,遂使脾肾之阳渐振,肝体得养,枢机运转,郁热透泄,转危为安。且胆总管内多角形结石崩裂,大便中有泥沙状细粒泄出,药效神速,身黄、目黄、尿黄明显消退,犹如阳光普照,阴霾自散矣! 可见标本兼顾,方能奏效。

其二,五脏相关,亢害承制。患者年高,病势缠绵,邪瘀互凝肝络,肝脏阴血难以骤复,依据"五脏相关"之旨,注重整体调节,滋水涵木、清金平木、培土荣木等治则,贯穿于治疗的始终。临证不可偏执一方一法,当根据临床兼症,斟酌损益。本例患者治疗月余,黄疸逐渐消退,据证而予阳和汤逐步调整为补阳还五汤、归脾汤等化裁投之。"肝为血脏,赖血以养",健脾升清,养血濡肝,气旺血生,阳生阴长,有利于气血复原。调治2个月,患者病情日趋稳定,唯感腰酸脚弱,胁痛绵绵,手足不温。《素问·上古天真论篇》谓:"今五脏皆衰,筋骨解堕,天癸尽矣……身体重,行步不正。"今患者结石虽有消散之势,但因年高体衰,持续性黄疸,肝细胞大量坏死,Alb上升缓慢,数年痼疾并非须臾可除。遵循"乙癸同源"的理论,平衡阴阳,扶偏求和,扶植正气,嘱患者晨服肾气丸,以鼓舞肾气,暮服左归丸壮水之主,补益肾精以善其后。治疗章法分明,遂使病情日趋稳定。"五脏元真通畅,人即安和"此之谓也。

其三,审因论治,巧用温补。张菁通过长期临床实践发现,在慢性肝病、肝硬化、瘀胆型肝炎、胆道疾患等病例中,肝气虚、肝阳虚并非少见,并常与脾气弱、脾阳虚同见,治疗当以益气、温阳、补肝、健脾为原则。若对此类患者过用疏肝泄肝,投入大量理气活血、清热解毒之品,必戕伐太过,使虚者更虚。另外,张菁善用经方诊治肝胆之疾,临诊屡见择用桂枝汤、苓桂术甘汤、四逆汤、阳和汤、桂附地黄丸等温振肝脾阳气而获良效,足证治疗肝胆之疾,不必畏惧附子、桂枝等温药,但求脉证相符,便可对症用方。

案5 癥瘕(原发性肝癌)

陈某,女,64岁。2007年5月5日初诊。

[主诉]右胁肋不适10余年。

[现病史]患者肝炎后肝硬化15年,家中有肝癌家族聚集性,父亲、二兄皆因肝癌过世。症见面色灰滞,双目肌肤黯黄,肝区刺痛,中脘作胀,舌暗苔垢腻,两脉弦细,糖尿病史6年。2009年5月,体检发现AFP升高,为1 400 U/L。B超:肝左叶顶异常密度阴影3 cm。2009年5月12日在中山医院施行肝左叶切除术,Ⅱ段3.5 cm×3.0 cm×3.0 cm。

[中医诊断]癥瘕(肝脾失和,气机紊乱,湿浊中阻)。

[西医诊断]原发性肝癌。

[治则治法]调畅气机,疏泄膜原。

[方药]柴胡9 g,黄芩9 g,姜半夏9 g,草果9 g,槟榔9 g,厚朴6 g,木香9 g,砂仁3 g,青蒿15 g,蝉蜕9 g,白僵蚕9 g,枳壳6 g,桔梗6 g,姜黄9 g,酒大黄9 g。

14剂。

二诊 苔腻渐化,食欲稍振,大便溏薄,肝区仍有隐痛板滞,下肢酸软。属肝受邪伤,血不养肝,疏泄无权之证。以柴芍六君子汤合当归补血汤,旋覆新绛汤加减。

[方药] 柴胡9g,当归8g,赤芍、白芍各6g,茯苓9g,生黄芪20g,炒白术9g,佛手片9g,鳖甲15g,旋覆花10g,茜草根10g,炒麦芽10g,鸡内金9g,炙升麻9g。

20剂。

三诊 肝功能恢复正常,AFP 48 U/L,唯感畏寒肢冷,盗汗,耳鸣时作,入夜下肢抽筋,夜寐不宁,舌质红润,边有齿痕,脉细弱。属邪毒伤肝,瘀凝肝络,精血不足,虚风潜起,筋失柔润,下肢抽搐,制方之旨立足于调畅气机,宣阳开郁,软坚消癥,祛风搜络。以自订中药复方肝复安加减(升降散、阳和汤、鳖甲煎丸组成)。

[方药] 柴胡9g,生升麻9g,炙麻黄9g,鹿角9g,白芥子9g,鳖甲30g,露蜂房9g,穿山甲9g,生黄芪12g,蜈蚣3条,全蝎粉1.2g(分吞),当归9g,肉桂3g,熟附片6g,鳖甲煎丸9g(包煎)。

20剂。

四诊 复予前法,调理善后。久病痼疾,张菁每入虫药搜剔风邪,能助药力而获良效。迭进上方加减,精血渐充,濡血柔肝,内风渐平,下肢抽搐缓解。再续予效法参入运脾调中之品以善后,以资巩固。随访至今(10年),未见复发。AFP、肝癌标志物都有不同程度的下降及转阴,肝功能正常。B超跟踪随访监测:肝脏表面欠光滑,肝区回声增粗不均匀,肝内未见明显异常结节,脾稍大。

【按】患者陈某有肝癌家族聚集性,反映该家族的基因中有易发肝癌的倾向。中医学辨证属于先天禀赋不足,遗于父母之伏毒及后天脏腑失调。病邪因虚而伏,痰浊、湿瘀胶结不化,气血阴阳失调。肝炎后肝硬化营造了适合肿瘤生存的环境,即肝细胞恶性转化的土壤。张菁认为:西医侧重于疾病局部的治疗,"斩尽杀绝"不能全盘改造肿瘤生存的内环境。"谨察阴阳所在而调之,以平为期",即采用调节、调和的治则,清除病起之因,截断病传之势,纠正失衡之态,铲除滋生肿瘤的根基,诱导即将恶化的肝细胞"改邪归正"。使已生者得除,未生者不起,气血阴阳平衡,才是治本之道。运用中药复方肝复安临诊加减,根据病情变化,灵活化裁,攻补兼施。张菁谓:陈某术后(未做化疗等西医辅助治疗)能健康生存至今(10年)是其家族中唯一幸存者,关键在于医生根据个体特质,整体调控。"固本清源"阻断了肝细胞恶性转化的进程,"起废振颓"恢复机体正常的免疫调节及自我保护功能,发挥人体最大的正能量与疾病作斗争。像陈某那样具有肝癌家族聚集性,术后健康生存至今的还有程某(男,54岁,带瘤生存15年),孙某(女,48岁,带瘤生存14年)及姚某(女,80岁,带瘤生存9年)。

陈建杰

【名医简介】

陈建杰(1952—)，广东番禺人，主任医师，教授，博士生导师，上海市名中医，上海市领军人才。现任上海中医药大学附属曙光医肝病专科医院院长，上海市浦东新区传染病医院院长，上海市临床医学中心(中医肝病)主任，上海中医药大学附属曙光医院大内科主任，台湾长庚大学长庚纪念医院中医客座教授，世界中医药学会联合会肝脏病专业委员会副会长，中国中西医结合学会传染病专业委员会副主任委员，中华中医药学会肝脏病分会顾问，上海市中医药学会肝病分会名誉主任委员。陈建杰对于慢性乙型病毒性肝炎、核苷类似物抗病毒治疗无效或耐药、HBV变异、慢性丙型病毒性肝炎、难治性丙型病毒性肝炎采用中西医结合/中医药治疗能显著提高 HBV - DNA 转阴、HCV - RNA 转阴、HBeAg血清学转换，降低 HBV 变异率，改善中医证候；采用饮食、运动及中医综合治疗明显改善脂肪肝；采用中西医结合或中医药治疗肝硬化、原发性肝癌、肝癌术后能明显改善临床症状，提高生活质量，延长生存期。曾参加与主持包括国家"六五"至"十二五"的重大攻关项目在内的科研项目 28 项，获包括教育部二等奖，上海市科技成果二等奖在内的各项科研奖项 20 项，发表论文 381 篇，其中 SCI 13 篇，获专利 4 项。

【医案】

案 1 胁痛(HBeAg 阴性慢性乙型病毒性肝炎)

郁某，女，44 岁。2006 年 12 月 6 日初诊。

[主诉] 右侧胁肋部不适 1 年余。

[现病史] 患者于 2005 年 8 月份查为乙型病毒性肝炎小三阳，采用中药治疗，效果不佳。辅检：HBV - DNA 4.69×10^5 U/ml，肝功能 ALT 71 U/L，AST 51 U/L，γ - GT 30 U/L。B 超示：慢性肝病，胆壁毛糙，胆囊息肉。刻下：神疲乏力，右侧胁肋部不适，两目干涩，口干喜饮，偶有耳鸣，胃纳可，腰酸腿软，夜寐不安，二便调，舌质偏红，苔白腻，脉细弦。

[中医诊断] 胁痛(肝肾不足，湿热内滞)。

[西医诊断] HBeAg 阴性慢性乙型病毒性肝炎。

[治则治法] 滋养肝肾，清热利湿。

[方药] 生地 9 g，沙参 9 g，麦冬 6 g，当归 9 g，枸杞子 9 g，杜仲 12 g，狗脊 9 g，赤芍 12 g，白芍 12 g，苍术 9 g，黄连 3 g，芦根 12 g，白茅根 12 g，茵陈 12 g，珍珠母 30 g(先煎)，

首乌藤 30 g,灵磁石 30 g,炒谷芽 30 g。

14 剂。

二诊 患者偶有右侧胁肋部疼痛,胃纳可,夜寐一般,舌质偏红,苔白腻,脉小弦。HBV - DNA 5.29×10³ U/ml。肝肾功能:正常。

[方药]上方去狗脊,加佛手。

生地 9 g,沙参 9 g,麦冬 6 g,当归 9 g,枸杞子 9 g,杜仲 12 g,赤芍 12 g,白芍 12 g,苍术 9 g,黄连 3 g,芦根 12 g,白茅根 12 g,茵陈 12 g,珍珠母 30 g(先煎),首乌藤 30 g,灵磁石 30 g,炒谷芽 30 g,佛手 9 g。

14 剂。

[治疗效果]此后坚持中药治疗,定期复查 3 次,HBV - DNA(—),肝功能正常。

【按】本病患者胁肋不适,耳鸣,腰酸腿软,舌红脉小弦,一派肝肾阴虚之象。肝属木,肾属水,肾水生肝木。肾阴可滋养肝阴,使肝阳不亢;肝阴可资助肾阴,使之充盈。肾阴亏虚可影响到肝阴,最终导致肝肾两虚,出现上述临床症状。杜仲和狗脊性甘温,入肝肾经,均有补肝肾,强筋骨之效。两药同用,加强补肝肾,滋养阴液的功效。

针对患者睡眠欠酣的症状,采用珍珠母、灵磁石、首乌藤三味药同用。首乌藤效在养心安神,《本草正义》云:"治夜少安寐。"灵磁石性寒入心经,可镇心安神。珍珠母性咸寒,《饮片新参》云:"平肝潜阳,安魂魄。"三药同用,性兼养心安神和重镇安神,可以改善夜寐不安的症状。其中珍珠母和灵磁石属于矿物药,有效成分不易煎出,故用量较大;并且在煎煮药物过程中,应先煎 0.5 h,以提高药效。配伍大剂量的首乌藤,加强疗效。

赤芍和白芍的功用不尽相同。《本草求真》云:"赤芍与白芍药主治略同,但白则有敛阴益营之力,赤则止有散邪行血之意;白则能于土中泻木,赤则能于血中行滞。"前人概括为:"白补赤泻,白收赤散。"方中赤芍和白芍共用,相反相成,赤芍长于活血止痛,白芍长于养血柔肝,缓急止痛,加强止痛作用。

案 2 胁痛(HBeAg 阳性慢性乙型病毒性肝炎)

戴某,男,30 岁。2006 年 10 月 14 日初诊。

[主诉]胁肋部不适 4 月余。

[现病史]2006 年 6 月,患者出现肝区不适,余无明显不适遂来就诊。辅助检查:乙型病毒性肝炎五项显示为大三阳。HBV - DNA 2.85×10⁵ U/ml,肝功能 ALT 93 U/L,γ-GT 73 U/L,余指标正常。B 超示:肝回声密集增强,胆囊炎,胆囊息肉样病变。刻下:全身乏力,右侧胁肋部胀痛,善太息,纳欠馨,口苦,脘腹痞胀,夜寐可,大便溏,舌质偏红,苔白腻,脉小弦。

［中医诊断］胁痛（肝郁脾虚，湿热内滞）。

［西医诊断］HBeAg 阳性慢性乙型病毒性肝炎。

［治则治法］疏肝健脾，佐以化湿。

［方药］柴胡 9 g，枳壳 9 g，制香附 12 g，苍术 12 g，炒白术 30 g，茵陈 15 g，金钱草 15 g，木香 9 g，炒谷芽 30 g，延胡索 12 g。

14 剂。

二诊 患者诉用药后，肝区不适症状减轻，偶有乏力，胃纳可，夜寐可，二便正常，舌质偏红，苔白腻，脉弦。

［方药］上方加炙黄芪。

柴胡 9 g，枳壳 9 g，制香附 12 g，苍术 12 g，炒白术 30 g，茵陈 15 g，金钱草 15 g，木香 9 g，炒谷芽 30 g，延胡索 12 g，炙黄芪 12 g。

14 剂。

［治疗效果］患者偶觉肝区不适，睡眠欠酣，苔白腻，舌质偏红，脉小弦。复查乙型病毒性肝炎小三阳，HBV-DNA $1.12×10^4$ U/ml，肝功能正常。B超示：肝光点略粗，胆壁毛糙。

【按】《金匮要略·脏腑经络先后病脉证》曰："见肝之病，知肝传脾，当先实脾。"又云："实脾则肝自愈，此治肝补脾之要妙也。"指出肝病"实脾"谓之上工之举。方隅在《医林绳墨》中提出："人以脾胃为主，而治疗以健脾为先。"故在肝病治疗中，古今医家均非常重视固护脾胃之气。肝病"实脾"是治疗肝病的一个重要治则，该法首见于《难经》《金匮要略》。然而，肝病传脾及其未病先防的思想则源于《内经》"风起火来，木之胜也，土湿受邪，脾病也焉"。《难经》指出："所以治未病者，见肝之病，则知肝当传之于脾，故先实其脾气，无令其受肝之邪，故曰治未病焉。"临证中强调治病求本，注重人体内在因素，重视气血化生之源、运湿之枢纽的后天之本——脾胃功能，故陈建杰提出"清热祛湿为主，固中州为要"的治则，以固"后天之本"。

案 3 胁痛（慢性丙型病毒性肝炎）

王某，男，47 岁。2009 年 10 月 30 日初诊。

［主诉］反复乏力 1 年，加重伴右胁隐痛 1 个月。

［现病史］患者有慢性丙型病毒性肝炎 8 年，ALT 时反复异常，HCV-RNA 在 10^5～10^6 U/ml 波动，曾予标准治疗方案抗病毒，联合天晴甘平、联苯双酯、肝炎灵等药物治疗，效果不佳，症情反复。近 1 年，患者反复出现乏力，1 个月前自觉乏力加重，伴右胁隐痛，时有口干口苦，腹满微胀，纳馨，寐安，溲黄、量如常，大便调。辅助检查：HCV-RNA $1.78×10^6$ U/ml，抗 HCV 15.23 U/ml。肝功能：STB 26 μmol/L，CB 17 μmol/L，ALT

56 U/L,AST 35 U/L。查体:神清,气平,巩膜无黄染,心肺(一),腹软,肝肋下未及,脾肋下1指,全腹无压痛、反跳痛,肝脾区叩痛(一),移浊(一),双下肢不肿。舌暗红,苔薄白,脉细弦。

[中医诊断] 胁痛(湿热内滞)。

[西医诊断] 慢性丙型病毒性肝炎。

[治则治法] 健脾化湿清热,行气止痛。

[方药] 苍术12 g,炒白术9 g,陈皮、青皮各6 g,制半夏9 g,大腹皮9 g,茵陈20 g,金钱草20 g,延胡索9 g,炒谷芽30 g。

14剂。

二诊 患者口稍干,余症缓解。舌淡红,苔薄白,脉弦。辅助检查:STB 17 μmol/L,CB 6 μmol/L,ALT 29 U/L,AST 30 U/L。治以扶正祛邪、健脾。

[方药] 苍术12,炒白术9 g,陈皮、青皮各6 g,制半夏9 g,大腹皮9 g,茵陈20 g,金钱草20 g,延胡索9 g,炒谷芽30 g,茯苓12 g。

14剂。

[治疗效果] 乏力、肝区隐痛缓解,口干口苦、溲黄减退,肝功能复常。

【按】 慢性丙型病毒性肝炎患者常见乏力、肝区隐痛、腹满胀痛,正如《金匮要略》所述:"黄家所得,从湿得之。"湿性黏滞,气机闭阻,肝失条达,枢机不利,木郁克土,脾运失健,脾虚则助湿,终致湿热胶着。慢性丙型病毒性肝炎具有湿滞、热结、阻络、血瘀的特点,由实(湿热之邪犯血)致虚(伤及肝、脾、胃、肾)致瘀(气滞血瘀),最终表现为虚实夹杂,故慢性丙型病毒性肝炎当从湿论治,临证治以健脾除湿。

《本草崇原》云:"凡欲补脾,则用白术;凡欲运脾,则用苍术;欲补运相兼,则相兼而用。"苍术燥湿以运脾兼可解表除湿,白术健脾以燥湿兼以益气固表,二术相伍,补运相兼,脾气得健,湿浊得化。陈皮、青皮相伍,陈皮行气健脾兼可除湿,青皮疏肝破气兼可散结止痛,两者相配,陈皮以升为主,青皮以降为要,一升一降,既可调和肝脾,又可化三焦湿邪,既奏疏肝健脾、理气除湿之功,又助二术化湿利水。方中制半夏燥湿,大腹皮、延胡索化湿活血、行气止痛,茵陈、金钱草清热解毒、利湿退黄,给邪以出路,加用炒谷芽养胃益脾,全方辨证明确,用药轻巧。

案4 胁痛(非酒精性脂肪性肝病,高尿酸血症)

徐某,男,30岁。2011年5月27日初诊。

[主诉] 患者全身乏力,腹胀10日余。

[现病史] 患者近期体检发现脂肪肝。身高170 cm,体重65 kg。辅助检查:肝功能ALT 96 U/L,AST 49 U/L,γ-GT 135 U/L。肾功能:尿酸(UA)508 μmol/L。B超示:

脂肪肝。刻下：自觉乏力,头身困重,胃纳欠馨,恶心,无胁痛,腹胀明显,夜寐可,大便调,溲黄,舌质红,苔白腻,脉小弦。

［中医诊断］胁痛(脾虚湿热内滞)。

［西医诊断］非酒精性脂肪性肝病,高尿酸血症。

［治则治法］疏肝解郁,健脾化湿。

［方药］柴胡6g,炒党参12g,炒白术9g,制半夏9g,炙甘草6g,旋覆花9g(包煎),陈皮9g,青皮9g,大腹皮12g,苍术12g,鹿衔草30g,车前草30g,荷叶6g,菊花9g,炒谷芽30g。

14剂。

二诊　患者腹胀症状减轻,胃纳尚可,夜寐安,二便调,舌质偏红,苔薄白,脉小弦。实验室检查肝功能γ-GT 81 U/L,UA(－)。

［方药］柴胡6g,炒白术9g,制半夏9g,炙甘草6g,旋覆花9g(包煎),陈皮9g,青皮9g,大腹皮12g,苍术12g,荷叶6g,菊花9g,炒谷芽30g,延胡索12g,炒莱菔子30g。

14剂。

［治疗效果］目前仍坚持中药治疗,患者一直无特殊不适,检查肝功能、血清尿酸均正常。

【按】脂肪肝当属中医"痰饮""胁痛""积聚"的范畴。陈建杰认为,本病多由过食肥甘厚味、机体肥胖、情志失调、感受湿热病邪等原因所致,肝失疏泄,脾失健运,气机失调,湿热内滞,导致机体内的痰湿积聚,结滞于肝络。正如《内经》云："肝之积,曰肥气。"脾为后天之本,主运化水谷和水液。肝主疏泄,性喜条达而恶抑郁,有助于脾的运化功能,《素问》云"土得木而条达"。因此治疗中应以疏肝健脾,清热利湿为主。治疗脂肪肝,多加用荷叶、菊花和决明子,因决明子有润肠通便作用,故便溏者则去此味药。荷叶《本草拾遗》云："久食令人瘦。"现代药理研究表明,荷叶中所含的黄酮和生物碱具有明显的减肥及调节血脂作用,菊花中所含的黄酮类化合物也具有降血脂、胆固醇的作用,决明子中的苷类、蛋白质、多糖等成分可有效调节血脂,能抑制血清胆固醇的升高。三药并用,均可起到降血脂,改善脂肪肝的临床症状。同时应注重患者的生活习惯的改善和药物治疗相结合。《素问·上古天真论篇》云："饮食有节,起居有常。"陈建杰嘱患者在日常生活中,注意饮食清淡,加强运动,减轻体重。

案5　积聚(肝炎后肝硬化失代偿期,胆囊炎,胆石症)

陈某,男,71岁。2008年11月7日初诊。

［主诉］反复乏力 10 余年，加重 1 月余。

［现病史］患者 1961 年起出现肝功能异常，未正规治疗。1969 年出现腹水，外院治疗后好转，后无明显不适，未行复查。1991 年起患者自觉反复乏力不适，患者未予重视。2008 年 9 月因乏力加重查 CT：肝硬化合并胃周脾静脉曲张，肝右叶数个小囊肿，肝包膜下良性占位；门静脉、肠系膜上静脉血栓形成；胆囊炎、胆石症。为求进一步治疗至曙光医院门诊就诊，查体：神清气平，慢性肝病面容，巩膜无黄染，胸壁蜘蛛痣，腹部平坦，无压痛、反跳痛及肌卫，双下肢无水肿。刻下：神疲乏力，时有肝区不适，头晕，耳鸣，易汗出，口干略苦，胃纳可，夜寐欠安，二便调，苔薄白，舌质偏红，脉小弦。

［中医诊断］积聚（湿热久羁，肝、脾、肾三脏俱损）。

［西医诊断］肝炎后肝硬化失代偿期，胆囊炎，胆石症。

［治则治法］补益肝肾，清热化湿。

［方药］苍术 12 g，炒白术 30 g，黄连 3 g，金钱草 15 g，茵陈 15 g，柴胡 9 g，八月札 9 g，黄芪 12 g，党参 15 g，杜仲 6 g，狗脊 6 g，煅龙骨 30 g，煅牡蛎 30 g，糯稻根 30 g，炙鸡内金 9 g。

14 剂。嘱饮食清淡，软食。

二诊 患者诉汗出明显好转，腰酸时作，无口干，胃纳可，夜寐安，二便调，苔薄根黄腻，舌质偏红，脉小弦，前法加减。辅助检查：肝功能 STB 40.6 μmmol/L，ALT 28 U/L，AST 32 U/L，Alb/Glo 为 41.2/39.3。乙型病毒性肝炎两对半：HBsAb（＋），余阴性。抗 HCV、HCV - RNA：均阴性。

［方药］苍术 20 g，炒白术 30 g，黄连 3 g，金钱草 20 g，茵陈 20 g，柴胡 9 g，八月札 9 g，黄芪 12 g，党参 15 g，杜仲 6 g，狗脊 6 g，煅龙骨 30 g，煅牡蛎 30 g，炙鸡内金 9 g。

14 剂。

［治疗效果］门诊随访服用中药治疗 1 年后 B 超示：肝实质回声粗糙，肝右叶囊肿及血管瘤可能，胆囊炎、胆囊结石，脾大（58 mm×148 mm），脾静脉轻度扩张。

【按】肝硬化失代偿期多为肝硬化晚期阶段，主要表现为肝功能减退和门脉高压所致的两大类临床表现，可有全身多系统症状。临床主要表现为虚实夹杂、虚瘀交错、互为因果。在治疗本病用药轻灵，把握主症，不可一味追求面面俱到。陈建杰认为药味过多，药量过重，徒增脾胃负担，脾胃受损，气血生化少源，则气愈虚，而邪愈实。再者对于腹水患者利水不宜过急，因祛邪之品多伤正气，临床通过健脾之法，使脾气得运，水邪自去。临床上扶正与祛邪综合运用，整体调节，反对墨守一方一法，因其必然会带来某种局限。而这种相互联系、全面兼顾、综合运用、整体调节的治疗方法与原则，正是中医学系统观、整体观在临床治疗上的体现，也是中医学理论的特色和优势所在。

案 6　积聚(乙型病毒性肝炎后肝硬化)

蔡某,男,68 岁。2008 年 11 月 27 日初诊。

[主诉]胃脘部不适 2 周。

[现病史]2007 年 10 月发现乙型病毒性肝炎后肝硬化 1 年,既往有慢性乙型病毒性肝炎病史 12 年,目前服用拉米夫定抗病毒治疗。2 周前无明显诱因下出现胃脘部不适,无恶心呕吐,无黑便,故至曙光医院门诊就诊。11 月 14 日查:乙型病毒性肝炎两对半示小三阳;HBV - DNA 低于检测下限;肝功能:ALT 60 U/L,AST 50 U/L,Alb/Glo 41.2/37.5。B 超:肝硬化,胆囊炎。查体:神志清楚,面色如常,皮肤巩膜无黄染,未见肝掌,蜘蛛痣,腹部平软,无压痛,反跳痛及肌卫,腹水征阴性,双下肢无水肿。刻下:患者食后胃脘部嘈杂,泛酸,无恶心、呕吐,无右侧胁肋部不适,无腹胀腹痛,夜寐安,二便调,苔薄黄,舌质红,脉弦。

[中医诊断]积聚(湿热内滞)。

[西医诊断]乙型病毒性肝炎后肝硬化。

[治则治法]清化湿热。

[方药]茵陈汤加减。

茵陈 10 g,炒栀子 9 g,制大黄 6 g,炒白术 12 g,茯苓 12 g,车前草 12 g,金钱草 12 g,虎杖 9 g,黄连 3 g,煅瓦楞子 30 g(先煎)。

14 剂。

拉米夫定 100 mg 每日 1 次,每次 1 粒。扶正化瘀胶囊×3 盒,每日 3 次,每次 3 粒。

二诊　患者自诉近日来神疲乏力,时有头晕,舌红苔薄黄,脉小弦。属脾虚湿热余邪未尽。治拟健脾续清余邪。

[方药]茵陈 10 g,炒栀子 9 g,制大黄 6 g,炒白术 12 g,茯苓 12 g,车前草 12 g,太子参 20 g,枸杞子 12 g,牡蛎 15 g(先煎),蒲公英 12 g,炙鸡内金 9 g。

14 剂。

扶正化瘀胶囊×3 盒,每日 3 次,每次 3 粒;拉米夫定 100 mg,每日 1 次,每次 1 粒。

[治疗效果]患者门诊续服中药联合扶正化瘀胶囊、拉米夫定治疗,至 2011 年 2 月 21 日复查 HBV - DNA(-),肝功能正常。B 超示:肝脏回声分布不均匀,增粗。

【按】本案患者初诊时以胃脘部嘈杂、泛酸为主症,结合患者慢性肝病病史,是为湿热蕴于肝胆,肝郁乘脾所致。苔薄黄,舌质红,脉弦为湿热之象,故取茵陈汤以清化湿热,加用车前草、金钱草、虎杖清热解毒,大黄、车前草共奏通利二便之效,使湿邪从二便而去。患者病程日久,故加用茯苓、白术健脾祛湿。黄连、煅瓦楞制酸护胃。初以清热利湿后,患者湿热之象得减,后以顾护脾胃为要。正如李东垣所云:"夫人以脾胃为主,而致病以调气为先,如欲调气健脾者,橘皮之功居其首也。"苍术、白术相须为用,联合制半夏、炒谷芽,共奏健脾燥湿之效,佐以陈皮、制香附疏肝理气,辅以连翘、金钱草、茵陈清热解毒。

刘 平

【名医简介】

刘平(1953—),男,医学博士,教授,博士研究生导师,上海市名中医。1979 年毕业于南京中医学院,1980 年师从著名老中医刘树农攻读硕士学位,1983 年又师从著名老中医、时任上海中医学院院长王玉润攻读博士学位。1986 年、1991 年先后 2 次赴日本大阪市立大学从事研究工作。曾任上海中医药大学副校长,上海市中医药研究院副院长。现任上海中医药大学教授、研究员、上海高校中医内科学 E-研究院首席研究员,国家重点学科中医内科学学科带头人。

刘平为中医学领域国家杰出青年科学基金首位获得者,国家"973"计划"中医病因病机的理论继承与创新"项目首席科学家。兼任中国中西医结合学会肝病专业委员会主任委员、国家药典委员会委员、国家新药评审委员、中国中西医结合学会常务理事、世界中医药学会联合会临床评价专业委员会副主任委员、世界中医药学会联合会肝病专业委员会顾问,《中华肝脏病杂志》顾问、《临床肝胆病杂志》共同主编,《中西医结合学报》、*Chinese medicine*、《中西医结合肝病杂志》等杂志的副总编,《中成药》编辑委员会副主任,《中国药理学报》《中国中西医结合杂志》《中国中药杂志》《中西医结合研究》《中华临床感染病杂志》《世界华人消化杂志》《肿瘤》等 10 余本杂志编委等职。

1991 年获国务院颁发的科学技术突出贡献证书和政府特殊津贴;获国家教委、国务院学位委员会授予"做出突出贡献的中国博士学位获得者";1993 年获国家卫生部、国家中医药管理局、中国人民解放军总后勤部卫生部颁发的全国"首届中青年医学科技之星";1997 年、2003 年,入选国家"百千万人才工程";1998 年获国家教育部"全国优秀教师"和中国中西医结合学会"中国中西医结合先进中青年科技工作者"称号;2008 年获"卫生部有突出贡献中青年专家"称号,2016 年中国科协授予"全国优秀科技工作者"。

刘平 30 多年来一直致力于中西医结合防治慢性肝病的临床与基础研究,较早提出"肝纤维化和早期肝硬化可以逆转"及"正虚血瘀"是肝纤维化的中医基本病机的理论,发明了抗肝纤维化中药新药"扶正化瘀胶囊"。他针对肝硬化这一中医"癥积"病症,基于临床实践及相关研究成果,结合古今文献分析,提出并系统论证"血瘀为积之体(标),虚损为积之根(本)"的肝硬化"虚损生积"的病机理论以及补益虚损、促进精气来复治疗肝硬化的治本之法。主持并完成国家"八五""九五""十五"科技攻关、"863"计划、"国家自然科学基金重大计划重点项目"、国家"973"计划、国家"重大新药创制专项"等科研项目。发表论文300余篇(其中 SCI 期刊源 56 篇),主编、副主编《现代中医肝脏病学》《医学科研思路方法与程序》等著作 8 部。作为主要完成人先后获国家级及部市级科技成果奖 10 项。获发明专利授权 11 项,实现科技成果转化 3 项。培养博士及博士后 30 余名。

【医案】

案 1　胁痛(原发性胆汁性胆管炎)

宋某,女,65 岁。2012 年 4 月 14 日就诊。

[主诉]肝区疼痛不适 2 年余。

[现病史]患者于 2010 年 3 月因自觉肝区疼痛,至当地医院就诊,经检查诊断为原发性胆汁性肝硬化,长期服用熊去氧胆酸胶囊治疗,但肝功能长期异常,症状控制不理想。刻下:肝区胀痛,疲劳乏力,纳差,小便黄,大便可,夜寐易醒,舌红、苔薄微浊腻,脉小数。实验室检查:肝功能: AST 90 U/L, ALT 89 U/L, ALP 426 U/L, γ - GT 320.6 U/L, STB 16.9 μmol/L, CB 8.4 μmol/L, Alb/Glo 44.7/44.8(<1)。自身免疫指标:抗核抗体(ANA)1:320,抗线粒体抗体(AMA)1:1 000,抗线粒体抗体- M_2 亚型(AMA - M_2)(+)。

[中医诊断]胁痛(气阴两虚证)。

[西医诊断]原发性胆汁性胆管炎。

[治则治法]养阴清热,化瘀祛湿。

[方药]一贯煎合二至丸加减。

生地 30 g,麦冬 15 g,北沙参 15 g,女贞子 30 g,墨旱莲 15 g,黄芩 15 g,连翘 15 g,金钱草 15 g,田基黄 15 g,茵陈 30 g,当归 9 g,川芎 6 g,车前草 15 g,炙甘草 6 g。每日 1 剂,水煎,早晚分服。另予熊去氧胆酸胶囊口服,每日 2 次,每次 0.25 g。

二诊　药后仍有腹胀,胁肋部疼痛不适,又见胸闷气短;纳欠佳,夜寐尚安,二便可;舌质略红、苔薄,脉沉细。(2012 年 5 月 30 日)肝功能检查: AST 63.88 U/L, ALT 56.7 U/L, STB 16.36 μmol/L, CB 2.6 μmol/L, γ - GT 106.44 U/L, ALP 210.58 U/L,总胆汁酸(TBA)14.9 μmol/L, Alb 43.3 g/L, Glo 39.3 g/L, Alb/Glo 1.1。初诊方去炙甘草,加姜黄 15 g。患者以上方加减,坚持服用中药。

三诊　自述肝区隐痛较前明显缓解,仍双目干涩、视物模糊、头晕耳鸣、精神欠佳、口燥咽干;舌质淡红、苔薄,脉沉细。实验室检查: ALT 30.11 U/L, AST 38.96 U/L, STB 15.7 μmol/L, CB 4.06 μmol/L, ALP 152.61 U/L, γ - GT 82.86 U/L, Alb 42.1 g/L, Glo

36.2 g/L,Alb/Glo 1.16。初诊方去川芎、茵陈,加枸杞子 30 g、生黄芪 30 g。

［治疗效果］临床症状改善,黄疸消退,肝功能恢复正常。

【按】原发性胆汁性肝硬化(PBC)是一种与自身免疫有关的慢性进行性胆汁淤积性肝病。本病以慢性阻塞性黄疸、血清抗线粒体抗体(AMAs)增加、组织病理学显示肝内小胆管慢性非化脓性破坏性胆管炎,以及广泛的胆管破坏、胆汁性肝硬化为主要病理特征,其主要临床表现为乏力和皮肤瘙痒。

刘平认为,原发性胆汁性肝硬化由于肝病日久,必然导致肝脏"形质损伤",其基本表现是形体、脏腑的枯萎与缺损。其病机本质一方面体现在精气亏损所致的机体组织结构损伤,是其因;另一方面体现在以瘀血为主的病理产物瘀结于受损部位及其脉络,瘀久化热,瘀热互结,是其果。最终形成以本虚标实为特点的病机演化过程。因此,在治疗上,刘平提出以益气养阴治本,清热凉血、祛瘀软坚治标的治疗原则。其中益气重在健脾,养阴兼顾肝肾,同时根据瘀热病机的兼夹不同,分别施以清热、祛瘀、软坚之法。

本案患者初诊时症见肝区胀痛、疲劳乏力、纳差、小便黄、夜寐易醒、舌红、苔薄微浊腻、脉小数。当属气阴两虚、瘀热内蕴之象。刘平认为,阴虚则内热,内热又可耗气,气虚则推动乏力,导致气虚血瘀;又因肝阴亏损,疏泄失职,气机不畅,则气滞血瘀又进一步加重,故推知其病机以肝肾阴虚为主,治疗以滋补肝肾之一贯煎为主方,佐以清热解毒、化瘀通利之品。二诊时患者夜寐改善,内热之象亦有减轻,肝功能明显好转,当守方继进;唯胁肋胀痛仍在,且增胸闷、食欲不振,虑乃上方滋腻略过,行气不足,故去炙甘草,加姜黄以行气利胆。后以上方加减调治至第九诊,复查肝功能指标已基本恢复正常,症状亦明显改善。其眼干目糊、头晕耳鸣、精神欠佳均系久病年高,加之久用苦寒之药,虽热瘀渐清,但气阴均有所伤,故去苦寒之茵陈、动血之川芎,加黄芪、枸杞子增加益气养阴之功。随访至今,病情稳定。

案 2　胁痛[乙型病毒性肝炎肝硬化(代偿期)]

唐某,男,66 岁。2007 年 8 月 30 日初诊。

［主诉］腹部及右胁胀满 10 月余。

［现病史］发现乙型病毒性肝炎肝硬化 10 月余,否认乙型病毒性肝炎家族史,有长期饮酒史。刻下:腹部及右胁胀满不适,纳可,二便调,舌质紫红,苔薄白,脉细小弦。实验室检查:AST 42 U/L,ALT 31 U/L,STB 34.2 μmol/L,γ-GT 70 U/L,ALP 100 U/L,Alb 42 g/L,Glo 34 g/L。乙型病毒性肝炎两对半:HBsAg(+),HBeAg(+)。HBV-DNA<1 000 U/ml。血常规:WBC 4.3×10^9/L,PLT 54×10^9/L,RBC 4.61×10^{12}/L。AFP 86.9 ng/ml。B 超提示:肝形态不规则,表面欠光滑,肝区回声增粗增强,肝肋下斜

切 108 mm；胆囊壁粗糙，壁厚 5.7 mm；脾脏厚 59 mm，长 133.4 mm。CT：肝形态略缩小，胃大静脉扩张。胃镜：萎缩性胃炎，无食管胃底静脉曲张。

〔中医诊断〕胁痛（气阴虚损，瘀血阻络，湿热内蕴）。

〔西医诊断〕乙型病毒性肝炎肝硬化（代偿期）。

〔治则治法〕补气养阴，活血祛瘀，解毒化湿。

〔方药〕生黄芪 30 g，生地 30 g，制大黄 15 g，桃仁、杏仁各 9 g，䗪虫 9 g，黄芩 15 g，田基黄 15 g，碧玉散 30 g，金钱草 15 g，泽兰、泽泻各 15 g，猪苓、茯苓各 15 g，车前草 15 g，枳壳 6 g，陈皮 6 g。

辅以扶正化瘀胶囊。

二诊　上方加减治疗 7 月余后，自觉不适症状明显好转，复查 B 超提示肝体积正常，包膜欠光滑，实质回声增粗，紊乱欠均匀，脾厚 45 mm，肝功能正常。脾脏已较初诊明显缩小。活血化瘀大法不变，佐以解毒化湿、养阴柔肝、健脾化湿之品。

〔方药〕桃仁 3 g，地耳草 15 g，金钱草 15 g，泽兰、泽泻各 15 g，枳壳 6 g，碧玉散 30 g，生地 30 g，陈皮 6 g，柴胡 9 g，白术、白芍各 15 g。

辅以扶正化瘀胶囊。

三诊　4 月 24 日方加减治疗 1 月余，患者自诉偶有肝区隐痛，胃脘不适，舌质紫红，苔薄白，脉细。B 超提示肝体积正常，包膜欠光滑，实质回声增粗，紊乱欠均匀，脾厚 48 mm，肝功能正常。考虑活血化瘀为主治疗已逾 10 个月，瘀血渐去，需滋养肝体，以复其用。治法改为滋养肝肾，佐以解毒化湿。

〔方药〕生地 30 g，女贞子 30 g，墨旱莲 15 g，北沙参 15 g，枸杞子 15 g，黄芩 15 g，柴胡 9 g，五味子 9 g，怀山药 30 g，猪苓、茯苓各 15 g，泽兰、泽泻各 15 g，连翘 15 g，水牛角片 30 g，生栀子 9 g，枳壳 6 g，陈皮 6 g。

〔治疗效果〕2010 年 3 月 11 日，上方加减治疗 9 个月后，肝功能正常，B 超示脾厚 41 mm，肝表面欠光滑，回声粗，不均匀，胆囊壁毛糙。脾厚明显缩小，继续守方治疗 9 个月，于 2010 年 12 月 2 日，复查 B 超示脾厚 37 mm，肝包膜完整，光点不均匀，胆囊壁光滑。肝硬化及脾肿大已经痊愈，扶正化瘀胶囊善其后。

【按】随着慢性肝病病程的延长，肝细胞变性坏死，纤维结缔组织增生，假小叶形成，从而导致肝内循环紊乱、门脉高压，渐致脾肿大。并可继发脾功能亢进等并发症，导致患者生活质量下降并危及生命。目前缺乏肝硬化脾肿大切实有效的防治方法和药物。西医以外科治疗为主，包括脾切除术、脾部分栓塞术等，虽可以暂时缓解门静脉高压，但术后不良反应较多，且脾切除并不能改善患者肝硬化程度。

根据临床特点和发病规律，肝硬化脾肿大当属中医学"积证""癥瘕"等范畴。虽然患者可能以脾肿大就诊,但其根本在于肝硬化门脉高压,即肝硬化是"本",脾肿大是"标",因此在治疗上仍然要坚持"治病求本"核心思想。目前普遍认为肝硬化的主要病机在于"湿热内蕴、瘀血阻络、肝肾虚损",但其最基本的病机在于"虚损生积",这一观点已经通过临床及实验研究得以证实。并发现肝硬化的"虚损"既可表现为肝阴虚,也可以表现为肝气虚。阴虚的关键病理学基础在于肝实质细胞数量的绝对衰减,而气虚主要表现为细胞的异常分化包括上皮-间质转分化(EMT)。"血瘀"是肝硬化"积"的具体体现,其病理学基础在于细胞外基质(ECM)的过度生成。因此,治疗应以益气养阴治其本,活血化瘀治其标,同时应根据患者自身的证候特点予以辨证论治,既体现疾病的病机,又体现中医个体化诊疗的优势。临床研究也证实单用扶正化瘀胶囊治疗2年可显著降低肝硬化患者上消化道出血的概率。因此,中医药通过改善硬化肝脏的组织结构,减轻门静脉压力,使增大的脾脏缩小或恢复正常,是从根本上解决肝硬化脾肿大的治疗思路。

肝硬化脾肿大的治疗立足点仍然在于解决肝硬化的问题,该病机较为复杂,既有正虚血瘀的基本体现,往往还出现热毒内盛、肝脏形质受损的表现,所以在治疗上一定要抓住主要矛盾,并且由于肝硬化脾肿大的治疗需要较长时间,在治疗过程中部分患者的证候特征会发生变化,如治疗初期以热、瘀为主,治疗后期随着余毒得以清除,往往表现出正虚为主要矛盾,因此在治疗过程中仔细观察患者的证候变化至关重要,要适时加减方能获得理想的临床疗效。

该患者虽然在治疗初期以清热解毒化湿为主,脾脏恢复正常形态后改为益气养肝,但是我们始终坚持予以扶正化瘀胶囊治疗,这就体现出,在治疗肝硬化脾肿大方面始终不忘"正虚血瘀"这一肝硬化基本病机(即病病机),而辨证论治主要体现个体化诊疗特征。

在临床实际中,刘平在扶正化瘀的基础上,常常根据患者具体的证候表现,适当运用养阴柔肝、清热解毒、健脾化湿、活血化瘀或软坚散结等治法,体现中医"因人制宜"的个体化诊疗特色。养阴常用二至丸、一贯煎,这两首方剂均为治疗肝肾阴虚的代表方剂,具有补而不腻的特点。清热解毒常用黄连解毒汤,氨基转移酶较高或持续不降者加用水牛角片以加强清热、凉血、解毒之功,但苦寒之药久服或过量易伤脾胃,中病即止,切勿多服。补气提倡用黄芪汤,因该方力专效宏,前期大量临床及实验研究表明该方对于肝纤维化、肝硬化疗效确切。健脾化湿常用五苓散,湿邪久居化热者加用碧玉散。慢性肝病患者常伴有慢性胆囊炎或胆结石,金钱草甘、咸、微寒,入肝、胆、肾、膀胱经,具有清热利尿、通淋排石、利湿退黄的功效,因此,对于此类患者加用金钱草往往能取得较好疗效。关于活血化瘀,刘平比较推崇下瘀血汤,一则因为组方精炼,功效专一;二则该方经过大量的临床应用,其功效已经得到认可;三则课题组的实验研究证实该方治疗肝硬化疗效确切,其主要作用机制在于提高肝脏胶原酶MMP-13的活性,促进过度沉积的细胞外基质降解。在活血化瘀的同时,往往配以软坚散结之品如炙鳖甲,该药具有滋阴潜阳、软坚散结之功效。当然,肝硬化的中医病机较为复杂,临床上单一证候少见。因此,在实际诊治过程中往往需要权衡气虚血瘀基本证候与常见证候之间的关系,以及常见证候之间的关系,抓住主要矛盾,根据病情变化适时变通,方能取得理想的治疗效果。

案 3　胁痛(原发性肝细胞癌介入术后)

周某,男,46 岁。2011 年 8 月 9 日初诊。

[主诉] 肝区闷痛不适 2 月余。

[现病史] 患者既往有乙型病毒性肝炎病史,于 2011 年 6 月发现巨块型肝癌(74 mm×61 mm),2011 年 7 月在南方医科大学附属茂名医院做介入治疗。2011 年 8 月 3 日血液生化检查:ALT 44.5 U/L,AST 10.5 U/L,总蛋白(TP)43.1 g/L, Alb 39.9 g/L, STB 8.54 μmol/L,γ - GT 82.8 U/L,UA 493 μmol/L,Cr 79.2 μmol/L, BUN 5.55 μmol/L, FPG 5.03 mmol/L, WBC 9.4×10^9/L, RBC 4.97×10^{12}/L, PLT 287×10^9/L, AFP 1 210 ng/ml,癌胚抗原(CEA)0.25 ng/ml。刻诊:肝区闷痛,胸闷,乏力,纳差,脘痛,口干苦,舌尖红,苔薄微腻,脉弦。查体:肝掌(+)、蜘蛛痣(-)、巩膜黄染(-)。

[中医诊断] 胁痛(气阴两虚,兼有热毒)。

[西医诊断] 原发性肝细胞癌介入术后。

[治则治法] 益气养阴,清热解毒。

[方药] 生黄芪 30 g,白术 30 g,白芍 30 g,生薏苡仁 30 g,猪苓 15 g,茯苓 15 g,生地 30 g,枸杞子 15 g,女贞子 30 g,北沙参 15 g,天冬 15 g,麦冬 15 g,半枝莲 15 g,半边莲 15 g,藤梨根 15 g,金钱草 15 g,地耳草 15 g,枳壳 6 g,陈皮 6 g,炒谷芽 15 g,炒麦芽 15 g。

14 剂。

同时向患者及家属详细交代病情,劝慰患者树立信心,保持乐观心态,嘱患者定期复查相关指标,并建议同时求诊西医,考虑再行介入或局部消融治疗,以控制肿瘤进展。此后 1 个月患者再行介入联合微波消融术治疗,并坚持按上方口服中药。

二诊　患者自述食纳好转,但仍感乏力,气短,深呼吸时肝区疼痛,夜寐多梦,口苦,舌质暗苔薄,脉细小数。2011 年 8 月 9 日方去陈皮、枳壳,加重楼 15 g,炙甘草 6 g。28 剂。

三诊　患者自述一般情况可,仍稍感胸闷、气短、夜寐梦多易醒,胃脘隐痛,舌质暗红,苔薄白微腻,脉虚滑。CT 平扫:肝脏未见明显活动灶,病灶较前缩小,胆囊颈部小结石。AFP 3.05 ng/ml, CEA 1.14 ng/ml, AST 25 U/L,γ - GT 2 U/L, Alb 8 g/L, Glo 34.8 g/L, STB 8.8 μmol/L, WBC 6.62×10^9/L, RBC 18×10^{12}/L, PLT 22×10^9/L。患者病情稳定,CT 检查提示病灶缩小,AFP 降低至正常。继续守原方加减,2011 年 8 月 9 日方加川

厚朴 9 g、炙甘草 6 g。28 剂。

此后患者坚持定期求诊于刘平,一直以原方为主随症加减治疗。定期行影像学检查均提示未见活动病灶,肝功能维持正常。最近一次 2014 年 2 月 25 日来诊,诉一般情况可,右胁及脐部时有胀痛,轻度乏力,夜寐梦多,晨起口苦,无其他明显不适,舌质暗红带紫,脉小数。继以 2011 年 8 月 9 日方加减治疗至今,2017 年 5 月复查结果提示瘤体消失,获得临床痊愈。

[治疗效果] 经中西医结合治疗,瘤体消失,临床治愈。

【按】此例患者求诊时为巨块型肝癌介入术后,一般认为预后极差,生存期很少超过 6 个月。考虑患者中年男性,体质尚可,刘平中西医结合治疗方案,西医介入或消融以"祛邪",中医扶正固本培元,为"祛邪"创造条件。治以益气养阴,清热解毒。处方为刘平治疗肝癌常用的基本方:方中生黄芪、白术、茯苓、猪苓、薏苡仁健脾益气培元;炒谷芽、炒麦芽消导助运健脾;生地、枸杞子、女贞子、白芍、北沙参、天冬、麦冬滋肝肾之阴;半枝莲、半边莲、藤梨根清热解毒抗癌;金钱草、地耳草清利肝胆湿热;枳壳、陈皮理气运中,以防大队补益之剂滋腻缓中碍脾。纵观全方,扶正为主,适度祛邪,佐以理气,补而不滞,祛邪不伤正。刘平常说,消灭敌人是为了保存自己,目前的肿瘤局部治疗仍有一定的局限性。正如《沈氏尊生书》云:"治积聚者,唯有补益攻伐相间而进,方为正治。"应当抓住疾病当前的主要矛盾进行辨证施治,不固守一方一法,方能取得满意效果。因此,该患者病程近 3 年,一直以该方加减治疗,最终瘤体消失,获得临床治愈。

案 4 黄疸(先天性胆道闭锁症术后)

赵某,女,6 岁。2010 年 3 月 4 日初诊。

[主诉] 皮肤及巩膜黄染 6 年。

[现病史] 患儿自出生后即伴有皮肤黄染,大便色淡,于外院诊断为胆道闭锁症,并行 Kasai 术。术后至今皮肤及巩膜黄染,口服复方甘草酸苷片(美能片)、熊去氧胆酸胶囊等药物治疗,效果欠佳。于是寻求中医治疗。刻下:皮肤及巩膜轻度黄染,神疲乏力,纳食少,大便日行 1 次,粪便颜色深浅不一,小便色黄,舌质暗红,苔薄黄,脉细小数。查体:腹软,肝脏肋下 5 cm,剑突下 3 cm,脾脏肋下 1 cm。2009 年 12 月上海市儿童医院 B 超检查提示:肝脏形态基本正常,表面光滑,实质回声不均匀;胆囊未见,胆道内径正常,管壁正常,肝内小胆管正常;脾脏外形正常,包膜光滑完整,内部回声均匀,脾门血管正常。提示胆道闭锁术后有肝硬化表现。血清生化检查提示:STB 92 μmol/L,AST 289 U/L,ALT 304 U/L,ALP 452 U/L。

[中医诊断] 黄疸(气阴两虚证)。

［西医诊断］先天性胆道闭锁症术后。

［治则治法］益气养阴，化瘀清热。

［方药］生黄芪15 g，生地15 g，白芍15 g，黄芩15 g，茵陈9 g，生栀子9 g，当归9 g，川芎6 g，制大黄9 g，碧玉散10 g（包煎），陈皮6 g。

7剂。1剂水煎两次后将药汁混合，分为2日，每日早晚温服。

二诊 患儿服药后无明显不适，大便稍干，小便黄。上方加金钱草15 g、车前草15 g。

三诊 患儿皮肤巩膜黄染减轻，纳食少，腹稍胀，大便日行3次，小便色黄。上方去制大黄，加枳壳6 g，炒谷芽、炒麦芽各15 g继服。

四诊 患儿皮肤巩膜黄染减轻，胃纳好转，大便每日2～3次，色黄，小便色淡黄，舌暗红，苔薄黄，脉细小数。上方去车前草，加桃仁9 g继服。

上方长期加减治疗，2014年11月复诊，患儿皮肤巩膜无黄染，精神可，大便日行1次、色黄，小便调，舌质暗，苔薄黄，脉细数。B超提示：肝区回声中等偏低、粗；表面不光整，门静脉主干内径7.9 mm、肝静脉规则，超声提示肝质地欠佳。血清生化学检查：STB 37.1 μmol/L，AST 95 U/L，ALT 83 U/L，ALP 627 U/L。

［治疗效果］患者病情好转，血清生化学指标明显改善，继续首诊方剂加减治疗，以巩固疗效。

【按】胆道闭锁症的确切发病机制尚不完全明确，可能与先天遗传因素、感染因素、炎症、免疫反应、母体因素等有关，并且这些因素都提示免疫炎症反应机制可能是其发生发展的共同途径。关于治疗，直到日本学者Morio Kasai发明肝门空肠Roux-en-Y吻合术（Kasai术）才得以改善。但是Kasai术后仍有67%患儿病程继续发展至肝纤维化、门脉高压、肝硬化而需要肝移植。Kasai术后最常见的并发症为胆管炎，术后2年内约有50%患儿发生胆管炎，胆管炎将加剧术后肝病进展，是预后的不良因素。所以胆道闭锁术后的治疗至关重要，目前认为预防性抗生素、激素、熊去氧胆酸等药物的应用可以对胆道闭锁临床预后起到关键作用。

胆道闭锁属于中医的"胎黄""黄疸"范畴。正如《医宗金鉴》云："胎黄者，遍体面目皆黄，其色如金，乃孕妇湿热太盛，小儿在胎受母热，故生则有是症也。法当渗湿清热。"有学者提示运用中医药治疗胆道闭锁Kasai术后患儿具有一定的潜力和优势，对提高胆道闭锁患儿的生存率及生活质量具有重大意义。

本病初起多因湿热互结于内，胆道受阻，致使胆液外溢肌肤而全身面目皆黄，治以清热利湿退黄；随着疾病进展或手术治疗之后，元气损伤、脾肾阳虚或郁热日久耗津伤气致气阴两伤，水湿运化无力，湿浊邪毒阻碍气机，气机不畅，血行瘀滞，日久与湿浊交织瘀阻于内，治以扶正祛邪。本病病位在脾肾肝胆，正气亏虚为发病之根本，致病之邪主要为湿瘀。

本例患儿胆道闭锁症术后,病程日久,皮肤巩膜黄染反复发作,控制不佳。患儿身疲乏力,精神欠佳,舌尖红,苔薄黄,脉细小数,当属气阴两伤之证;又患者皮肤巩膜黄染,大便干,小便黄赤,舌质暗,盖因热瘀在里,气机不畅所致。辨证气阴两伤,兼瘀热内蕴。治以益气养阴、化瘀清热。方中黄芪、生地、白芍为君益气养阴,扶助正气而不助热;黄芩、茵陈、生栀子、制大黄、碧玉散合茵陈汤之意清热利湿退黄;当归、川芎活血化瘀,陈皮行气调中兼有健脾和胃之功。患者三诊时皮肤巩膜黄染已较前减轻,大便干燥好转,减制大黄以防过于苦寒伤中,加枳壳、炒谷麦芽行气健胃消食,在治疗的过程中益气健脾护胃亦是治疗之关键。病程日久湿瘀互结,加之舌质暗红,四诊时予桃仁以助当归、川芎活血化瘀之功。患者连续服药3月余,皮肤巩膜黄染明显减轻,一般状况改善。后患者间断服药,至今复诊无皮肤及巩膜黄染,且一般状况较好。

刘平强调本病治疗要关注两点:一是扶正,正如《温病条辨·解儿难》云"小儿稚阳未充,稚阴未长也",小儿属稚阴稚阳之体,不论是初始阶段表现以实证为主,或者是病程日久及术后元气损伤阶段表现以虚证或虚实夹杂证为主,均应注意顾护正气,扶正固本应贯穿整个疾病的始末。主要表现则是益气、温阳、养阴。患儿湿浊内阻,气机不畅,困阻中阳,脾不升清气虚越显,脾虚不能濡养五脏,肾不得濡养,加之小儿先天不充肾气更弱,不能温煦脾阳,如此循环则脾肾皆虚;或者湿热郁积日久,伤津耗气,致使气阴俱伤。二是祛邪,祛邪责之于湿、瘀。《金匮要略》云:"黄家所得,从湿得之。"提示"湿邪"为黄疸的首要病因,又湿多挟热或从寒,故辨证则要权衡湿、热、寒之轻重缓急。

案5 神昏(肝硬化失代偿期,肝性脑病)

王某,男,74岁。2014年6月17日初诊。

[主诉]反复发作意识障碍3月余。

[现病史]患者2014年3月12日曾出现呕血及黑便3次,遂至上海市某三级医院就诊,查体:神志模糊,烦躁不安,瞳孔等大等圆,对光反射存在。皮肤黏膜轻度黄染,肝掌(+),蜘蛛痣(−)。心肺无异常。腹部膨隆,无压痛及反跳痛,肝脾未触及,肝区叩痛(−),移动性浊音(−)。双下肢水肿。辅助检查:血氨234 μmol/L,STB 58 μmol/L,AST 78 U/L,ALT 61 U/L,ALP 148 U/L,Alb 25 g/L。予抑酸护胃、保肝、止血、抗感染、降血氨、营养支持等对症治疗,患者神志逐渐转清,无呕血、黑便、腹痛、腹胀等不适,予以出院。出院后持续服用乳果糖,仍反复发作意识障碍,遂寻求中医药治疗。刻下:患者乏力,口干,双下肢酸软,神清,皮肤及巩膜无黄染,腹胀,胃纳可,夜寐安,二便调。舌质淡红,苔薄黄腻,脉沉细弦。

辅助检查：2014 年 6 月 3 日（外院）血氨 116 μmol/L；肝功能：STB 31.7 μmol/L，AST 86 U/L，ALT 53 U/L，ALP 192 U/L，γ-GT 198 U/L，Alb 36 g/L，Glo 39 g/L。B 超提示：肝脏缩小，包膜高低不平，边缘变钝，内部回声增强、增粗，呈结节状，回声分布不均匀。

［中医诊断］神昏（气阴虚损，兼热毒伤肝）。

［西医诊断］肝硬化失代偿期，肝性脑病。

［治则治法］益气养阴，清热解毒。

［方药］生黄芪 30 g，生地 15 g，女贞子 30 g，墨旱莲 15 g，石斛 15 g，当归 9 g，川芎 6 g，川黄连 6 g，黄芩 15 g，知母 6 g，百合 15 g，制大黄 9 g，枳壳 6 g，地耳草 15 g，车前草 15 g。

14 剂。水煎服。

二诊　患者服药后未再发生肝性脑病，仍有口干，双下肢酸软，大便日行 2～3 次，舌质淡红，苔薄，脉细弦。原方去车前草，加炙甘草 15 g、汉防己 15 g。14 剂。水煎服。

三诊　患者一般状况良好，服药期间无肝性脑病发生，仍有双下肢酸软，舌质淡红，苔薄，脉细小数。原方去墨旱莲，加枸杞子 15 g、半边莲 15 g、半枝莲 15 g，生地改为 30 g。14 剂，水煎服。

四诊　患者服药期间无肝性脑病发生，自诉口干，双下肢酸软，尿量尚可，大便调，日行 2 次。舌质嫩红，苔薄黄腻，脉弦。原方去石斛，加紫苏梗 15 g、藿香梗 15 g、白术 15 g、白芍 15 g。14 剂。水煎服。

［治疗效果］原方加减治疗 22 个月。2016 年 4 月复诊，患者时有气急，口干，偶有咳嗽，舌质暗红苔薄腻，脉弦细。辅助检查：血氨 29 μmol/L。肝功能：STB 51.5 μmol/L，AST 49 U/L，ALT 28 U/L，ALP 155 U/L，γ-GT 53 U/L，Alb 37 g/L，Glo 27 g/L。患者病情好转，至今未再次发作肝性脑病，腹水消退，血清生化学指标较前明显改善，续予首方加减对症治疗，以固疗效。

【按】肝性脑病作为慢性肝脏疾病死亡的主要原因之一，其发病机制较为复杂，至今仍未完全阐明，氨中毒学说仍是肝性脑病最具有共识的主要机制。肝硬化患者发生肝性脑病的概率至少为 30%～45%，且随着肝功能损害的加重，其发生率可能更高。慢性肝病患者一旦发生肝性脑病，则提示预后不良，其 1 年生存率低于 50%，3 年生存率不足 25%。对于肝性脑病的预防与治疗，常用的有控制饮食中蛋白质摄入，维持电解质及酸碱平衡，预防和及时处理消化道出血，控制感染，避免使用可能诱发和加重肝性脑病的药物，抑制肠道细菌的过度繁殖及清洁与酸化肠道等，但这些治疗措施对有效控制肝性脑病再发的长期疗效并不理想。

中医学本无"肝性脑病"病名，根据其认知障碍、行为错乱、嗜睡昏迷、扑翼样震颤等主要临床表现，可将其归入"神昏""肝厥"等范畴。正如《证治汇补》中有云："肝厥之证，状如痫疾，僵仆不醒，醒则呕吐，头眩发热。"本病初期多因患者平素阴虚肝旺，在腑气不通的基础上感受风、寒、暑、湿、燥、火之邪，本病病位在肝、肾、脑，正气亏虚、肝肾不足为发病之本，湿热为主要致病之邪。

刘平认为肝硬化的基本病机为"虚损生积"，而肝性脑病患者常兼有湿热内蕴。因此，提倡应以益气养阴以治本，佐以清热解毒治其标。故以黄芪汤、一贯煎、二至丸三方为主方加减治疗，肝体阴而用阳，治肝尤重视顾护肝之气阴。黄芪汤益气扶正，方中重用黄芪补气生津，配以川芎、枳壳行气散邪。一贯煎具有滋阴疏肝之功效，为治肝肾阴虚之要方，其中生地、当归滋阴养血柔肝，内寓滋水涵木之意。二至丸中女贞子味甘苦，性凉，补中有清；墨旱莲，味甘酸，性寒，既能滋补肝肾之阴，又可凉血止血，二药配合，补而不滞，共奏补益肝肾、滋阴止血之功。知母、百合、石斛与之相伍，涵养肝肾之阴，滋养肝体，佐以清热安魂。并以黄芩、川黄连清上中二焦之湿热，车前草、地耳草利下焦膀胱之湿热，制大黄消导大肠之浊，三焦并治，通脏腑，利湿热，前后分消，使湿热邪毒从二便而去。全方合用，益气养阴，滋补肝肾，清热解毒，攻补兼施，顿起沉疴宿疾。

徐列明

【名医简介】

徐列明（1954—　），男，医学博士。上海中医药大学附属曙光医院二级教授、研究员、博士生导师、上海市名中医。现任肝肾疾病病证教育部重点实验室（上海中医药大学）副主任、国家中医药管理局慢性肝病虚损重点研究室主任；兼任中国中西医结合学会肝病专业委员会常委、上海市中西医结合学会肝病专业委员会前任主任委员。2005年获国务院政府特殊津贴，是2000年度上海市劳动模范。主要研究方向是中医药抗肝纤维化的研究。

徐列明继承发扬"治肝实脾"学说，重视"木克土"的关系和"肝气虚"，运用"健脾益气"治法为主治疗慢性肝病，取得较好的临床疗效。揭示肝硬化的"正虚"病机主要表现在气虚和肝肾阴精虚损两个方面，参与提出肝硬化"虚损生积"的病机理论假说并通过研究加以证实，指出在肝硬化早期就应健脾益气和活血化瘀，并应用于肝硬化全病程；而滋养肝肾的治则治法在患者进入失代偿阶段以前也应施与。他在国内最早将中医药研究引入到以肝星状细胞为对象的实验研究中。在美国建立了世界上第一株人肝星状细胞株，并以本人姓名拼音首字母命名,LX-2,已被国内外数百家研究机构应用。在国内外学术刊物上已发表论文 140 余篇,授权发明专利 6 项,获国家科技进步二等奖等各级学术奖项 10 余项。

【医案】

案 1　胁痛(非酒精性脂肪性肝病)

黄某,女,47 岁。2003 年 6 月 25 日初诊。

[主诉] 反复乏力伴右胁隐痛不适半年余。

[现病史] 彩超显示脂肪肝。TC 4.43 μmol/L,ALT 67 U/L,STB 32.6 μmol/L。刻下症见:乏力,头晕,右胁不适,时有隐痛,夜尿数次,大便溏薄。舌淡边有齿痕,苔薄黄腻,脉弦细数。

[中医诊断] 胁痛(脾虚肝郁)。

[西医诊断] 非酒精性脂肪性肝病。

[治则治法] 健脾疏肝,祛湿化瘀。

[方药] 降脂一方加味。

党参 10 g,黄芪 20 g,白术 10 g,茯苓 10 g,甘草 10 g,红枣 10 g,白芍 10 g,广郁金 10 g,虎杖 15 g,泽泻 15 g,生山楂 30 g,决明子 15 g,姜黄 15 g,桃仁 10 g,丹参 15 g,延胡索 10 g,田基黄 30 g,茵陈 30 g。

7 剂。嘱限制碳水化合物的摄入,加强运动。

二诊　前述诸症见缓,右胁隐痛已消,二便自调,舌脉同前。原方继进 14 剂。

三诊　乏力头晕已瘥,原方再进 14 剂。

[治疗效果] 2003 年 7 月 30 日检查肝功能复常,原方去茵陈和田基黄继服,治疗 3 个月时彩超提示脂肪肝消失,以后一直严格控制饮食和跑步至今,体重保持正常,每年体检示肝功能和血脂均在正常范围,彩超未提示脂肪肝。

【按】徐列明认为,脂肪肝的发生多与饮食不节、缺乏运动有关。平素过食肥甘厚腻,暴饮暴食,但又多坐少动,长此以往容易导致饮食积滞,损伤脾胃。脾胃一伤,水谷精微运化不及,水反为湿,谷反为滞,化为痰浊之邪沉积于体内,在肝表现为脂肪肝,在血管表现为血脂、血糖升高,在躯体表现为脂肪增多、腹型肥胖。表现虽多,但病机实一,皆因脾失健运之能,痰浊内停所致。本案中患者自感乏力,大便溏薄,此乃脾气亏虚,失于运化,水湿内停之象,舌淡边有齿痕亦为之佐证,苔薄黄腻提示湿郁化热。足厥阴肝经布两胁,胁肋不适多因肝经郁滞不畅所致,脉弦示以病位在肝。徐列明从健脾疏肝着手,方中党参、黄芪、白术、茯苓、甘草、大枣益气健脾,调理中州,以助运化;白芍、郁金疏肝柔肝并举;茵陈、田基黄、虎杖清热利湿,桃仁、丹参、姜黄活血疏通肝络,泽泻、生山楂、决明子降脂化浊,药证合拍,故短期内即见血脂正常,脂肪肝消失。

案 2　胁痛(肝豆状核变性)

陶某,女,37 岁。2015 年 8 月 11 日初诊。

[主诉]反复右胁隐痛不适 3 月余。

[现病史]患者 1993 年 8 月因言语不清,饮水呛咳,伴口角流涎、呃逆就诊于仁济医院。入院后查体:表情淡漠,记忆减退,四肢肌张力高,腱反射活跃,双侧病理征(＋),辅助检查示肝功能正常。B 超提示:"肝损",K－F 环(＋)。诊断为"肝豆状核变性"。住院治疗,服青霉胺后上述症状好转出院。2014 年 11 月 26 日查 24 h 尿铜 3.528 μmol/24 h。就诊前外院查:PT 14.4 s,PLT 51×10^9/L,γ－GT 80 U/L,AFP 15.82 ng/ml,TE 28.4 kPa。B 超提示:肝弥漫性结节样改变,胆囊壁粗糙,脾肿大(61 mm×128 mm),腹水不明显。就诊时症见口干,右胁时有隐痛,纳可,二便自调,舌淡红,苔薄,脉细。

[中医诊断]胁痛(脾肾亏虚,痰瘀阻络)。

[西医诊断]肝豆状核变性。

[治则治法]健脾益肾,活血化痰。

[方药]党参 10 g,茯苓 10 g,山茱萸 15 g,蜜炙黄芪 20 g,炒白术 10 g,炒白芍 10 g,广郁金 12 g,平地木 15 g,田基黄 30 g,垂盆草 30 g,绵茵陈 30 g,玉米须 15 g,赤芍 30 g,金钱草 15 g。

14 剂,水煎服。

另予扶正化瘀胶囊每次 1.5 g,每日 3 次。

二诊　患者服药后口干症状缓解,胁痛减轻,余无明显不适,舌淡红,苔薄,脉细。2015 年 10 月 12 日外院腹部 B 超示:腹腔积液。

[方药]党参 10 g,茯苓 30 g,泽泻 15 g,泽漆 15 g,车前子 15 g,车前草 15 g,葫芦壳 30 g,半边莲 15 g,平地木 15 g,广郁金 9 g,山茱萸 15 g,生黄芪 20 g,炒白芍 10 g,炒白术 10 g,田基黄 30 g,垂盆草 30 g,茵陈 30 g,玉米须 15 g,金钱草 15 g,虎杖根 15 g,白茅根 15 g,赤芍 30 g。

14 剂。

扶正化瘀胶囊每次 1.5 g,每日 3 次。

三诊　眼干,无腹胀,舌淡红,苔薄,脉细。腹部 B 超示:腹腔积液 30 mm。

[方药]党参 10 g,茯苓 30 g,泽泻 15 g,泽漆 15 g,车前子 15 g,车前草 15 g,葫芦壳 30 g,半边莲 15 g,平地木 15 g,广郁金 9 g,山茱萸 15 g,生黄芪 20 g,炒白芍 10 g,炒白术

10 g,田基黄 15 g,枸杞子 15 g。

14 剂。

四诊　眼干,舌淡红,苔薄,脉细数。2 月 22 日外院查 γ-GT 82 U/L,PLT 60×10⁹/L。2016 年 2 月 29 日腹部彩超示：腹腔积液 9 mm。前方加垂盆草 15 g。14 剂。

五诊　目干,尿量每日 1 400～2 300 ml,余无明显不适,舌淡红,苔薄,脉细。腹部 B 超示：腹腔积液 20 mm。前方加瞿麦穗 15 g、萹蓄 15 g。14 剂。

螺内酯每日 1 粒。

六诊　无明显不适,尿量每日 1 500～2 300 ml,舌淡红,苔薄,脉细。2017 年 1 月 10 日外院查 PLT 57×10⁹/L,γ-GT 67 U/L,AFP 8.45 ng/ml。腹部彩超示：肝硬化图像,门静脉增宽,脾肿大(53 mm×136 mm),腹腔未见明显积液。

［方药］党参 10 g,茯苓 30 g,山茱萸 15 g,黄芪 20 g,炒白术 10 g,炒白芍 10 g,广郁金 12 g,泽泻 15 g,平地木 15 g,绵茵陈 30 g,玉米须 15 g,虎杖根 15 g,赤芍 30 g,田基黄 30 g,土茯苓 30 g。

14 剂。

螺内酯每日 1 粒。

此后均以第三诊方为基础方加减治疗,治疗至 2017 年 4 月 11 日,复查结果显示：AFP 7.57 ng/ml,PLT 57×10⁹/L,γ-GT 62 U/L,PT 13.4 s,余无异常。彩超示：肝硬化图像,门静脉稍宽,胆囊壁毛糙,脾肿大(61 mm×137 mm),胰、脾肾脏未见明显异常,左右下腹腹腔积液不明显。

［治疗效果］患者腹水消失,肝功能基本正常,全身情况良好,无明显不适,继续门诊随访中。

【按】肝豆状核变性是一种遗传性疾病,由铜代谢障碍引起。其特点为肝硬化、大脑基底节软化和变性、角膜色素环(Kayser-Fleischer 环),伴有血浆铜蓝蛋白缺少和氨基酸尿症,又名 Wilson 病。本案中患者经过前期驱铜治疗后病情基本稳定。在此基础上,徐列明接诊后紧紧抓住肝硬化"正虚血瘀"这一基本病机特点施治,以扶正化瘀胶囊补虚化瘀,以求逆转肝硬化。结合本病系遗传性疾病,先天肾气亏乏,水湿蒸化无力,化为痰浊之邪,痰浊阻滞,气血运行不畅,痰瘀交阻,肝络瘀滞,而成肝积之证。故治疗上徐列明重在补虚,从脾、肾入手,补后天以资先天,脾肾得养,痰瘀方化,此病方能有转机。方中炙黄芪、党参、白术、茯苓、山茱萸健脾益肾,以治其本,白芍、郁金柔肝疏肝,体用同调,配合平地木、田基黄、垂盆草、绵茵陈、玉米须、金钱草等清利之品以除残余之湿热,赤芍化瘀通络。由于药证相符,服药 3 个月后患者临床症状改善,腹水消失,至今病情稳定。

案 3 黄疸(原发性肝癌,乙型病毒性肝炎肝硬化失代偿期)

王某,男,61 岁。2015 年 3 月 3 日初诊。

[主诉] 身、目、溲黄 2 周余。

[现病史] 既往有慢性乙型病毒性肝炎病史 30 余年,2015 年 3 月曙光医院 MRI 检查发现肝脏多发肿瘤,肝硬化,腹腔积液,因无手术及介入治疗条件,遂转求治于中医。就诊时症见:尿黄,寐少,纳差,身痒,便秘,脚抽筋。体检:巩膜皮肤黄染,肝掌(+),腹平软,无压痛,移动性浊音(+),下肢无水肿。舌淡边有齿痕苔白,脉细。

[中医诊断] 黄疸(脾虚湿蕴)。

[西医诊断] 原发性肝癌。乙型病毒性肝炎肝硬化失代偿期。

[治则治法] 健脾助运,化湿利水。

[方药] 自拟健脾利水一方合降酶退黄方加减。

党参 10 g,生黄芪 20 g,茯苓 15 g,白术 10 g,白芍 10 g,郁金 10 g,泽泻 15 g,泽漆 15 g,车前子 15 g,车前草 15 g,葫芦壳 30 g,半边莲 15 g,大腹皮 15 g,山茱萸 15 g,平地木 15 g,焦山楂、焦六曲各 15 g,首乌藤 30 g,珍珠母 30 g(先煎),地肤子 15 g,白鲜皮 15 g,望江南 9 g。

14 剂。

二诊 药后诸症显减,身痒虽减仍存,舌脉如前。前方既效,宜守方继进。

[方药] 党参 10 g,白术 10 g,白芍 10 g,生黄芪 20 g,茯苓 15 g,泽泻 15 g,泽漆 15 g,车前子 15 g,车前草 15 g,葫芦壳 30 g,半边莲 15 g,大腹皮 15 g,郁金 10 g,山茱萸 15 g,平地木 15 g,田基黄 30 g,垂盆草 30 g,茵陈 30 g,玉米须 15 g,赤芍 30 g,金钱草 15 g,虎杖 15 g,白茅根 15 g,地肤子 15 g,白鲜皮 15 g。

14 剂。

三诊 患者夜寐不安,脘胀,舌暗红苔薄白,脉细。复查肝功能:Alb 23.07 g/L,AST 49 U/L,总胆汁酸 78.68 μmol/L,STB 50.02 μmol/L。上腹部 MRI 增强:① 肝脏巨块结节型肝癌伴局部肝左叶胆管分支扩张,门脉左支及肝左静脉显示欠清,后腹膜及胃小弯多发肿大淋巴结。② 肝硬化、脾肿大、门脉高压伴侧枝血管开放、腹腔积液。③ 左侧胸腔积液。患者水湿停聚,且呈泛滥之势,宜培土制水。

[方药] 党参 10 g,白术 10 g,白芍 10 g,生黄芪 20 g,茯苓 15 g,泽泻 15 g,泽漆 15 g,车前子 15 g,车前草 15 g,葫芦壳 30 g,半边莲 15 g,大腹皮 15 g,郁金 10 g,山茱萸 15 g,平地木 15 g,田基黄 30 g,垂盆草 30 g,茵陈 30 g,玉米须 15 g,赤芍 30 g,金钱草 15 g,虎杖 15 g,白茅根 15 g,地肤子 15 g,首乌藤 30 g,珍珠母 30 g(先煎),莱菔子 15 g。

14 剂。

四诊 患者小便量维持在每日 1 100～1 200 ml,腹胀,矢气少,身痒,舌淡红边有齿痕苔薄白,脉细。

［方药］党参 10 g,白术 10 g,白芍 10 g,生黄芪 20 g,茯苓 15 g,泽泻 15 g,泽漆 15 g,车前子 15 g,车前草 15 g,葫芦壳 30 g,半边莲 15 g,大腹皮 15 g,郁金 10 g,山茱萸 15 g,平地木 15 g,田基黄 30 g,垂盆草 30 g,茵陈 30 g,玉米须 15 g,赤芍 30 g,金钱草 15 g,虎杖 15 g,白茅根 15 g,煅白螺蛳壳 30 g,磁石 30 g,天冬、麦冬各 15 g,莱菔子 15 g,制香附 10 g,茜草 15 g,川厚朴 10 g,马蹄金 9 g,地肤子 15 g,白鲜皮 15 g,六神曲 15 g,瞿麦穗 15 g,萹蓄 15 g,半枝莲 15 g。

14 剂。

五诊 患者小便仍少,每日尿量 1 000 ml 左右,腹膨,舌淡苔薄,脉细。2016 年 1 月 27 日复查：AFP 169 ng/L,γ-GT 77.36 U/L,STB 93.33 μmol/L,Alb 26.86 g/L。患者正气已衰,脾土衰弱,无力制水,仍须立足中焦,培土以制水。

［方药］党参 10 g,白术 10 g,白芍 10 g,生黄芪 20 g,茯苓 15 g,泽泻 15 g,泽漆 15 g,车前子 15 g,车前草 15 g,葫芦壳 30 g,半边莲 15 g,大腹皮 15 g,郁金 10 g,山茱萸 15 g,平地木 15 g,瞿麦穗 15 g,半边莲、半枝莲各 15 g,萹蓄草 15 g,绵茵陈 30 g,玉米须 15 g,金钱草 15 g,虎杖根 15 g,白茅根 15 g。

14 剂。同时配合螺内酯每次 40 mg,呋塞米每次 20 mg,每日 2 次以加强利尿。

六诊 患者小便量增加,尿量维持在每日 1 600～2 200 ml,腹胀已减,舌暗苔根腻,脉细。继用健脾利水一方加瞿麦穗 15 g、萹蓄 15 g、半枝莲 15 g、首乌藤 30 g、珍珠母 30 g(先煎)、蒲公英 15 g、地肤子 15 g、白鲜皮 15 g、马蹄金 9 g、茜草根 15 g、六神曲 15 g、炙远志 10 g。

七诊 患者大便秘结,身痒,近日尿量每日 1 500～2 300 ml,舌暗红边齿痕,苔根薄腻,脉细。本月复查：AST 68 U/L,ALP 218 U/L,γ-GT 83.5 U/L,STB 81.9 μmol/L,Alb 29.01 g/L。彩超示：肝硬化,肝癌,肝左叶胆管扩张,脾大,腹腔积液,右侧胸腔积液。

［方药］党参 10 g,白术 10 g,白芍 10 g,生黄芪 20 g,茯苓 15 g,泽泻 15 g,泽漆 15 g,车前子 15 g,车前草 15 g,葫芦壳 30 g,半边莲 15 g,大腹皮 15 g,郁金 10 g,山茱萸 15 g,平地木 15 g,田基黄 30 g,垂盆草 30,茵陈 30 g,玉米须 15 g,赤芍 30 g,金钱草 15 g,虎杖 15 g,白茅根 15 g,葶苈子 10 g,瞿麦穗 15 g,萹蓄 15 g,半枝莲 15 g,草河车 15 g,茜草根 15 g,马蹄金 9 g,地肤子 15 g,白鲜皮 15 g。

14 剂。同时配合螺内酯 100 mg,每日 1 次,口服。

八诊 患者腹胀,夜不安寐,胃纳差,身痒,尿量每日 1 500～2 000 ml,舌淡红边齿痕苔薄,脉细。

［方药］党参 10 g,白术 10 g,白芍 10 g,生黄芪 20 g,茯苓 15 g,泽泻 15 g,泽漆 15 g,车前子 15 g,车前草 15 g,葫芦壳 30 g,半边莲 15 g,大腹皮 15 g,郁金 10 g,山茱萸 15 g,平地木 15 g,田基黄 30 g,垂盆草 30 g,茵陈 30 g,玉米须 15 g,赤芍 30 g,金钱草 15 g,虎杖 15 g,白茅根 15 g,望江南 9 g,火麻仁 15 g,大川芎 15 g,首乌藤 30 g,珍珠母 30 g(先煎),半夏 9 g,苦参 15 g,葶苈子 10 g,瞿麦穗 15 g,萹蓄 15 g,半枝莲 15 g,草河车 15 g,茜草根 15 g,马蹄金 9 g,地肤子 15 g,白鲜皮 15 g,茯神 15 g,莱菔子 15 g。

14 剂。螺内酯 60 mg,每日 3 次;托拉塞米 20 mg,每日 1 次。

［治疗效果］患者一直门诊随访中,病情虽然缓慢进展,腹水也时有发生,但生存期已经超过两年,远高于肝癌平均 3～6 个月的存活期。2017 年 6 月因脐疝合并感染去世。

【按】肝癌是常见的恶性肿瘤,由于起病隐匿,早期没有证候或证候不明显,进展迅速,往往确诊时大多数患者已经处于局部晚期或发生远处转移,治疗困难,预后较差。针对中晚期肝癌患者的临床特点,徐列明认为,肝癌的形成是内外因共同作用的结果,其外因主要是湿、热、毒等邪气侵袭,内因主要是脾失健运,肝失疏泄,病理因素涉及"湿、热、痰、瘀、毒、虚"等多个方面,病机上不但复杂,而且互相对立。尤其是肝癌发展到中晚期,这种情况就更加明显,一方面毒邪鸱张,表现为身目黄染明显,胁下积块较大,且伴有剧烈疼痛,脉虚弦滑而数;另一方面正气已显不支,气阴耗伤明显,主要表现为口干,神疲乏力,纳差食少,舌红质干少苔等。病机上呈现虚实夹杂之象,他认为正气亏虚应是主要矛盾,治疗重在扶助正气,反对一味地攻伐,滥用或过用一些清热解毒抗肿瘤的药物。

本案患者既往有乙型病毒性肝炎病史多年,疏于治疗而成大祸。初诊时巩膜皮肤黄染,小便亦黄,此为湿热浸淫血分之象;湿热内伏,耗伤阴血,阴虚血热,风自内发,故见皮肤瘙痒、肝掌;湿邪阻滞,脾胃升降失常,胃气不降,腑气不通,故见胃纳差、大便秘结;热邪扰动心神,故见寐少难安;湿邪困阻,脾失运化,水湿难以上承,停于中焦,所以见腹水。舌淡脉细示以气阴亏虚之象,舌边齿痕乃水湿停滞之征。总而言之,当为脾虚水停,阴虚血瘀之证。治宜益气健脾,化湿利水,养阴活血。方中以党参、黄芪、白术、茯苓益气健脾,脾旺中州运,水湿方能得以正化,不致停留于中焦,不治水而水自消。辅以白芍、郁金柔肝疏肝以助肝用,恢复肝疏泄之职,周身气机通畅,气行则血行,有利于改善肿块所致的血脉瘀滞状态。配以泽泻、泽漆、车前子、车前草、葫芦壳、大腹皮之辈行气利水以治其标,如此标本兼顾,益无形之气以消有形之水,虽病情深重,但也成功延长了生存时间,印证了"气胜形则生"这一中医至理名言。

案 4 肝积(原发性肝癌)

钱某,男,72 岁。2014 年 7 月 11 日初诊。

［主诉］腹胀痛 2 月余。

［现病史］2014 年 5 月患者因低热伴腹胀痛就诊于当地医院,检查发现肝脏巨块型肝癌,肝硬化,肝功能情况不详,因肿块巨大,无法手术,遂转求治于中医。2014 年 6 月 17 日患者外院查:STB 28.4 μmol/L,总胆汁酸 191 μmol/L,Alb 35.9 g/L,ALT 88 U/L,AST 112 U/L,γ - GT 74 U/L,HBsAg(＋)、抗 HBe(＋)、抗 HBc(＋),HBV - DNA 7.62×10^6 U/ml,AFP 12.7 ng/ml。外院给予恩替卡韦抗病毒治疗。来曙光医院就诊时患者诉口干,乏力,腹胀痛,胃纳差,大便日行多次,尿黄,时有齿衄。体检:巩膜皮肤轻度黄染,腹膨隆,全腹无压痛,移动性浊音(＋),肝肋下未及,剑突下 8 cm,质中,边钝,表面不光,脾未及,下肢无水肿,舌淡苔薄黄,脉细。

［中医诊断］肝积(脾虚湿滞,气滞血瘀)。

［西医诊断］原发性肝癌。乙型病毒性肝炎肝硬化失代偿期。

［治则治法］健脾化湿,行气化瘀。

［方药］党参 10 g,茯苓 10 g,泽泻 15 g,泽漆 15 g,车前子 15 g,车前草 15 g,葫芦壳 30 g,半边莲 15 g,平地木 15 g,大腹皮 15 g,广郁金 9 g,山茱萸 15 g,生黄芪 20 g,炒白术 10 g,炒白芍 10 g,田基黄 30 g,垂盆草 30 g,茵陈 30 g,玉米须 15 g,金钱草 15 g,虎杖根 15 g,白茅根 15 g,赤芍 30 g,川石斛 15 g,莱菔子 15 g,制香附 15 g,怀山药 15 g,赤石脂 15 g(包煎)。

14 剂。

甲硝唑 20 mg,每日 3 次。

二诊　齿衄已止,午后低热,余症同前,舌淡苔薄,脉弦。体检:腹软,右腹轻压痛,移动性浊音(－)。腹部 B 超:腹腔积液。前方加柴胡 10 g,半枝莲 15 g。14 剂。

三诊　低热已消,大便日行多次,溏,稍有腹胀,舌淡苔薄,脉细。前方去石斛,加煨葛根 15 g。14 剂。

四诊　未再发热,大便日行 2～3 次,溏薄,舌淡苔根腻,脉细。2014 年 9 月 12 日复查:Alb 36.8 g/L,ALT 43 U/L,AST 69 U/L,γ - GT 91 U/L,STB 27.4 μmol/L,HBV - DNA＜1 000 U/ml。腹部 B 超:肝硬化,肝内实质占位。前方加川厚朴 10 g。14 剂。

五诊　每日尿量 1 600～1 800 ml,色黄,大便日行 2～3 次,舌淡苔薄,脉细。前方加诃子肉 10 g。14 剂。

六诊　未服中药 1 周,尿量每日 1 100～1 400 ml,大便日行 2～3 次,成形,舌淡红苔薄,脉弦。2014 年 12 月 20 日复查 STB 20.93 μmol/L,γ - GT 53 U/L,AFP 5.84 ng/ml。腹部 B 超:肝硬化,肝内实性占位,胆囊壁增厚。继用前方。14 剂。

七诊　午后肢肿,舌淡红苔薄,脉细。2015 年 5 月 20 日当地查 AFP 3.17 ng/ml,肝功能无明显异常。腹部 B 超：肝硬化，肝右叶实质占位，胆囊前壁胆固醇结晶。

［方药］党参 10 g，茯苓 10 g，山茱萸 15 g，黄芪 20 g，炒白术 10 g，炒白芍 10 g，广郁金 12 g，平地木 15 g，大腹皮 15 g，绵茵陈 15 g，仙鹤草 15 g，金钱草 15 g。

14 剂。

八诊 肢胀，舌淡红苔薄，脉弦。2015 年 8 月 7 日当地查直接胆红素 7.1 μmol/L，余肝功能诸指标无明显异常。腹部 B 超：肝硬化，肝右叶实质性占位，脾大（47 mm×142 mm），未见腹水。前方加玉米须 15 g。42 剂。

九诊 无明显不适，大便 2～3 行，成形，舌淡红苔薄，脉弦带数。2015 年 10 月 30 日当地查 STB 24.1 μmol/L，Alb 41.8 g/L，AFP 2.8 ng/ml，HBV-DNA＜500 U/ml。腹部 B 超：肝右后叶及右前叶见（26 mm×35 mm，14 mm×15 mm）低回声灶，边界欠清晰，腹水阴性。前方加白茅根 15 g，虎杖根 15 g。42 剂。

十诊 夜寐多尿，舌淡红苔薄，脉弦数。2016 年 1 月 23 日当地查肝功能无明显异常。腹部 B 超：肝占位（26 mm×31 mm），脾大（142 mm×45 mm），腹水阴性。

［方药］党参 10 g，茯苓 10 g，山茱萸 15 g，黄芪 20 g，炒白术 10 g，炒白芍 10 g，广郁金 12 g，益智仁 15 g，覆盆子 15 g，金樱子 15 g。

42 剂。

十一诊 矢气多，夜尿 3～4 次，舌淡红苔薄脉细。2016 年 3 月 24 日当地查 HBV-DNA＜500 U/ml。彩超示：肝硬化，肝右叶实质占位（28 mm×31 mm，14 mm×16 mm），脾大（49 mm×143 mm）。前方加莱菔子 15 g，制香附 10 g。42 剂。

十二诊 时大便溏，夜尿 2～3 次，舌淡红苔薄脉细。2016 年 5 月 7 日当地查 STB 24.4 μmol/L，AFP 2.05 ng/ml。前方加绵茵陈 30 g，玉米须 15 g，赤芍 30 g，金钱草 15 g，虎杖根 15 g，平地木 15 g，煨葛根 15 g。42 剂。

十三诊 无明显不适，舌淡苔薄，脉弦。2016 年 8 月 13 日当地复查肝功能无明显异常，AFP 2.12 ng/ml。

［方药］党参 10 g，茯苓 10 g，山茱萸 15 g，黄芪 20 g，炒白术 10 g，炒白芍 10 g，广郁金 12 g，绵茵陈 30 g，虎杖根 15 g，金钱草 15 g，煨葛根 15 g，赤石脂 15 g（包煎），益智仁 15 g，覆盆子 15 g，金樱子 15 g。

42 剂。

十四诊 大便日行 2～3 次，成形，夜尿 2～3 次，舌淡红苔薄，脉弦。2016 年 10 月 21 日当地复查 STB 27.3 μmol/L，HBV-DNA＜500 U/ml。前方加赤芍 30 g、玉米须 15 g、白茅根 15 g、平地木 15 g。42 剂。

十五诊 无明显不适，舌淡红苔薄，脉弦数。2017 年 3 月 2 日当地查 STB 25.4 μmol/L，

AFP 3.12 ng/ml。彩超：肝硬化,肝右叶实质性占位(高回声 23 mm×30 mm,11 mm×12 mm;低回声 13 mm×14 mm),脾大(47 mm×130 mm)。

　　［方药］党参 10 g,茯苓 10 g,山茱萸 15 g,黄芪 20 g,炒白术 10 g,炒白芍 10 g,广郁金 12 g,茵陈 30 g,玉米须 15 g,金钱草 15 g,虎杖根 15 g,白茅根 15 g,赤芍 30 g,平地木 15 g,马蹄金 9 g,煨葛根 15 g,茜草根 15 g。

　　42 剂。

　　十六诊　无明显不适,舌淡红苔薄白,脉细。2017 年 5 月 10 日当地医院查 STB 20.7 μmol/L,Alb 43.2 g/L,HBV - DNA<50 U/ml。前方去马蹄金和平地木。42 剂。

　　［治疗效果］患者目前病情稳定,肝脏肿块未再继续增大,肝功能基本正常,全身情况亦大为好转,精神状态良好,继续门诊随访。

　　【按】患者系巨块型肝癌,无法进行手术治疗,就诊时伴有发热,大便日行多次,胃纳差,腹水征阳性。证属脾虚湿滞,气滞血瘀。患者正气已虚,邪气鸱张,故肿块发展迅速。此种情况下,如果一味破瘀散结、清热解毒,对于正气已虚、根深蒂固的恶性肿瘤非但无益,反而徒伤其正,加速病情恶化。所以,徐列明诊治晚期肝癌患者时主张以扶正为主。方中党参、黄芪、茯苓、白术、山药益气健脾,扶正以御邪。现代药理学研究证实,中药补气药物有提高细胞免疫和补体水平及抑制体液免疫的作用,通过扶正而抑制癌肿的发展。患者就诊时中等量腹水,故予车前子、车前草、泽漆、葫芦壳、半边莲等大队利水药渗利水湿,配以大腹皮、厚朴行气消胀,气行则水行,有助于水湿祛除。方中田基黄、垂盆草、茵陈、玉米须、金钱草、虎杖根、白茅根、赤芍清热利湿、活血解毒,帮助改善肝内炎症,降低胆汁酸。大量清利的同时,辅以山茱萸、石斛补养肝肾之阴,以防清利太过伤及阴液,同时亦能缓解口干之症。患者服药 3 个月,诸症得复,肝功能恢复正常,腹水完全消退。至今治疗已 3 年,患者一般情况均可,信心大增,多次复查 B 超均提示肝脏肿块未再增大,实现了带瘤生存的目标。

案5　肝积(乙型病毒性肝炎肝硬化)

吕某,男,61 岁。2015 年 7 月 17 日初诊。

　　［主诉］右胁不适伴乏力 2 个月。

　　［现病史］患者 2015 年 7 月 11 日在上海市某医院行胆囊切除术,术中发现肝硬化。肝功能检查结果示：STB 27.5 μmol/L,AST 61 U/L,ALP 126 U/L,AFP 65.37 ng/ml,HBsAg 53.44 U/ml,HBeAg 抗原 21.7 U/ml,FibroScan 测得 TE 46.4 kPa。B 超显示：肝内回声增粗,分布不均,腹腔未见明显积液,予恩替卡韦分散片抗病毒治疗。就诊时症

见：右胁不适，时感乏力，口干，舌淡暗苔薄黄，脉细。

[中医诊断] 肝积（肝郁络瘀，气阴亏虚）。

[西医诊断] 乙型病毒性肝炎肝硬化。

[治则治法] 疏肝化瘀，益气养阴。

[方药] 黄芪 50 g，炒白术 10 g，茯苓 10 g，炒白芍 10 g，黄精 15 g，山茱萸 15 g，天冬 15 g，麦冬 15 g，虎杖 15 g，广郁金 9 g，田基黄 30 g，垂盆草 30 g，茵陈 30 g，玉米须 15 g，金钱草 15 g，白茅根 15 g，赤芍 30 g，全当归 10 g。

14 剂。水煎服，每日 1 剂。

另扶正化瘀胶囊每次 1.5 g，每日 3 次；恩替卡韦抗病毒继续。

二诊 患者口干症状有所缓解，余无明显不适，舌质暗红，苔薄黄，脉细。2015 年 10 月 17 日复查肝功能无明显异常，HBV - DNA<5×10² U/ml，AFP 9.4 ng/ml，PLT 73×10⁹/L。B超示：肝损样表现。前方去垂盆草、金钱草、虎杖、白茅根、赤芍、天冬、麦冬。14 剂。继续服用扶正化瘀胶囊和恩替卡韦分散片。

三诊 患者无明显不适，舌淡暗，苔薄黄，脉细。2015 年 12 月 19 日复查 PLT 86×10⁹/L，余各项指标正常。症情稳定，效不更方，前方继用。继续服用扶正化瘀胶囊和恩替卡韦分散片。

四诊 患者一般情况良好，2016 年 8 月 11 日复查各项指标无明显异常，TE 下降至 10.5 kPa。停用汤剂，继续服用扶正化瘀胶囊和恩替卡韦分散片。

[治疗效果] 随访至今患者病情逐渐好转，肝功能正常，肝脏硬化程度减轻。

【按】本例肝硬化，病属早期，证系感受湿热疫毒之邪，久恋不去，耗伤气阴，肝之疏泄失职，气郁络瘀。故取疏肝化瘀、益气养阴之法，以攻补兼施。方中生黄芪、白术、茯苓、当归补益气血，扶助正气，其中黄芪重用，旨在益气以化瘀，合当归又有当归补血汤之意。配合白芍、山茱萸、黄精、天冬、麦冬大队养阴药物以补肝肾之阴，阴血充足则肝体得养。徐列明补肝养肝尤其喜用山茱萸一味，其味酸入肝，而收敛之性又可使补益之力更为集中，《药品化义》云其"为补肝胆良品"。《医学衷中参西录》亦对其推崇备至，谓其"善补肝，是以肝虚极而元气将脱者，服之最效"。茵陈、虎杖、田基黄、垂盆草、金钱草、玉米须、白茅根清热利湿，扫除残余之邪气。徐列明体会，清热解毒利湿药物有助于改善肝内炎症，促进胆汁排秘，对于降低氨基转移酶和胆红素具有一定作用。赤芍、当归、郁金、虎杖活血化瘀，疏通肝络，直接针对肝硬化。经过 1 年的治疗，患者不仅自觉症状消失，而且反映肝脏硬化程度的肝硬度值显著下降。

胡义扬

【名医简介】

胡义扬(1962—),上海中医药大学教授,博士生导师,上海市名中医。任中国中西医结合学会第八届肝病分会主任委员、世界中医药学会联合会肝病分会副会长。擅长脂肪肝、慢性乙型病毒性肝炎、肝硬化、肝癌等中医药治疗。他提出脂肪肝是肝脾肠同病,祛湿化瘀是脂肪肝的基本治法;作为核心骨干提出"正虚血瘀"是慢性乙型病毒性肝炎肝纤维化的主要病机,并成功研制了抗肝纤维化国家中成药扶正化瘀胶囊。承担国家重大专项3项,国家自然科学基金7项。发表论文200余篇。曾获国家科技进步奖1项,省部级成果奖18项。培养博、硕士研究生35名。获国务院政府特殊津贴、新世纪百千万人才工程国家级人选、卫生部有突出贡献中青年专家等荣誉。

【医案】

案1 肝癖(非酒精性脂肪性肝病)

张某,男,30岁,在职人员。2016年6月14日初诊。

[主诉] 体检发现脂肪肝,肝区偶有胀闷不适,大便偏稀反复4个月。

[现病史] 患者1周前体检发现脂肪肝。肝区偶有胀闷不适,大便偏稀,日行2~3次,进食油腻后加剧,午后易犯困。平时喜食饮料、甜点。体重90 kg,BMI 29.13 kg/m²,无饮酒史,无用药史。舌胖大有齿痕,色淡紫,苔薄白,脉细。血清生化检查结果:ALT 86 U/L,AST 62 U/L,TG 1.98 mmol/L,B超提示中度脂肪肝,HBV和HCV阴性。

[中医诊断] 肝癖(脾虚湿盛,气滞血瘀)。

[西医诊断] 非酒精性脂肪性肝病。

[治则治法] 健脾化湿,理气活血。

[方药] 白术15 g,白芍15 g,葛根10 g,枳壳6 g,泽泻15 g,姜黄6 g,丹参10 g,五味子10 g,茯苓15 g,炒薏苡仁15 g,生甘草3 g。

14剂。并嘱饮食控制,加强运动,禁饮料、少甜食。

二诊 诉肝区不适基本消失,大便日行1~2次,基本成形,犯困嗜睡好转。上方加党参10 g,益气健脾。

三诊 自诉无明显不适。血清生化检查提示:ALT 36 U/L,AST 26 U/L,TG 1.7 mmol/L。改服香砂六君子丸药,继以健脾理气化湿。

3 个月后患者复诊,B 超提示轻度脂肪肝。未再来就诊。

[治疗效果] 症状消失,肝功能改善,脂肪肝减轻。

【按】本方为胡义扬治疗酒精性和非酒精性脂肪性肝病的经验方——健脾活血方加减。健脾活血方由白术、白芍、葛根、枳壳、泽泻、姜黄、丹参、五味子组成。方中白术,味苦、甘,性温,归脾、胃经,功效健脾益气,燥湿利水;白芍,味苦、酸、甘,性微寒,归肝、脾经,功效养血活血柔肝。两者配伍,健脾、活血、柔肝,共为君药。丹参味苦,微寒。归心、肝经,功效活血凉血,助白芍活血。葛根升阳止泻,生津止渴,又具解酒之功,共为臣药。方中泽泻、枳壳、姜黄、五味子共为佐药,其中泽泻淡渗、利湿、泄热,与葛根一升一降,调畅气机,升清降浊,使湿热之邪出下焦而解;枳壳归脾、胃、大肠经,行气宽中、化痰消积,反佐白术健脾补气,使气机畅达,补而不滞。姜黄入肝、脾经,行气活血,使经气调达,通经止痛。五味子酸甘,取其益肾、涩精之功,以肝肾同治。诸药合用,共达健脾活血、升清降浊之功效。经大量的实验研究证实该方具有显著的抗肝损伤、抗脂质过氧化、调节脂质代谢等作用。尤其是可通过减轻肠道损伤及其内毒素渗漏从而防止二次攻击引起的肝损伤,同时对肠道菌群的紊乱有显著的调节作用。由于该患者脾虚湿滞明显,本次处方增加了生薏苡仁以健脾渗湿。

胡义扬认为,脂肪肝的基本病机在于肝失疏泄,气机不畅,肝血瘀滞;脾失健运,湿邪内生,痰浊内蕴;肾精亏损,阴伤气弱,痰瘀凝滞;病理基础在于痰凝、气滞、血瘀;涉及脏腑肝(胆)、脾、肾。证候特征在于本虚(脾气虚、肝肾亏损)、标实(痰、气、血瘀结)。临证需辨别其病机证型主次。其中脾失健运是基础,痰瘀互结是病变之结局。肠道是脂肪肝中医药治疗的重要靶位。

案 2　肝癖(非酒精性脂肪性肝病)

赵某,男,36 岁。2015 年 2 月 22 日初诊。

[主诉] 反复肝区不适,口腻、晨起口苦,大便黏滞半年。

[现病史] 发现脂肪肝,高脂血症病史 3 年。近半年来反复肝区不适,口腻、晨起口苦,大便黏滞。体重 88 kg,BMI 26.32 kg/m²,偶尔少量饮酒,否认病毒性肝炎等其他肝病病史。检查可见:舌质暗紫,舌苔薄黄腻,脉弦。血清生化检查结果:ALT 126 U/L,AST 80 U/L,γ-GT 98 U/L,TG 2.53 mmol/L,TC 5.98 mmol/L。B 超提示脂肪肝重度。

[中医诊断] 肝癖(湿热内蕴,痰瘀互结)。

[西医诊断] 非酒精性脂肪性肝病。

[治则治法] 清热祛湿,活血化瘀。

［方药］茵陈 15 g,虎杖 10 g,田基黄 10 g,生栀子 6 g,姜黄 9 g,丹参 10 g,川郁金 10 g,泽泻 10 g,枳壳 10 g,生甘草 3 g。

嘱饮食控制与加强运动。忌辛热刺激之物。

二诊　上方服用 14 剂后,诉口苦口腻明显缓解,肝区偶有不适,大便较前通畅。续上方 14 剂。

三诊　患者自诉无明显不适,血清生化检查提示:ALT 46 U/L,AST 30 U/L,GGT 32 U/L,TG 1.9 mmol/L。改健脾化湿之品善其后。

后续以上述方药加减又持续治疗 5 个月,体重 76 kg。彩超复查脂肪肝轻度。

［治疗效果］症状失,体重下降,肝功能改善,脂肪肝减轻。

【按】胡义扬在长期临床实践中总结该病的病证特点为本虚标实,主要有肝郁血滞、湿热痰凝、肾精亏损三端。而痰瘀互结是最常见证型。本方为经验方祛湿化瘀方(虎杖、田基黄、茵陈、栀子、姜黄等 5 味中药组成)加味组成。患者症见肝区不适,口腻、晨起口苦,大便黏滞,舌质暗紫,舌苔薄黄腻,脉弦。属较为典型的湿热内蕴、痰瘀互结之证。故以祛湿化瘀方加味主之。方中茵陈性味苦寒,入脾、胃、肝、胆经。《神农本草经》:"主风湿寒热邪气。"茵陈在方中清利肝胆湿热为君药;虎杖苦、微寒,入肝、胆、肺经,善降泻肝胆湿热,并有活血祛瘀之功,用于方中,有一举两得之效;姜黄辛散苦泄温通,入肝、脾经,善破血行气、通经止痛。共奏清热祛湿、活血化瘀之功。经反复研究证实:祛湿化瘀方能显著降低实验性脂肪肝大鼠或小鼠肝脏脂质含量,减轻炎症损伤和肝脂肪变性,临床治疗脂肪肝疗效观察显著。并发现该方有升高脂联素、调节 AMPK 活性、调节肠道微生态、抗脂质过氧化、降低 FFA 毒性等多途径的药理作用机制。方中加丹参、川郁金意于活血疏肝,泽泻淡渗利湿,枳壳理气通络,生甘草调和诸药。

案 3　胁痛(慢性乙型病毒性肝炎伴 AFP 升高)

王某,女,50 岁,公司职员。2013 年 6 月 8 日就诊。

［主诉］右胁疼痛伴疲倦乏力 1 月余。

［现病史］患者慢性乙型病毒性肝炎病史 20 余年,未进行规范治疗。1 个月前因劳累后出现右胁疼痛伴疲倦乏力。2013 年 5 月 13 日生化检查示,TB 30 μmol/L,ALT 300 U/L,γ-GT 155 U/L,AFP 309 ng/ml。住院给予保肝降酶,同时加用口服抗病毒药恩替卡韦治疗 2 周后出院。出院复查结果示:TB 26.5 μmol/L,ALT 33 U/L,AST 64 U/L,γ-GT 199 U/L,AFP 473 ng/mL,CA199 349 kU/L。CT 增强示:左右叶交接处异常强化灶(性质待定)。MRI 增强示:慢性肝病表现,肝功能恢复但肿瘤标志物数值持续上升。症见:面色灰暗,少气懒言,神疲乏力,手足心发热,腰背酸楚,自觉双下肢肿

痛,按之凹陷即起,饮食量少,眠差梦多,大便正常,小便色黄。体检:神志清晰,皮肤黏膜轻度黄染,全身淋巴结未触及肿大,肝脾未触及,腹软无压痛、反跳痛。舌红赤,苔白,脉弦。

〔中医诊断〕胁痛(热毒内蕴,损伤气阴)。

〔西医诊断〕慢性乙型病毒性肝炎,肿瘤标志物升高原因待查。

〔治则治法〕清热解毒,益气养阴。

〔方药〕虎杖 15 g,半枝莲 30 g,生地 15 g,牡丹皮 10 g,墨旱莲 15 g,女贞子 10 g,连翘 10 g,赤芍、白芍各 15 g,川郁金 10 g,蒲公英 10 g,白花蛇舌草 15 g,熟地 15 g,麦冬 15 g,枳壳 10 g,生甘草 6 g。

14 剂。

二诊 病史如上,面色仍灰暗,精神一般,皮肤巩膜黄染,右胁疼痛减轻,仍感乏力,手心脚心热减轻,下肢疼痛有所减轻,水肿消退,仍眠差梦多,小便黄,大便通畅。复查肿瘤标志物 AFP 249 ng/ml,CA199 196 kU/L,与初诊比较有所下降。舌红,苔白,脉弦。守上方续进 14 剂。

三诊 面有光泽,精神可,皮肤巩膜黄染减轻,手心脚心热消退,下肢肿痛消失,仍眠差梦多,小便黄,大便通畅。复查肝功能:γ-GT 94 U/L,AFP 39.3 ng/ml,CA199 68.9 kU/L。肿瘤标志物指标明显下降,余正常。舌红,苔白,脉弦。原方加北沙参 10 g。续服 14 剂。

四诊 手足心热消失,无其他不适。复查肝功能:γ-GT 82 U/L,余项正常,AFP 10.21 ng/ml,CA199 42.2 kU/L,面部可见有血丝,舌红苔薄白,脉沉弦。原方加太子参 15 g,再服 14 剂。

五诊 复查肝功能:γ-GT 48 U/L,余项正常。无其他不适。舌红苔薄白,脉弦。

〔治疗效果〕诸症消失,肝功能和肿瘤标志物水平恢复正常。

【按】正气内虚、湿热疫毒内侵是慢性乙型病毒性肝炎的主要发病原因。脾居中土,主运化水湿,喜燥恶湿,湿热病邪入侵,首犯中焦脾胃,使脾胃运化功能受损,水湿集聚,日久蕴湿生热。即温病学家薛生白所言:"太阴内伤,湿饮停聚,客邪再至,内外相引,故病湿热。"肝藏血,体阴用阳,以阴血为本,赖肾水涵养。湿性重浊黏滞,与热相合,耗灼精津。湿热久羁不化,伤耗肝阴,肝阴不足,下汲肾水,以致肝肾阴虚。阴血精津不足,不能化气养气,以致伤气阴两伤。故治宜清热解毒,益气养阴。

慢性乙型病毒性肝炎是我国的高发病之一,失治误治常导致肝硬化,甚至肝癌。患者有慢性乙型病毒性肝炎病史,在肿瘤标志物 AFP、CA199 异常升高治疗无效的情况下来诊,当时虽无影像学支持肿瘤诊断,但持续升高不降的肿瘤标志物仍然怀疑存在肿瘤的可能性,也可能是炎症的变化反应。胡义扬在初诊时结合病史和证候后认为湿热疫毒是慢性乙型病毒性肝炎发病的主要病因,患者小便色黄、皮肤黏膜轻度黄染、舌红赤,均是湿热之征象,故以虎杖、半枝莲、蒲公英、连翘、白花蛇舌草清热利湿,解毒祛邪,生地、牡丹皮清热凉血。湿热之邪郁结少阳,肝失疏泄,肝络失和,可致胁痛,故以赤芍、白芍柔肝平肝、缓急止痛,并以枳壳、郁金可疏肝理气,以畅达肝木升发条达之本性。肝病迁延日久不愈,耗损气阴,正虚邪恋,阴虚内热,见手足心发热,故在清肝胆湿热解毒治标的基础上兼顾正气,予补肝益肾、益气养阴、滋阴清热之牡丹皮、女贞子、墨旱莲、麦冬,予熟地滋阴补血。同时嘱患者定期复查肿瘤标志物。患者用药后症状缓解,肿瘤标志物水平开始有所下降。二诊时考虑患者病程过长,在原方基础上继续治疗巩固疗效,在服用中药2月余后患者症状有明显的好转,肝功能趋于正常,肿瘤标志物值不断下降(提示为炎症所致),热毒内蕴诸症有所减轻,但气阴亏虚明显,故加用北沙参、太子参益气养阴又不助火。半年后患者各项实验室指标趋向正常,症状消失,就诊效果良好。

案 4 胁痛(慢性乙型病毒性肝炎)

王某,女,48 岁,公司职员。2016 年 3 月 1 日就诊。

[主诉] 发现慢性乙型病毒性肝炎 10 年,肝区隐痛不适 3 个月。

[现病史] 患者慢性乙型病毒性肝炎(小三阳)10 年,既往服用拉米夫定、阿德福韦酯抗病毒治疗。3 个月前无明显诱因出现肝区隐痛不适,乳房时有疼痛。2015 年 2 月 24 日 HBV-DNA<50 U/ml,肝肾功能正常,PLT 155×10^9/L,AFP 1.8 ng/ml。B 超:脾大。症见:胁痛,偶有乏力,纳可,二便正常,夜寐可。体检:神清,精神可,皮肤黏膜无明显黄染、全身淋巴结未触及肿大,肝脾肋下未及,腹软无压痛、反跳痛。舌暗,苔薄白,脉沉弦。

[中医诊断] 胁痛(肝郁脾虚血虚证)。

[西医诊断] 慢性乙型病毒性肝炎。

[治则治法] 疏肝养血,健脾和胃。

[方药] 逍遥散加味。

丹参 15 g,白芍 20 g,川郁金 15 g,柴胡 6 g,制香附 10 g,薄荷 6 g,姜半夏 6 g,川楝子 10 g,延胡索 15 g,鸡骨草 15 g,佛手 10 g,当归 10 g,青皮 10 g,白术 10 g,茯苓 15 g,甘草 3 g。

14 剂。另以拉米夫定合阿德福韦酯抗病毒治疗。

二诊 患者诉胁痛较前好转,乳房胀痛消,乏力仍有,醒后出汗(盗汗明显,多颈部),眼皮重。体检:神清,精神可,皮肤黏膜无明显黄染,全身淋巴结未触及肿大,肝脾肋下未及,腹软无压痛、反跳痛。舌红苔薄白,脉沉细。考虑患者病久及肾,肾阴亏虚,予滋阴敛汗兼益气疏肝。

[方药] 予六味地黄丸加味。

生地 10 g,熟地 10 g,山茱萸 10 g,牡丹皮 10 g,泽泻 10 g,茯苓 15 g,怀山药 15 g,知母 10 g,黄柏 6 g,黄芪 30 g,浮小麦 10 g,川郁金 10 g,制香附 10 g,当归 10 g,枸杞子 10 g,延胡索 10 g,生甘草 3 g,麦冬 10 g。

14 剂。另予西药抗病毒治疗。

三诊 患者一般情况可,盗汗明显改善,肝区痛消,查乙型病毒性肝炎小三阳,血常规正常,HBV-DNA(一),肝肾功正常,血糖 6.13 mmol/L,血脂正常。舌红苔薄白,脉细。毒邪久滞,肾阴亏虚。治以益补肾阴,加之柔肝养血之品。

[方药] 枸杞子 10 g,白菊花 10 g,熟地 10 g,山茱萸 10 g,牡丹皮 10 g,泽泻 10 g,茯苓 15 g,怀山药 15 g,墨旱莲 15 g,女贞子 1 g,白芍 20 g,甘草 3 g。

14 剂。守方 1 个月。

四诊 肝功正常,患者无明显不适,舌红苔薄白,脉细。另予西药抗病毒治疗。

[治疗效果] 诸症消失。

【按】肾为先天之本,肝为后天之本。肝藏血,肾藏精,精血同生,故称肝肾同源,肝阴和肾阴相互滋养。《素问·阴阳应象大论篇》曰:"肾生髓,髓生肝。"吴崑注曰:"髓生肝,及肾生肝,水生木也。"肝肾是有母子关系的。生理联系如此,病理也有相互的影响。明李中梓在《医宗必读》中提出了"乙癸同源,肝肾同治"的理论。另外,肝肾也通过经气的相互灌注而产生沟通和联系。足厥阴肝经与足少阴肾经均循行于身体内侧,并在经脉循行上通过肝、膈、肺、肾相互联系;另外肝肾又和奇经八脉密切相关。肝肾同隶属于奇经,冲任督脉均起于胞中,胞胎为肝肾所主。所以肝肾关系密切。要结合临床,肝肾同治。

胡义扬根据多年临床经验,肝为风木之脏,肝气升发,喜条达而恶抑郁。肝气宜保持柔和舒畅。方中柴胡味苦,性凉入肝经,可调达肝气进而疏肝解郁,与香附同用,治疗肝郁气滞所致胁痛。肝藏血,体阴而用阳,当归养血和血,白芍酸苦微寒,养血敛阴,柔肝缓急,与柴胡同用,补肝体而助肝用,血和则肝和,血充则肝柔。肝脾为母子关系,日久传变,肝病日久皆有脾虚之症,配以白术、茯苓健脾祛湿,半夏和胃,脾胃得健,运化有权,气血方能有源。薄荷能透达肝经郁热,共助疏肝之力。肝病日久,气血皆伤,见乏力,舌暗,脉沉弦,气虚血滞,予丹参、郁金活血,消其瘀滞。川楝子、延胡索此药对乃止痛佳品,与疏肝相合,胁痛可解,鸡骨草改善胁肋不舒,另加佛手、青皮理气,甘草调和诸药。全方配伍得当,从肝入手,肝脾同调,气血并补。一诊后患者胁痛好转,乳痛消除。患者出现盗汗,肝肾同源,肝病日久及肾,此乃肝肾阴虚之表现。六味地黄丸为《金匮要略》名方,方中熟地滋阴补肾,添精益髓;山茱萸温补肝肾;山药健脾益阴;泽泻泄肾火,以防熟地滋腻;牡丹皮泻肝火,制山茱萸温涩,茯苓淡渗脾湿,使山药补而不滞,六药合用,补中有泻,寓泻于补,相辅相成,共奏滋补肝肾之效。另外,加知母、黄柏,泄相火。患者胁痛仍有,继续予川郁金、制香附疏肝,当归活血,延胡索止痛。浮小麦敛汗,黄芪益气,麦冬滋阴,以免汗多而伤正。使用此方后,患者胁痛消失,盗汗明显好转,说明方药对证,宜谨守病机,击鼓再进。故仍以六味为底方,加二至丸平补肾阴,枸杞子平补肝肾,菊花清肝,白芍缓急止痛,守方1个月,患者诸症消失。

中医各脏腑关系密切,肾为先天之本,脾为后天之本,两者相互滋生,肝与肾精血同源,在病机中应全面考虑,本例即是典型,根据脏腑相联系,辨证论治,从而取得良好的疗效。

案5　鼓胀(乙型病毒性肝炎后肝硬化失代偿期)

张某,女,54岁。2014年11月14日初诊。

[主诉]反复腹胀、乏力3年加重1个月。

[现病史]患者有慢性乙型病毒性肝炎近20余年,服拉米夫定抗HBV。3年前出现腹胀,伴乏力、纳少,查肝功能ALT 82 U/L,AST 180 U/L,Alb 25 g/L。腹部B超示肝硬化,门脉高压,脾脏肿大,腹水,遂至曙光医院肝硬化科住院治疗,症情缓解后出院。1个月前又出现腹胀、乏力加重,腰膝酸软,畏寒肢冷,下肢轻度水肿,胃纳欠佳,故前来就诊。无恶心呕吐,小便量少,大便日行1次。体检:面色晦暗,颈前蜘蛛痣(＋),肝掌(＋),巩膜无黄染。腹软,无压痛及反跳痛,肝肋下未及,脾肋下4指,质硬,移动性浊音(＋),双下肢轻度水肿。舌淡胖边有齿痕,苔厚腻,脉沉。

[中医诊断]鼓胀(脾肾阳虚)。

[西医诊断]乙型病毒性肝炎后肝硬化失代偿期。

[治则治法]补肾温阳利水。

[方药]防己黄芪汤合金匮肾气丸加减。

熟地15 g,怀山药15 g,山茱萸10 g,熟附片6 g,茯苓15 g,猪苓15 g,泽泻30 g,车前子15 g,牡丹皮10 g,黄芪30 g,白术15 g,防己10 g,桂枝9 g,甘草3 g,炒谷芽10 g,炒麦芽10 g。

14剂。另予螺内酯利尿消肿。

二诊　患者腹胀、乏力较前明显改善,下肢水肿好转,胃纳一般,夜眠欠安,入睡困难,易醒,二便调。体检:面色晦暗,颈前蜘蛛痣(＋),肝掌(＋),巩膜无黄染。腹软,无压痛及反跳痛,肝肋下未及,脾肋下4指,质硬,移动性浊音(±),双下肢无水肿。舌淡胖边有齿痕,苔薄,脉沉。治以补肾温阳利水,宁心安神。上方去车前子加酸枣仁15 g、首乌藤

10 g。14 剂。

三诊 患者劳累后偶感乏力,无腹胀,下肢水肿消,胃纳可,睡眠好转,仍易醒,二便正常。体检:面色转红润,颈前蜘蛛痣(+),肝掌(+),巩膜无黄染。腹软,无压痛及反跳痛,肝肋下未及,脾肋下 4 指,质硬,移动性浊音(-),双下肢无水肿。舌淡,苔薄,脉沉。治疗同前,守方。14 剂。

[治疗效果]患者腹水消,一般症状改善。随访 3 个月,未复发。

【按】肝硬化腹水属中医鼓胀之病,是临床"风、痨、臌、膈"四大难治病证之一,治疗棘手。患者曾患病毒性肝炎多年,后发展为肝硬化合并腹水,属中医学的鼓胀病。患者面色晦暗,腹胀乏力,腰膝酸软,畏寒肢冷,舌淡胖边有齿痕,苔厚腻,脉沉,证属脾肾阳虚。胡义扬根据多年临床经验,指出目前肝硬化多源于病毒性肝炎,尤以 HBV 感染为多,感染湿热疫毒是肝炎后肝硬化的主要病因。疾病进展到肝硬化腹水阶段,必然伤及脾肾功能,脾气虚衰,肾阳衰惫,三焦气化不行,决渎失司,影响正常水液代谢功能,是气滞、血瘀、湿阻、水停等多种致病因素协同作用的结果。胡义扬认为,疫毒感染、脾肾失运是乙型病毒性肝炎后肝硬化腹水形成的基本病机。病情发展至肝硬化腹水阶段,邪毒留恋,正气渐伤,热伤阴血,湿耗气阳;肾为水脏,内寄元阳,脾土有赖肾阳之温煦;肾阳不足,脾阳亦虚,旋运随之失职,脾不制水,肾难主水,导致气不化水,水湿停滞,溢于外则水肿,郁于内则中满。

在治疗上,结合肝硬化腹水早中期多以脾肾阳虚为主,胡义扬提出温肾温阳利水的治疗原则,治疗多选用防己黄芪汤合金匮肾气丸加减。防己黄芪汤和金匮肾气丸均源自张仲景之《金匮要略》。防己黄芪汤由防己、黄芪、白术、甘草组成,原用于治疗风水或风湿,汗出恶风,身重水肿,关节疼烦,自汗出,腰以下重,小便不利,脉浮。有益气祛风、健脾利水之功效。方中黄芪性温味甘,入脾肺经,益气固表、利水消肿;防己味苦辛,味辛能散以祛风,味苦能泻以利水消肿;黄芪配伍防己,一补气,一利水,一扶正,一祛邪,使利水而不伤正,扶正而不留邪,攻补兼施,共奏益气利水之功。白术补气健脾祛湿,既助防己祛湿行水之功,又增黄芪益气固表之力。金匮肾气丸的作用是温补肾阳,化气行水。用于肾虚水肿,腰膝酸软,小便不利,畏寒肢冷。方中地黄滋补肾阴,山茱萸、山药滋补肝肾,辅助滋补肾中之阴;并以少量桂枝、附子温补肾中之阳,意在微微生长少火以生肾气。《医宗金鉴》有谓:"此肾气丸纳桂附于滋阴剂中十倍之一,意不在补火,而在于微微生气,即生肾气也。"其目的在于"益火之源,以消阴翳"。方中泽泻、茯苓利水渗湿,牡丹皮清肝泻火,与温补药相配,意在补中寓泻,以使补而不腻。本方配伍属于"阴中求阳",正如张景岳"善补阳者,必于阴中求阳,阳得阴助而生化无穷"。

总之,在治疗肝硬化腹水上,胡义扬提出以补肾温阳利水为中心,随证佐以行气、活血、疏肝、滋阴、清热解毒等。临证强调不能只局限于"水"的增损,务必发挥"整体观念"的优势,着眼于提高生活质量和改善预后。

陈晓蓉

【名医简介】

陈晓蓉(1964—),主任医师,硕士生导师,教授。首届"上海市中医药领军人才"。1988 年毕业于上海中医药大学医疗系,师从中医名家张云鹏,现任上海市公共卫生临床中心中医科主任。从事肝胆病医教研近 30 年,崇尚"治病必求其本"的个体化治疗。提出肝病治疗"三期解毒法"。擅长抗病毒免疫调控治疗急、慢性病毒性肝炎、重型肝炎等各种肝胆病;擅长免疫调控抗病毒治疗病毒性肝炎,解毒软坚治疗肝纤维化、肝硬化,利胆活血退黄疸,抗病毒联合健脾补肾治疗艾滋病。研究课题"消黄方治疗难治性黄疸"获上海市中医药学会科学技术二等奖。担任中华中医药学会肝胆病委员会常务委员,内科分会委员,上海中医药学会肝病感染病分会副主任委员,上海中西医结合学会肝病委员会委员,中国民族医药学会传染病分会执行会长,上海市食疗研究会肝病专业委员会主任委员。参与 4 项国家级科研项目。主持 10 项市、局级课题。发表学术论文 30 余篇,其中 SCI 论文 5 篇。

【医案】

案 1　黄疸(肝炎后肝硬化,乙型病毒性肝炎代偿期,残留黄疸)

黄某,男,42 岁,职员。2014 年 8 月 26 日初诊。

[主诉] 发现胆红素指标反复异常 3 年。

[现病史] 患者自 1998 年起因肝功能异常来本院就诊,诊断为慢性乙型病毒性肝炎,曾使用注射用重组人干扰素 α1b 抗病毒、中药保肝治疗病情仍有反复。2007 年开始先后服用拉米夫定、替比夫定联合阿德福韦酯、单用替比夫定抗病毒治疗,病情稳定。3 年前患者无明显诱因下出现胆红素指标始终在 23～40 $\mu mol/L$ 徘徊,平素略感腰酸,大便每日 1 次,量一般,小便欠畅,夜寐欠佳,夜梦纷扰,易醒,醒后不易入睡,无皮肤瘙痒,无恶心,无腹痛腹泻,无发热及畏寒。(2014 年 8 月)辅助检查:ALT 20 U/L,AST 24 U/L,STB 32.1 $\mu mol/L$,CB 8.4 $\mu mol/L$,HBV - DNA<500 U/ml。B 超:肝硬化,脾轻度增大,腹腔积液未见,胆囊、胰腺、肾脏未见异常。查体:神清,精神可,心肺(一),腹软无压痛,肝脾肋下未及,肝区无叩击痛。舌质红边有齿痕,苔薄腻,脉细滑。

[中医诊断] 黄疸(阳黄,湿热内蕴,肝肾阴虚)。

[西医诊断] 肝炎后肝硬化,乙型病毒性肝炎代偿期,残留黄疸。

[治则治法] 清热利湿,补益肝肾。

[方药] 自拟退黄方。

茵陈 30 g,炒栀子 15 g,赤芍 15 g,茯苓 15 g,桂枝 6 g,夏枯草 15 g,益母草 15 g,胡黄连 6 g,黄芪 30 g,白术 15 g,薏苡仁 30 g,生甘草 10 g,片姜黄 10 g,杜仲 10 g,桑寄生 15 g,怀牛膝 20 g。

14 剂。每日 1 剂。早晚服。同时继续替比夫定抗病毒治疗。

二诊 患者自诉服药后小便较前通畅,腰酸缓解,胃纳欠佳,烦躁,夜寐易醒,舌质红苔薄,脉滑。(2014 年 9 月)辅助检查:ALT 25 U/L,AST 24 U/L,STB 26 μmol/L,CB 7.2 μmol/L。黄疸渐退,余热未清,予清热退黄,软坚散结。

[方药] 茵陈 15 g,田基黄 15 g,炒栀子 15 g,胡黄连 6 g,鸡内金 15 g,牡蛎 15 g,鳖甲 6 g,生甘草 10 g,片姜黄 10 g,益母草 15 g。

14 剂。

三诊 患者夜寐可,胃纳改善,两膝时有乏力,口干,舌质淡红边有齿痕苔薄,脉滑。辅助检查:STB 21.2 μmol/L,CB 5.8 μmol/L。氨基转移酶指标未见异常。黄疸已退大半,正气不足,今予调和阴阳扶正为主。

[方药] 黄芪 30 g,枸杞子 30 g,丹参 20 g,淫羊藿 10 g。

28 剂。

1 个月后复诊:患者一般情况可,舌质淡红苔薄白,脉滑。辅助检查 STB/CB 15.63/4.83。

[治疗效果] 症情缓解,胆红素指标正常。

【按】 陈晓蓉临床治疗黄疸,首分阴阳:即阴黄、阳黄。并根据《临证指南医案·疸》篇中"阳主明,治在胃""阴主晦,治在脾"为治疗原则。她认为阳黄多由风湿外感,酒食内伤等导致湿热内蕴,并与浊气伴于胃,熏蒸遏郁不得泄越所致,症见周身橘色为主;而阴黄多由七情劳倦等损伤气血或从太阳寒水而来,脾阳失煦,为湿所阻,致肌肤浸渍熏黄晦暗。以阳黄为主的湿热内盛者需清火邪,利小便,湿热去则黄疸自退,因清火邪,治疗以畅通阳明为主,故云"治在胃";阴黄者中气大伤,脾不化血,脾阳不振,治疗上以大补脾肾复元救阳为主,故称"治在脾"。

慢性乙型病毒性肝炎患者的残留黄疸,其发生主要由于肝细胞代谢功能减退所致。陈晓蓉认为,从中医角度看,这类患者除了辨析其"阳黄"或者"阴黄"外,处方时还要根据患者体质辨证,调整用药。此案例中患者"小便欠畅""胆红素指标反复""苔薄腻"是湿热内蕴的临床表现;而"平素略感腰酸""舌质红边有齿痕"则为肝肾不足之征。患者为"正虚邪恋"之态,治拟清热利湿、补益肝肾为法则。方中茵陈禀少阳之气为主药,炒栀子清利三焦,胡黄连苦寒清热退黄,黄芪助肝胆之阳气协同茯苓、白术、薏苡仁健脾利湿,怀牛膝、桑寄生、杜仲补益肝肾,加赤芍、益母草活血化瘀除血分之瘀热,片姜黄、桂枝辛温反佐又能温经通络,甘草调和诸药。二诊中于上方加咸寒之鳖甲、牡蛎以行软坚散结之效,从药理学上解释,他们具有良好的抗肝纤维化作用,片姜黄调气行血,配栀子可加强疏肝利胆之功。患者症情好转后以活血益气补肾之药善后。

案2　肝着(肝损害,肺肿瘤)

徐某,女,47岁,职员。2017年5月5日初诊。

[主诉] 反复肝功能异常2周。

[现病史] 患者既往否认慢性肝炎病史。2016年6月因肺癌服用靶向药(埃克替尼)治疗。2017年4月24日患者查肝功能:ALT 89 U/L,AST 64 U/L,予相关保肝治疗(复方甘草酸苷、谷胱甘肽)后。5月5日复查肝功能:ALT 155 U/L,AST 106 U/L,γ-GT 86 U/L,ALP 154 U/L,STB 3.8 μmol/L,CB 2.1 μmol/L,WBC 10.56×10⁹/L,PLT 623×10⁹/L。刻下:略有烦躁,两胁肋胀满,入暮腹胀,纳谷不馨,夜寐易醒,醒后不易入睡,大便2日1次偏干,小便频每次量少。查体:神清,精神可,心肺(一),腹软无压痛,肝脾肋下未及,肝区无叩击痛。舌质暗红,苔薄腻,脉弦滑。

[中医诊断] 肝着(肝郁脾虚)。

[西医诊断] 肝损害,肺肿瘤(右肺上叶肺癌)。

[治则治法] 疏肝理气,健脾和胃。

[方药] 柴胡加龙骨牡蛎汤加减。

半夏10 g,厚朴花10 g,陈皮10 g,苍术10 g,白术10 g,柴胡10 g,桂枝10 g,煅牡蛎30 g,煅龙骨30 g,合欢皮15 g,茯苓15 g,鸡内金15 g,谷芽15 g,麦芽15 g,焦山楂15 g,六神曲15 g,生大黄9 g。

14剂。每日1剂。早晚服。同时予西药(同前)保肝治疗。

5月19日患者无烦躁,两胁肋胀满缓解,无腹胀,胃纳可,夜寐安,大便畅,小便调。舌质暗红,苔薄腻,脉弦滑。5月19日辅助检查:ALT 65 U/L,AST 59 U/L,γ-GT 109 U/L,ALP 138 U/L,STB 6 μmol/L,CB 2.7 μmol/L,WBC 11.1×10⁹/L,PLT 434×10⁹/L。

[治疗效果] 诸症渐平,肝功能指标较前好转,外院继续靶向治疗。

【按】《伤寒论》107条:"伤寒八九日,下之,胸满烦惊,小便不利,谵语,一身尽重,不可转侧者,柴胡加龙骨牡蛎汤主之。"此方主治太阳病误治而得,太阳病误用下法,邪气入里,结聚于少阳。临床上,但凡三阳之气不利,兼正气受损者皆可用柴胡加龙骨牡蛎汤主之。病机的关键在于少阳枢机不利,太阳主开及阳明主阖失调。此方由半量小柴胡汤去甘草加龙骨、牡蛎、桂枝、茯苓、大黄、铅丹而成。铅丹因毒性较大药房不备,故现多不用而以代赭石、生铁落等代替。方中柴胡、黄芩、半夏、人参、生姜、大枣清热疏肝理气和胃;桂枝解表,大黄清阳明之热,龙骨、牡蛎重镇安神,铅丹堕痰安神。

陈晓蓉认为,一些抗肿瘤药物往往会产生较为严重的肝毒性,从中医来看是攻邪太过,扰乱机体阴阳,使得邪浊蕴结,正气内陷。这与柴胡加龙骨牡蛎汤所主太阳病下之后,邪气内陷,少阳枢机不利的病机相似。因少阳为枢介于半表半里,开阖三阳之气,邪气内燔少阳常会导致表里不和,故少阳常兼有太阳、阳明之证。此案中患者症见"两胁胀满,略感烦躁"为邪入少阳之证;"入暮腹胀,纳谷不馨,大便2日1次"为阳明里热脾气虚弱,"小便频每次量少"为太阳腑气不利不能行气化液。陈晓蓉认为三阳病重在祛邪,故以外达太阳、疏解少阳、通利阳明为主要治疗法则,予煅龙骨、煅牡蛎、柴胡、半夏和解少阳兼以镇静安神,厚朴花、陈皮、生大黄理气导滞泻阳明里热,桂枝、茯苓解表行太阳之气通利小便。《金匮要略》云"见肝之病,知肝传脾,当先实脾",予苍术、白术、鸡内金、生谷芽、生麦芽、焦山楂、六神曲健脾和胃,诸药共用,诸症渐平。

常言道:"用药如用兵。"陈晓蓉在治疗时审证求因,灵活变通,根据患者不同情况"因地制宜""调方遣药",取得不错的疗效。

案3 肝着(轻度脂肪肝)

乐某,女,53岁,职工。2015年7月11日初诊。

[主诉]发现肝功能异常3个月。

[现病史]患者否认有慢性乙型病毒性肝炎,否认既往嗜酒及服用药物病史。3个月前单位例行体检:B超示轻度脂肪肝。TG 2.74 mmol/L, TC 6.21 mmol/L, UA 367.8 μmol/L, ALT 83 U/L, AST 56 U/L, γ-GT 93 U/L, TB 21 μmol/L, DB 6.4 μmol/L。患者平时家务繁忙,自觉平时偶感头晕,无恶心呕吐,否认高血压病史,无一过性黑矇,胃纳可,腹胀,小便调,大便每日量少,溏薄,夜寐可。查体:神清,精神可,BP 120/78 mmHg,形体偏瘦,心肺无殊,腹软无压痛,肝脾肋下未及,肝区无叩击痛。舌质黯边有齿痕,苔薄白腻,脉细弦。

[中医诊断]肝着(肝郁脾虚)。

[西医诊断]脂肪肝(轻度)。

[治则治法]行气化瘀,疏肝健脾。

[方药] 决明子 15 g,泽泻 10 g,柴胡 10 g,丹参 15 g,垂盆草 15 g,六月雪 15 g,平地木 25 g,陈皮 10 g,木香 10 g,菊花 15 g,桑椹 20 g,葛根 15 g,枸杞子 25 g,淫羊藿 10 g,甘草 10 g。

7 剂。

二诊 患者服药后矢气频频,大便量多,较前成形,头晕未发作,胃纳可,舌质偏黯,脉细滑。上方加益智仁 30 g,制远志 20 g,茯苓 15 g,乌药 10 g,粉萆薢 30 g,莪术 15 g。14 剂。

三诊 服药后诸症减轻。B 超:肝脏脂肪浸润。TG 2.22 mmol/L,TC 5.3 mmol/L,UA 343.2 μmol/L,ALT 50 U/L,AST 44 U/L,γ-GT 89 U/L,TB 11 μmol/L,DB 6.4 μmol/L。

[治疗效果] 症情缓解,血脂、B 超指标好转。

【按】 非酒精性脂肪性肝病是比较常见的肝病,在我国发病率呈明显上升趋势,有研究表明其主要与肥胖、饮食习惯及基因有关,故称为新一代的富贵病。陈晓蓉认为非酒精性脂肪性肝病的发生与饮食不节(饥饱失常或嗜食肥甘厚味)、情志不遂(忧郁恼怒)、素体禀赋不足(先天不足或劳累耗损)有主要关系,其病位在肝,涉及脾、肾两脏。肝气郁结,脾失健运,肾气温化失司导致气血不走常道,痰浊内阻、瘀血阻滞,使湿、痰、瘀相互交结而成病。故治疗上以行气化痰、活血化瘀为标,疏肝健脾、滋肾和阳为本。

此例病案中,患者七七之年冲任虚衰,加之平素辛劳,见"偶感头晕,形体偏瘦,舌有齿痕,脉细"不足之象;"腹胀,大便每日量少,溏薄,苔薄白腻",脾失健运;"舌质黯,脉弦"为肝郁日久,气滞血瘀之征。以行气化瘀、疏肝健脾为主要原则,方中决明子清肝泻浊,柴胡、葛根疏风散热,共奏清肝解郁之效。现代药理研究表明,决明子具有降低血浆 TG 和 TC 的作用;泽泻淡渗利湿;陈皮、木香、丹参行气活血,调畅气机;菊花、桑椹、枸杞子合用清肝热,补肝肾,养肝阴;六月雪、垂盆草清热利湿,亦能有效降低氨基转移酶;平地木活血化瘀,入血解毒可改善肝脏质地;佐以淫羊藿温肾益精,兼以遏制余药寒凉之性;甘草调和诸药。全方相辅相成,配伍得精当,紧紧围绕肝郁、脾虚、气滞、瘀结的病机关键。

案 4 鼓胀[肝炎后肝硬化,乙型病毒性肝炎失代偿期(Child A)]

袁某,女,56 岁,退休。2017 年 6 月 7 日初诊。

[主诉] 反复小腹胀满 3 年,加重 1 周。

[现病史] 患者 2009 年外院诊断为慢性乙型病毒性肝炎,服拉米夫定抗病毒治疗,患者自诉不定期体检未见异常(具体不详)。2014 年患者自觉小腹胀满前往当地医院就诊。查 B 超:肝硬化,少量腹水(肝肾隐窝:25 mm)。遂行螺内酯联合呋塞米利尿治疗,初始

效果较好。1 年前改用替诺福韦酯抗病毒治疗,近 3 个月来患者尿量减少,利尿剂剂量逐渐加大,患者出现自觉劳累后腰酸,腹胀纳少,大便秘结,口干咽燥,溲少。辅助检查(2017 年 6 月):ALT 12 U/L,AST 23 U/L,STB 15.1 μmol/L,CB 9.3 μmol/L,HBV-DNA<500 U/ml。B 超:肝硬化,脾轻度增大,腹腔积液(肝肾隐窝 30 mm)。查体:神清,精神可,心肺(一),腹软无压痛,肝脾肋下未及,肝区无叩击痛。移动性浊音(+),双下肢轻度水肿。舌质红,少苔,脉细。

[中医诊断] 鼓胀(肝肾阴虚)。

[西医诊断] 肝炎后肝硬化,乙型病毒性肝炎失代偿期(Child A)。

[治则治法] 滋水培土,养阴通阳。

[方药] 自拟滋水培土方加减。

生地 25 g,山药 15 g,山茱萸 15 g,枸杞子 25 g,麦冬 20 g,鸡内金 25 g,青皮、陈皮各 10 g,西砂仁 10 g,木香 20 g,茯苓 15 g,黄连 6 g,补骨脂 10 g,肉豆蔻 10 g。

7 剂。同时继续替诺福韦酯抗病毒治疗。

二诊 患者自诉服药后诸症好转,小便仍不畅,舌红苔薄,脉细滑。予上方加车前子 15 g,车前草 15 g。14 剂。

三诊 小便通畅,1 周前已自停利尿剂。(7 月 11 日)B 超:未见腹腔积液。

[治疗效果] 好转。

【按】此例患者虽有腹水之实,但症见脉细,舌红少苔,口渴咽干乃脏阴亏损之象,而大便秘结、纳少腹胀为脾胃运化失司,浊气在上之征。治疗当以病因传变推求,清上实下为主,利水消肿退而次之。肝之病,肾虚不能涵木,以温柔濡润通补为宜,方中生地、山茱萸、枸杞子、麦冬是也;中土受戕,脾胃虚不能培木,山药、鸡内金、茯苓、西砂仁、木香、肉豆蔻理气健脾;肾阴亦寓于肾阳,阳旺而阴充,肾阳亏乏则气化无力,补骨脂苦、辛、温亦可补肾助阳,滋源复机,佐陈皮、青皮以分消补益,黄连清阴火,滋补中寓有清泻,寒燥不偏。

陈晓蓉认为,肝硬化腹水多属虚实夹杂、本虚标实之证,治疗上一味地滋补,或者攻邪,都有失偏颇。因为从疾病发展趋势而言,此病日久多伤肾阴,阴损及阳致肾气虚,命门火衰,肾阳蒸化功能失常,水道不通,又加重腹水。第一方寓攻于补,患者久病肾气已虚,《素问·水热穴论篇》说:“肾者,胃之关也,关门不利,故聚水而从其类也……”张景岳认为“肾虚则水无所主而妄行,水不归经,则逆而上泛……”故以滋肾为首要,使下焦正气化,关门利。再兼健脾理气使正气自复。第二方补后驱水,以味甘性寒之车前子、车前草利小便除腹水,又能强阴益精,利水而不伤正。

案5 积聚[肝炎后肝硬化,乙型病毒性肝炎代偿期(Child A),慢性胆囊炎]

许某,男,46岁,职工。2016年4月26日初诊。

[主诉] 发现肝硬化病史2年,胃纳减退1月余。

[现病史] 患者18岁时体检HBsAg、HBeAg(＋),当时肝功能未见异常,不定期随访肝功能检查:基本正常。患者2010年因工作劳累后出现氨基转移酶异常升高(具体不详),自觉乏力,当时无明显恶心呕吐,无胃纳不适,无发热畏寒,无腹痛腹泻,予住院保肝降酶等治疗后好转出院。2011—2012年患者因肝功能再次反复异常入院,予保肝治疗后好转,建议抗病毒治疗,患者拒绝。2年前患者体检示:B超肝硬化。遂予恩替卡韦抗病毒治疗至今一般情况可。1个月前,患者自觉乏力,胃纳减退,食入无味,尿色较前加深,大便调,夜寐一般,无恶心呕吐,无厌食油腻。辅助检查(2016年4月26日)B超:肝硬化,脾肿大,胆囊壁毛糙,无腹腔积液。FibroScan:TE 16.86 kPa。ALT 23 U/L,AST 27 U/L,TB 26.62 μmol/L,DB 9.18 μmol/L,HBV - DNA ＜ 500 U/ml,HBsAg 22 047 U/ml,抗HBc 8.82 S/CO。刻下:乏力,纳差,尿黄,盗汗,夜寐一般。查体:神清,精神可,腹软无压痛,肝脾肋下未及,肝区无叩击痛。舌质红苔薄黄腻,脉细滑数。

[中医诊断] 积聚(肝脾不和)。

[西医诊断] 肝炎后肝硬化,乙型病毒性肝炎代偿期(Child A),慢性胆囊炎。

[治则治法] 消癥软坚,清肝和胃。

[方药] 秦艽鳖甲散加减。

茵陈30 g,虎杖30 g,黄芩15 g,鳖甲12 g,白术15 g,片姜黄10 g,甘草10 g,莪术15 g,鸡内金15 g,牡蛎15 g,秦艽10 g。

同时继续恩替卡韦抗病毒治疗。

二诊 患者以上方为基础,加减调整1年。2017年3月22日复查B超:肝硬化,脾略大,胆胰肾未见明显异常,无腹腔积液。FibroScan:TE 12.33 kPa。

[治疗效果] 好转。

【按】慢性乙型病毒性肝炎导致的肝硬化临床较常见,初期为湿热内蕴,久而不去,初病在经,久必入络,经主气,络主血,久则湿热浸淫血分,气滞血瘀化成积聚。治拟清热化瘀,软坚散结。该例肝硬化患者病程日久而见肝阴不足之虚热,兼有湿热郁结肝胆之实热。以秦艽、鳖甲清虚热,黄芩、茵陈、虎杖清实热,莪术、白术健脾和胃,鸡内金、鳖甲、牡蛎软坚散结,姜黄辛散苦泄能破血行气,炙甘草调和阴阳以防攻邪太过。

案6 黄疸(慢性重型乙型病毒性肝炎晚期)

秦某,男,36岁,职工。2008年4月19日初诊。

［主诉］纳差、乏力伴尿黄19日。

［现病史］患者2003年3月于当地医院发现肝功能异常，乙型肝炎病毒标志物（HBV-M）：HBsAg、HBeAb、HBcAb（+），HBV-DNA＞×10⁷U/ml，经保肝治疗后好转出院。2008年4月1日患者无明显诱因下出现纳差、恶心呕吐、乏力，遂至住院，予保肝降酶治疗，病情未见好转，黄疸加深，PT 35 s，转至上海市公共卫生临床中心。入院后先后给予中西结合保肝降酶退黄治疗。5月12日开始给予拉米夫定抗病毒，然患者黄疸仍持续升高，最高达到1 032.8 μmol/L。患者自觉补液后腹部胀满加重。症见：神清，精神萎软，面色晦暗，全身暗黄，口渴，乏力纳差，恶心欲吐，大便溏薄，欠畅，小便色深，查舌红而干苔白腻，脉细弦。

［中医诊断］黄疸（阴黄，肝肾阴虚，痰浊内蕴）。

［西医诊断］慢性重型乙型病毒性肝炎晚期。

［治则治法］补益肝肾，健脾化湿。

［方药］一贯煎合平胃散加减。

苍术15 g，陈皮9 g，厚朴15 g，干姜9 g，木瓜12 g，生甘草9 g，北沙参20 g，麦冬15 g，当归12 g，生地9 g，枸杞子30 g，葛根15 g，枳壳9 g，鸡内金9 g。

14剂。每日1次，早晚服。

服药期间，于5月20日、5月23日分别再行2次血浆置换术，术后复查STB，最高达到1 042.8 μmol/L。

二诊 发病第六十日，患者服药2周后自诉腹部胀满明显好转，其间调整抗生素，予莫西沙星、注射用亚胺培南西司他丁钠抗感染治疗。复查STB 800 μmol/L左右。症见：神清，精神软，面色晦暗，全身暗黄，口渴好转，乏力仍有，纳谷不馨，大便软而欠畅，小便色深，舌红苔白腻，脉细弦。继以上方为基础，随症加减，再服药2月余。

三诊 发病第一百四十日，复查STB 198 μmol/L。B超：腹腔积液。症见：神清，精神可，能在病房中适当活动，全身皮肤及巩膜中度黄染，纳可，大便调，溲黄，舌暗红苔薄黄腻，脉弦细。证属水湿内停，阴虚火旺。治拟养阴利水，猪苓汤加减。28剂。每日1剂。早晚服。

四诊 发病第一百七十日，患者腹水消退，患者黄疸缓慢下降至86 μmol/L，查舌暗红苔薄白，脉弦细涩。证属肝肾阴虚，气血不和。以理气活血、补益肝肾之品善后，出院随访至今，目前抗病毒药使用中，定期复查，肝功能及腹部B超示正常。

［治疗效果］好转。

【按】《金匮要略》有言"黄疸之病，当以十八日为期，治之十日以上瘥，反剧为难治""疸而渴者，其疸难治；疸而不渴者，其疸可治。发于阴部，其人必呕；阳部，其人振寒而发热也"，文中"十八日"为脾土寄旺于四季之末各 18 日,这与临床目前所观测的症情发展较符合,一般病情经历 18 日左右,能明显减轻症状的易治愈,反之则预后不佳。条文中以"口渴"来判断病情预后,因黄家无不从湿得之,湿为脾所主,湿盛则不能升发津液,脾虚则不能布达津液,故正虚邪恋,治疗上难度较大。所谓"阴部"指部位在里,所谓"阳部"指部位在表。见"呕吐"多为胃气上逆,失于和降故在阴;见"发热振寒"为在表之阳气与邪相抗争故在阳。

陈晓蓉认为黄疸首分"阴""阳"。此例患者病程迁延不愈,且症见神思困倦,四肢无力,大便不实,口渴,恶心纳差,舌红而干,苔白腻,脉细弦。病位在里,患者中气大伤,脾不化血,肝肾不足,元气亏虚,乃黄疸阴黄之属,非复元补益不能起效,宜调补脏腑之虚,培血气、滋肝肾以退黄疸。首方以一贯煎去川楝子,补益肝肾,滋水涵木;合平胃散健脾燥湿,扶土制木;鸡内金消食和胃,葛根、木瓜助脾升发津液,枳壳行气通便排浊。《阴证略例》云:"内伤劳役……之病生黄者,非伤寒坏之而得……不必用茵陈也。"可见黄疸证虚甚者不可强服寒凉之品通利,以致脾气虚弱,肾水不足。待其元气恢复,脾胃无损再以猪苓汤利小便祛湿退黄。

刘成海

【名医简介】

刘成海(1965—),男,博士,上海中医药大学讲席教授、曙光名中医、首席研究员、博士生导师。湖北中医药大学本科与硕士毕业,上海中医药大学博士毕业,美国耶鲁大学医学院博士后。现任上海中医药大学肝病研究所所长、上海市中医临床重点实验室主任、上海中医药大学附属曙光医院肝病二科(肝硬化科)主任。

从事中西医结合肝脏病学的医、教、研工作 30 余年,主张中医与西医、科研与临床、中医与中药相结合,践行病证相关、优化组合、治病求本的诊疗理念。主要诊治慢性肝炎、肝硬化及其并发症、肝癌、自身免疫性肝病、脂肪肝等疾病。

获得国务院政府特殊津贴专家与全国卫生系统先进工作者等荣誉,兼任国务院学位委学科评议组成员、中国中西医结合学会消化疾病专业委员会副主委等。

【医案】

案 1 积聚、白疕案(乙型病毒性肝炎后肝硬化,银屑病)

陈某,男,47 岁,汉族,浙江人,职业教师。2016 年 1 月 7 日初诊。

[主诉] 皮疹 20 余年,乏力伴胃脘部胀满 6 个月。

［现病史］患者有银屑病史 20 余年,全身散在红色皮癣,瘙痒明显,长期服药物治疗(不详),2013 年下半年起开始服用癣立净胶囊,治疗 6 个月后皮疹未见明显好转。乙型病毒性肝炎小三阳病史 18 年,未治疗过。2015 年 6 月患者觉反复乏力,伴胃部烧心感,腹胀,自服护胃药(不详)后胃部不适感有所缓解。2015 年 11 月 29 日患者觉乏力加重,无恶心呕吐,无身目发黄,无腹痛腹泻,当地医院查肝功能：ALT 40 U/L,AST 67 U/L,ALP 141 U/L,γ-GT 88 U/L,Alb 27.8 g/L,Glo 45.5 g/L,HBsAg＞225.00 U/ml,HBeAb＞3.975 S/CO,HBcAb＞2.025 S/CO;HBV-DNA 高精度未检测到(20 U/ml);AFP 41.1 ng/ml;肝纤维指标：透明质酸酶(HA)610.7 mg/L,Ⅲ型前胶原氨基末端肽(PⅢP) 197.8 μg/L,Ⅳ型胶原(IV-C)132.3 μg/L;肾功能、抗核抗体、ENA、ANCA 未见明显异常;抗 HCV 抗体阴性。腹部 CT 平扫：肝硬化,脾大,食管胃底静脉曲张。患者为进一步明确病因于 2016 年 1 月 8 日到曙光医院肝硬化科住院查血常规：WBC 4.8×10^9/L,Hb 119.0 g/L,PLT 50×10^{12}/L,RBC 3.37×10^{12}/L,CRP 9.3 mg/L;凝血功能：PT 17.6 s,PTA 58.0%;肝功能：ALT 31 U/L,AST 56 U/L,ALP 111 U/L,γ-GT 17.45 U/L,STB 36.89 μmol/L,CB 28.7 μmol/L,Alb 24.04 g/L,Glo 39.9 g/L,TBA 19.65 μmol/L,CR 95.32 μmol/L,BUN 8.29 mmol/L;乙型病毒性肝炎标志物：HBsAg 188.06 U/ml,HBeAb 0.01 S/CO,HBcAb 10.86 S/CO,HBV-DNA 低于检测下限。抗 HCV 0.24 S/CO;ANA、ENA、ANCA：未见异常;免疫球蛋白：IgA 7.28 g/L,IgG 19.20 g/L,IgM 3.33 g/L。胃镜：食管静脉重度曲张,红色征(＋);胃底静脉轻度曲张,红色征(－),GOV2;门脉高压性胃病;胃窦部溃疡,H₂;慢性浅表性全胃炎。(2016 年 1 月 12 日)肝活检病理：慢性乙型病毒性肝炎 $G_{2\sim3}S_3$。刻下：患者乏力,胃脘胀满,全身皮肤瘙痒脱屑明显,无头晕头疼,无皮肤及巩膜黄染。查体：神清语利,全身皮肤散在红色皮疹,全身淋巴结未触及肿大,肝脾肋下未触及,双侧下肢轻度水肿,舌暗红,苔薄白根腻,脉缓细。

［西医诊断］乙型病毒性肝炎后肝硬化,银屑病。

［中医诊断］积聚,白疕(气虚血瘀兼湿热毒蕴证)。

［治则治法］益气养阴,养血柔肝,化湿解毒。

［方药］复肝丸加减。

生黄芪 15 g,太子参 15 g,女贞子 15 g,淫羊藿 15 g,当归 15 g,鸡血藤 15 g,白豆蔻 6 g,苍术 6 g,陈皮 6 g,车前草 15 g,虎杖 15 g,龙胆草 6 g。

14 剂。守方 2 个月。

二诊 患者觉乏力好转,胃脘仍有胀满,皮肤瘙痒略有缓解。查血常规：PLT 73×10^{12}/L;凝血功能：PT 15.4 s,国际标准化比值(INR)1.23;肝功能：ALT 35 U/L,AST

52 U/L,ALP 110 U/L,γ-GT 42 U/L,Alb 36.2 g/L;HBsAg 182.91 U/ml;腹部超声：肝实质回声粗糙,脾大,胆囊壁粗糙。查体：神清语利,全身皮肤红色皮疹,全身淋巴结未触及肿大,肝脾肋下未触及,双侧下肢无水肿,舌质暗红,苔薄白根腻,脉缓细。考虑患者气虚减轻,湿热毒蕴尚存。上方去太子参、淫羊藿,加紫苏叶 10 g、茯苓 15 g、生甘草 6 g。守方 3 个月。

三诊　患者觉乏力缓解,胃脘胀满减轻,全身皮疹、瘙痒减轻,口干,寐可,二便调,舌质暗红,苔黄,脉缓细。查血常规：PLT 82×10¹²/L;凝血功能：PT 13.9 s,INR 1.08;肝功能：ALT 24 U/L,AST 37 U/L,ALP 69 U/L,γ-GT 37 U/L,Alb 37.9 g/L;HBV-DNA 低于检测下限;AFP 10.0 ng/ml。查体：神清语利,头部躯干少量红色皮疹,双侧下肢红色皮疹,无黄染。患者皮疹瘙痒减轻,去苍术、陈皮燥湿之品,口干苔黄加用清热养阴之品。

〔方药〕生黄芪 15 g,女贞子 15 g,当归 15 g,鸡血藤 15 g,白豆蔻 6 g,车前草 15 g,虎杖 15 g,紫苏叶 10 g,茯苓 15 g,大青叶 15 g,当归 15 g,玄参 9 g,生地 15 g,牡丹皮 15 g,生甘草 6 g。

14 剂。守方 6 个月。

四诊　患者乏力减轻,胃脘胀满缓解,全身皮疹略有减少,瘙痒减轻,稍有口干,寐可,纳可,二便调,舌质红,苔黄,脉缓细。患者乏力、瘙痒减轻,皮疹减少,湿邪得以运化,重在滋养先天之肾阴,兼以和胃化湿治疗。

〔方药〕生黄芪 15 g,淫羊藿 15 g,仙茅 15 g,菟丝子 15 g,生地 15 g,麦冬 15 g,厚朴 9 g,当归 15 g,鸡血藤 15 g,车前草 15 g,枳壳 6 g,炒扁豆 15 g,炒薏苡仁 15 g。

14 剂。守方 3 个月。

五诊　患者乏力不明显,全身皮疹减少,但瘙痒发作,口干减轻,纳寐可,二便调,舌质红,苔黄,脉缓细。患者瘙痒复发,加强健脾燥湿。

〔方药〕苍术 6 g,陈皮 6 g,法半夏 6 g,六一散 20 g,太子参 15 g,生白术 15 g,茯苓 15 g,赤芍 15 g,女贞子 15 g,丹参 15 g,广郁金 15 g,炒薏苡仁 15 g。

14 剂。守方 3 个月。

六诊　患者乏力缓解,全身皮肤红色皮疹基本消失,瘙痒不明显,口干好转,舌质红,苔黄,脉缓细。患者瘙痒和皮疹基本消失,治疗重在扶助正气。上方去六一散、法半夏燥湿之品,加黄芪、当归补气血,连翘清热解毒消斑,高良姜温胃止呕,枳壳、紫苏叶理气。

〔方药〕生黄芪 15 g,太子参 15 g,女贞子 15 g,生白术 15 g,茯苓 15 g,鸡血藤 15 g,当归 15 g,连翘 12 g,高良姜 15 g,丹参 15 g,枳壳 6 g,紫苏叶 10 g,炒薏苡仁 15 g。

28 剂。

［治疗效果］诸症基本消失,血常规、凝血功能、肝功能、免疫球蛋白恢复正常,腹部超声明显好转。

【按】患者银屑病20年,感染HBV 18年,病情已发展至早期肝硬化。久病伤肝,肝体阴而用阳,主藏血和主疏泄功能受损,正虚而邪实。血虚而生风,风胜则痒。肝木克土,肝失疏泄,致脾胃的运化受纳功能失常,中焦升降失常,导致胃脘部胀满、纳差。气为血之帅,气虚致血行瘀滞而见积聚、食管静脉曲张等血液郁滞之象;肝为罢极之本,气血亏虚,机体失养则乏力反复出现。肝失疏泄,脾失健运,湿滞不化,蕴久化热,瘙痒症状加重。治疗应重在益气活血,化湿解毒。病性为正虚邪实,正虚为肝阴、肝血、肝气之不足,邪实为瘀血及湿热的阻滞。

《中藏经》:"虚则补之,实则泻之,寒则温之,热则凉之,不虚不实,以经调之,此乃良医之大法也。"刘成海治疗肝硬化用复肝丸加减。复肝丸出自《黑龙江省中草药制剂汇编》,由黄芪、当归、龙胆草、鸡血藤、红花组成。全方具有益气活血,清热解毒的功效。加用太子参、女贞子益气养阴,扶助正气;白豆蔻、苍术、陈皮、车前草淡渗利湿;虎杖清利湿热解毒,并适当用淫羊藿温阳,以达到补而不腻、温而不燥的目的。患者银屑病与肝硬化并存,疾病虽不同,但气虚血瘀、湿热内停的病机则一,故采用上述治疗后皮疹及肝病均获好转。这也是中医"异病同治"的具体体现。刘成海在整个治疗过程中,以益气养阴扶正、养血活血为本、化湿解毒为辅的原则遣方用药,药量轻而药味少,用药平和,但扶正祛邪、阴阳气血兼顾,全面契合该患者的病机,因此收到良好的疗效。

案2　积聚(肝癌)

谭某,男,74岁。2013年6月1日初诊。

［主诉］肝恶性肿瘤切除术后1年。

［现病史］患者既往无明确的慢性肝病史。于2012年7月患者分别于第二军医大学附属长海医院、复旦大学附属中山医院,行MR及PET-CT,提示肝Ⅴ段和肝Ⅷ段肝癌,肝左叶再生结节。后于2012年8月8日于中山医院行特殊肝段切除术,肝右叶Ⅴ段25 mm×20 mm×20 mm及肝右叶Ⅷ段45 mm×25 mm×20 mm。病理回示前者为肝细胞癌,Ⅱ级;后者为结节性肝硬化伴异型增生结节形成,局灶性癌变。此后B超、CT、MR间断复查,肝右叶数个多发结节,大小约20 mm×25 mm。刻下:全身无明显不适,近日夜眠欠佳,舌质红,苔黄,脉弦。

［中医诊断］积聚(肝阴不足,血热内蕴)。

［西医诊断］肝恶性肿瘤切除术后。

［治则治法］养阴柔肝,清肝安神。

［方药］自拟方。

柏子仁 15 g,酸枣仁 9 g,黄芩 10 g,五味子 6 g,天冬 15 g,麦冬 15 g,北沙参 12 g,益智仁 15 g,女贞子 12 g,枳壳 6 g,赤芍 15 g,白芍 15 g,决明子 15 g。

守方 2 个月。

二诊 全身无明显不适,夜眠较前好转,舌质淡红,苔薄黄,脉弦缓。予益气健脾扶正,养阴清肝,行气活血。

［方药］自拟方。

黄芪 15 g,白术 15 g,茯苓 15 g,怀山药 15 g,生鸡内金 6 g,郁金 15 g,白茅根 15 g,赤芍 15 g,白芍 15 g,决明子 15 g,益智仁 15 g,半枝莲 15 g。

守方 4 个月。

三诊 全身无明显不适,偶有腹胀、纳可,舌质红,苔薄黄,脉弦细。予清热利湿,疏肝调气开郁。

［方药］黄芩 10 g,柴胡 10 g,赤芍 15 g,白芍 15 g,香附 15 g,玄明粉 12 g,当归 15 g,连翘 9 g,益智仁 15 g,莲子心 6 g,陈皮 6 g,虎杖 15 g,车前子 9 g。

14 剂。

四诊 全身无明显不适,舌质红,苔薄黄,脉弦细。予养阴调肝,益气活血。

［方药］芦根 15 g,麦冬 15 g,女贞子 15 g,枸杞子 12 g,黄芩 9,决明子 15 g,薏苡仁 15 g,黄芪 15 g,当归 15 g,鸡血藤 15 g,紫苏叶 9 g,太子参 15 g,野菊花 6 g。

守方 2 个月。

五诊 全身无明显不适,舌质红,苔薄黄,脉弦细。予补阳填髓,滋补肝肾。

［方药］赤芍 9 g,黄芩 9 g,薏苡仁 15 g,紫苏叶 12 g,生地 15 g,黄精 15 g。

守方 3 个月。

六诊 全身无明显不适,舌质红,苔薄黄,脉弦细。予调肝健脾,清热利湿。

［方药］黄芩 9 g,枳壳 6 g,鸡血藤 15 g,当归 15 g,黄芪 15 g,紫苏 9 g,麦冬 15 g,郁金 15 g,决明子 15 g,薏苡仁 15 g,连钱草 15 g,黄精 15 g。

［治疗效果］截至目前,患者一般情况良好,精神佳,胃纳可,二便调。多次影像学检查提示肝癌未复发,肝内结节未见明显增大。

【按】 中医并无肝癌病名,但可以根据传统的疾病症状描述,可将本病划归"积聚"范畴,如《圣济总录·积聚门》云:"积气在人腹中,久不瘥,则牢固,推之不移者,癥也……按之其状如杯盘牢结。久不已,令人体瘦而腹大,至死不消。"刘成海经过多年的临床经验的探索和总结,认为肝癌是因感受湿热毒邪、饮食失常、情志不和、禀赋不足等因素导致肝、脾、肾等脏腑功能失常,痰湿瘀血热毒等结聚于肝脏所致。早期以实证为主,肝脾脏腑功能失常,痰浊湿热瘀血等邪实蕴结;日久伤及肾阴,导致肾水不足;肝病及脾,木郁克土,脾气亏虚,气血生化乏源,见虚证或虚实夹杂证。

《素问·六元正纪大论篇》云"大积大聚,其可犯也,衰其大半而止",提出了癥积的治疗原则,强调扶助正气,不可过度攻伐。肝脏恶性肿瘤患者,多有慢性肝病和肝硬化的基础,正气不足,经过手术切除、介入治疗等后,邪气已祛大半,而正气愈发亏虚,尤以肝阴血不足、肝气亏虚为主。肝体阴而用阳,治疗肝病当以柔养肝体、疏达肝用为本。刘成海认为此类患者应当强调益气养阴、柔肝扶正为本,兼顾清肝、疏肝、活血、解毒等。该患者来诊时,除寐差外无明显的临床症状,临床似乎无证可辨。结合患者病理呈肝硬化表现并行肝癌手术切除等病史及舌红脉弦细,考虑辨证为气阴亏虚之积聚为主。其寐差为肝之阴血亏虚兼有肝热,导致肝不藏魂。故治疗以益气养阴柔肝、清肝凉血通络等为主。方中以黄芪、白术扶正固本;久病肝病及肾,配以女贞子、麦冬、天冬等滋补肾阴;病程中多兼夹湿热,故以黄芩、柴胡、车前子、连钱草、白茅根等祛邪,或从少阳输化,或从小便渗泻;久病入络,以赤芍、当归、郁金等疏通筋络气血;肝病及脾,以薏苡仁、茯苓、甘草等,健脾益气利湿。

在把握扶正祛邪总的治疗方向下,应注意四时节气的变化,天人相应,应运调节。春季应肝气,主生发,此时应配以调气疏肝之品,如郁金、枳壳、白芍、陈皮等,调节肝气,梳理全身气机;夏季应心气,为盛阳,易化热生火,宜养阴护阴,如麦冬、女贞子、白芍等滋补肝肾,当归合肝脏体阴用阳的生理特点以滋补肝体,决明子、车前子、白茅根之类泻心肝之火而不伤阴液;秋季应肺气,易化燥伤阴,配以黄芩、虎杖、菊花之类,苦寒坚阴,味苦气下可降肺气,味辛气上以升肝气,合左升右降之生理气机;冬季应肾气,肾阳主一身之阳,为生生之气,"留得一分阳气,便有一片生机",说明了阳气在人体生命维持中的重要作用,冬日气寒,阳气蛰伏,此时更应注意顾护阳气,常配以淫羊藿、仙茅、益智仁等补肾固阳。《景岳全书》有言:"善补阳者,必于阴中求阳,则阳得阴助而生化无穷;善补阴者,必于阳中求阴,则阴得阳升而泉源不竭。"故常常用麦冬、黄精等补肾阴药物与以上补阳药物同用。

中医药在肝癌治疗中应用广泛:一是用于肝癌的二级预防,由于肝硬化是肝癌的前期病变,因此改善肝硬化可以预防肝癌的发生,中医药在抗肝纤维化以及肝硬化有其特色优势,且已形成国家食品药品监督管理总局(CFDA)批准的产品,如扶正化瘀片等。二是三级预防,即在肝癌手术、化疗之后给予中药治疗,以防止肿瘤复发或转移。此外,也有同时联合治疗,即在介入、射频、放疗等局部治疗的同时,针对肝癌的机体全身反应,以期改善患者的机体内环境,减轻西医治疗的副作用,以提高疗效。因此中医药在控制肝癌的病情发展、改善生存质量、延长生存期方面具有特色与优势。

案 3 胁痛(非酒精性脂肪性肝病误诊为原发性胆汁性肝硬化)

余某,女,59 岁,退休人员。2015 年 4 月 2 日初诊。

[主诉] 反复右胁胀痛 6 年。

[现病史] 患者 6 年前无明显诱因下出现右胁胀痛,无明显乏力,无恶心呕吐,无纳差。当时在曙光医院查肝功能提示:γ-GT 270 U/L 左右,其余指标正常,具体报告未见。查甲、乙、丙、戊型病毒性肝炎均阴性,既往无饮酒史,无特殊用药史。AMA-M2 阳性。B 超示:脂肪肝,肝囊肿,胆囊壁粗糙,胰腺、脾脏、双肾未见明显异常。临床诊断为"原发性胆汁性肝硬化",服用熊去氧胆酸保肝。2014 年 10 月复查肝功能提示 ALT、AST 略高,故加用熊胆胶囊、复方甘草酸苷片保肝降酶。患者症情尚平稳。刻下:偶有肝区胀痛,潮热汗出,纳寐可,二便调。舌暗红,苔薄黄,脉弦细。查体:腹部平坦,腹软,腹壁静脉无显露,肝脾肋下未及,胆囊点无压痛,墨菲征(一),阑尾点无压痛,移动性浊音(一),肝肾区叩痛(一),肠鸣音存在无亢进。身高 158 cm,体重 60 kg。

[中医诊断] 胁痛(肝郁脾虚证)。

[西医诊断] 非酒精性脂肪性肝病。

[治则治法] 养阴清热,疏肝行气活血。

[方药] 二至丸等加味。

女贞子 15 g,墨旱莲 15 g,黄芩 10 g,麻黄根 15 g,淫羊藿 15 g,炒薏苡仁 15 g,炙鸡内金 6 g,广郁金 15 g,枳壳 6 g,延胡索 12 g,地骨皮 9 g,黄芪 15 g,当归 15 g。14 剂。

二诊 患者近日出现咽痛、咳嗽、痰少。肝区无明显不适,但潮热汗出明显。舌质红苔黄,脉弦。考虑患者邪热蕴肺,故去麻黄根、鸡内金、淫羊藿等温燥收涩止汗之品,加清热滋阴润肺、止咳化痰之药浙贝母 15 g、炙桔梗 6 g、川石斛 15 g。14 剂。加用复方甘草酸苷片保肝降酶。

三诊 患者近日症平,纳可,体重 58 kg。二便调,舌红苔黄,脉弦。患者症情平稳,继用养阴柔肝,佐以清肝渗湿,并酌加温阳扶正之品。

[方药] 二仙汤、二至丸加味。

淫羊藿 15 g,仙茅 12 g,知母 6 g,生地 15 g,女贞子 15 g,墨旱莲 15 g,丹参 15 g,枳壳 6 g,延胡索 12 g,炒薏苡仁 15 g,陈皮 6 g,决明子 15 g。

14 剂。

用复方甘草酸苷片保肝降酶。

四诊 近来偶有潮热汗出,纳可,二便调,舌质红苔白,脉滑。患者胁痛已止,故去延胡索。但仍有潮热汗出,故加麻黄根止汗治标,黄芩清肝热。14 剂。

五诊 近来纳可,汗出,无明显其他不适,体重 56.6 kg。舌红苔黄,脉弦滑。查肝功能 ALT 53 U/L,AST 39 U/L,AKP 122 U/L,γ-GT 57 U,Alb 122 g/L,TP 76 g/L。血常规、凝血功能、免疫球蛋白、AFP 恢复正常。患者肝功能逐步恢复正常。继续清利湿热、养血滋阴柔肝治疗。加用复方甘草酸苷片保肝降酶。

[方药] 茵陈 15 g(后下),金钱草 15 g,生甘草 15 g,茯苓 15 g,炙鸡内金 6 g,广郁金 15 g,女贞子 15 g,当归 15 g,紫苏叶 10 g(后下),鸡血藤 15 g,炒薏苡仁 15 g,党参 15 g。14 剂。

[治疗效果] 肝功能逐步好转,体重逐渐减轻。血常规、凝血功能、肾功能恢复正常。继续滋阴养肝,健脾疏肝治疗并随症加减。

【按】本病案患者因 AMA-M2 阳性,最初被诊断为"原发性胆汁性肝硬化"。用熊去氧胆酸治疗多年,肝功能等各项指标依然反复异常。结合患者高胆固醇、低密度脂蛋白高病史及 B 超提示脂肪肝表现,刘成海建议患者行肝组织活检明确病情。病理片显示大量肝细胞大泡型脂变,无肝内胆汁淤积及明显胆小管损害、增生的表现,不符合原发性胆汁性肝硬化的特征,而是表现为肝细胞脂肪变性明显(大泡型为主,约占样本量 50%)。AMA-M2 等自身抗体可出现假阳性,亦可由于慢性活动性肝炎、药物性肝炎等诱发。不能拘泥于 AMA-M2 阳性即是原发性的认识,最终考虑诊断为"非酒精性脂肪性肝病"。

中医学将脂肪性肝炎归属于"积聚""胁痛""痰浊""痞满"等范畴。中医学认为本病起因多为过食肥甘厚味,肆意饮酒,或感受湿热疫毒,或情志失调等。从《古今医鉴》有"胁痛者……若因暴怒伤触,悲哀气结,饮食过度,冷热失调……或痰积流注于血,与血相搏,皆能为痛"的论述,揭示本病与痰血瘀结有关。同时认为其病位虽然在肝,但与脾、胃、肾等脏腑关系密切,且在脂肪性肝病的进展过程中,其肝脾肾功能盛衰与脂肪性肝病的严重程度呈正相关性。病机为肝失疏泄,脾失健运,湿热内蕴。湿邪、痰浊、瘀血互结,阻滞肝脏脉络而致本病。

该患者最突出的症状是潮热汗出,结合舌红脉弦滑,辨证为肝阴不足,兼夹湿热。肝郁日久化火,郁火耗伤阴津,另一方面又可迫津外泄而终成阴虚。故用女贞子、墨旱莲等补益肝肾之阴;用党参、茯苓、薏苡仁健脾益气、淡渗利湿;紫苏叶、郁金、枳壳疏肝清热;茵陈、金钱草、薏苡仁清利湿热;当归、丹参、鸡血藤等养血活血化瘀。全方以养阴柔肝扶正为主,兼顾理气开郁、清利湿热以祛邪。刘成海在治疗此患者过程中,用药轻灵,益气用黄芪、党参,养阴常用二至丸、生地等,利湿用薏苡仁、茯苓、紫苏叶等健脾渗湿之品,很少用苦寒攻伐之品,并常用淫羊藿适度温阳扶正以助运化。全方重在扶正疏导,强调恢复肝脾的正常运化功能,取得较好疗效。另嘱患者注意饮食清淡、加强锻炼。1 年后,患者肝功能等各项指标逐步正常并保持,非酒精性脂肪性肝病基本痊愈。

本案值得注意的关键点在于诊断和治疗采用了中西医结合的方法。采用肝组织穿刺活检,病理观察评估以明确诊断;治疗用复方甘草酸苷片保肝抗炎降酶,同时辨证论治遣方用药,最终达到满意疗效。

案 4　鼓胀、黄疸案(酒精性肝硬化失代偿期)

朱某,男,45 岁,自由职业。2014 年 2 月 17 日初诊。

[主诉] 乏力、右胁不适 2 月余,加重伴腹胀 1 周。

[现病史] 患者有 26 年饮酒史,自诉饮酒量约每日 1 000 ml 白酒或 1 000~1 500 ml 黄酒,平素无不适。2013 年 10 月中旬,因"乏力、右胁不适",于昆山市第一人民医院就诊,上腹部 CT 示:慢性肝病,脾肿大,胆囊壁增厚,脂肪肝。经治疗后病情无好转,遂于 2013 年 12 月 6 日转往岳阳医院就诊。B 超示:腹腔积液;上腹部 CT(平扫+增强)示:肝硬化,脾肿大,食管胃底静脉曲张,腹水,胆囊炎,胆囊结石,左肾囊肿;腹部彩超:腹腔积液(最大深度 55 cm)。予保肝、利尿、支持治疗后患者症状仍无明显改善,并出现"身目黄染"症状,遂于 2013 年 12 月 25 日转来上海中医药大学附属岳阳中西医结合医院就诊,诊断为:酒精性肝硬化失代偿期。入院后予保肝退黄、抗感染、促肝细胞生长、利尿、输血浆、人血白蛋白等对症支持治疗,症情好转后出院。近 1 周患者乏力、右胁不适症状加重,伴腹胀,由门诊拟"酒精性肝硬化失代偿期"收治入院。刻下:乏力,腹胀,无发热,无恶心呕吐,纳寐可,大便可,色黄,小便量多。体检:神志清晰,全身皮肤黏膜明显黄染,面部皮肤毛细血管扩张,蜘蛛痣(+),肝掌(+),巩膜明显黄染。腹部膨隆,呈蛙腹状,全腹无明显压痛及反跳痛,麦氏征(-),墨菲征(-),肝肋下未及,脾肋下 4 指可及,肝区叩痛(-),移动性浊音(±),肠鸣音不亢。双下肢轻度水肿,余未见异常。舌暗红,苔薄白,脉细。

[中医诊断] 鼓胀,黄疸(脾虚水停)。

[西医诊断] 酒精性肝硬化失代偿期,慢加急性重型肝炎。

[治则治法] 益气健脾,活血利水,滋补肝肾。

[方药] 生黄芪 30 g,太子参 15 g,生白术 15 g,茯苓 15 g,楮实子 15 g,枳壳 6 g,鸡血藤 15 g,当归 15 g,白茅根 15 g,女贞子 15 g,枸杞子 12 g,炒薏苡仁 15 g,葛根 9 g,淫羊藿 12 g。

上方加减应用 2 月余。

二诊　经治疗,患者右胁不适症状有所缓解,但仍感乏力、腹胀。舌暗红,苔薄白,脉细。

[方药] 生黄芪 15 g,太子参 15 g,生白术 15 g,山药 15 g,鸡血藤 15 g,赤芍 15 g,炒薏苡仁 15 g,楮实子 15 g,石斛 15 g,淫羊藿 12 g,灵芝 15 g,川牛膝 15 g,泽兰 15 g,泽泻

15 g,玄参 15 g,麦冬 12 g,生甘草 6 g,茵陈 15 g,桔梗 9 g。

28 剂。

三诊 患者已无腹水,但仍感乏力。舌暗红,苔薄白,脉细。

[方药]生黄芪 15 g,太子参 15 g,当归 15 g,鸡血藤 15 g,楮实子 15 g,赤芍 15 g,枳壳 6 g,葛花 6 g,淫羊藿 12 g,车前子 15 g,麦冬 15 g,川石斛 15 g,炙鸡内金 6 g,广郁金 15 g。

7 剂。

四诊 患者仍时感乏力。舌暗红,苔薄白,脉细。

[方药]生黄芪 15 g,太子参 15 g,当归 15 g,鸡血藤 15 g,枳壳 6 g,葛花 6 g,炙鸡内金 6 g,广郁金 15 g,茯苓 15 g,连翘 12 g,泽兰 15 g,泽泻 15 g。

7 剂。

[治疗效果]腹水减少,腹胀、乏力、纳差等症状明显减轻。

【按】中医学认为,肝硬化腹水属于"鼓胀""水臌"范畴。本病病机复杂,虚实夹杂,病程漫长。鼓胀一证,多因饮食不节、七情、劳欲所伤及感染其他疾病后,肝脾失调,继则累及肾脏而成。

该患者长期酒食不节,损伤脾胃,蕴生湿热,壅阻中焦,脾土壅滞则肝失条达,肝脾同病,水湿内停,气血交阻;肝肾同源,肝病及肾,肾失气化,水湿泛滥,导致血瘀、水聚,此三方面皆可发为鼓胀。气滞、血瘀、水聚是标,肝郁脾虚肾亏是本。肝郁气滞,气滞则血瘀,而积痞块,脉络怒张;脾主运化,若脾失健运,则清浊不分,水湿聚于腹中,形成腹水,发为鼓胀;病久累积肾脏,气化无权,则水浊壅结更甚。气、血、水三者病理上相互影响,互为因果。因此,肝气郁滞、脾虚失运、血脉瘀阻、水湿内停是形成鼓胀的重要病机。故刘成海治疗中注重益气健脾扶正,养阴柔肝,调和气血,并兼顾温振肾阳。方中用黄芪、白术、党参、太子参、茯苓、女贞子、炒薏苡仁、灵芝益气健脾,燥湿利水;泽兰、泽泻、茵陈、白茅根、莱菔子、枳壳、桔梗加强利水之功;丹参、生地、玄参、赤芍凉血活血;当归、麦冬、鸡血藤、葛根补血养阴;楮实子、枸杞子、山药、石斛、淫羊藿、川牛膝、仙茅、菟丝子滋补肝肾;葛花解酒醒脾;甘草调和诸药。全方扶正祛邪,标本兼顾,养阴温阳、益气养血柔肝、行气利水并举,收到较好疗效。

患者初诊时黄疸高达 221.26 μmol/L,肝功能受损严重,加之腹水量多,全身情况较差,病情危重。经刘成海精心治疗后腹水消退,黄疸明显减轻,病情得到了较好缓解。值得注意的是该患者的治疗过程中始终注重益气健脾、柔肝扶正为主,活血利水祛邪为辅,没有用常用的清利湿热退黄中药如茵陈、虎杖等。可见治病当求本,正气为本。对于危重复杂性疾病,尤其应当注重扶正培本,恢复人身本有的自愈能力才是治病之本。

案5 悬饮、鼓胀、白疕案[酒精性肝硬化失代偿期(腹水伴胸水),银屑病]

乐某,52 岁,男。2011 年 12 月初诊。

[主诉]乏力、胸闷气促 3 月余。

[现病史]既往有饮酒史 10 余年,白酒每日 150~200 ml。1995 年体检发现脂肪肝后戒白酒,啤酒每日 2~3 瓶,折合乙醇摄入量每日 60 g,其间多次复查肝功能正常。既往银屑病史 10 余年,曾于 2005 年服用中成药 1 年余,具体成分不详。2010 年 7 月,患者因"上消化道出血,门脉高压,脾大"于外院行"脾切除术"。术后多次复查乙型病毒性肝炎标记物,血液学检查均在正常范围。2011 年 3 月,患者无明显诱因下出现乏力、胸闷气促,伴咳嗽咯痰,活动后加重,无明显胸痛,无恶心呕吐,至南京医科大学附属无锡第二医院治疗。生化指标:Alb 33.5 g/L,ALT 14.5 U/L,AST 33.3 U/L,CB 7.8 μmol/L。胸水常规:WBC 550×10^6/L,中性粒细胞 40%,李凡他试验(+)。胸片:右侧大量胸腔积液;胸部 CT 提示"肝硬化,腹腔积液,脾切除术后,慢性胆囊炎,腹腔多发小淋巴结",予胸腔积液穿刺引流(每日 600~700 ml),保肝、抗感染、营养支持等对症处理,症状未见明显好转。2011 年 4 月,入上海中医药大学附属曙光医院住院治疗。胸片示:右侧大量胸腔积液。B 超示:① 肝硬化。② 胆囊壁胆固醇结晶沉着症。③ 腹腔积液。④ 胸腔积液。仁济医院 PET - CT:肝硬化;脾术后缺如;腹腔、盆腔大量积液。右侧胸腔积液伴右肺压缩性肺不张。对症治疗后,患者病情好转出院。刻下:近 1 个月患者时咳嗽,无痰,有时胸闷。皮肤干燥、脱屑、瘙痒。胃纳可,二便调。舌质红,苔薄红,脉细。PE:全身皮肤广泛脱屑样改变,四肢尤甚,有少许出血点。右肺呼吸音低,左肺呼吸音正常,无明显肝区压痛、反跳痛。胸片示:右侧大量胸腔积液。

[中医诊断]悬饮,鼓胀,白疕(脾气亏虚,肺失和降,水湿内停,脉络瘀阻)。

[西医诊断]肝硬化失代偿期(腹水伴胸水),银屑病。

[治则治法]益气健脾,降肺行气,活血利水。

[方药]自拟方加减。

黄芪 15 g,太子参 15 g,怀山药 15 g,茯苓 15 g,炙桔梗 6 g,葶苈子 10 g,浙贝母 15 g,川牛膝 15 g,苍术 6 g,生地 15 g,炙远志 12 g,生白芍 15 g,桃仁 6 g,制大黄 9 g,生甘草 6 g,黄芩 10 g,陈皮 6 g。

守方 4 个月。

二诊 2012 年 5 月,患者诉乏力,无胸闷,无呼吸困难,纳可,寐安,尿量每日 1 600 ml 左右,大便调,右肺呼吸音略低,无腹胀、压痛、反跳痛,舌红,苔黄,脉弦细。考虑久病气阴不足,水湿内停,郁久化热。治疗以益气养阴,行气利水,兼清利湿热。

[方药]黄芪 15 g,淫羊藿 12 g,黄芩 10 g,龙胆草 3 g,茜草 15 g,麦冬 15 g,生麦芽

15 g,延胡索 12 g,葶苈子 12 g,桑白皮 9 g,生薏苡仁 15 g,女贞子 15 g,白术 15 g,茯苓 15 g,枳壳 6 g。

守方 4 个月。

三诊 2012 年 9 月,近患者时感腰痛,无胸闷、呼吸困难,纳可,寐安,尿量每日 1 800 ml,大便调,舌质红,苔薄黄,脉细。考虑水湿内停,血脉瘀阻,治疗加用活血通络行气之品。上方去黄芩 10 g、白术 15 g,加红花 6 g、鸡血藤 15 g、茵陈 15 g、车前子 15 g、川芎 15 g、佛手 15 g。守方半年。

四诊 2013 年 5 月,患者就诊诉体重增加 4 kg,无胸闷、呼吸不畅,无恶心、呕吐,纳可,小便量每日 1 200 ml,大便欠畅,舌质红,苔薄黄,脉细弦。考虑肺为水之上源,且肺与大肠相表里,予宣肺行水、清利湿热治疗。上方去知母 6 g,加制大黄 9 g、杏仁 6 g、炙麻黄 12 g、延胡索 12 g、玉米须 15 g。守方 8 个月。

五诊 2013 年 11 月,患者就诊诉夜寐差,无咳嗽不适,纳可,尿量可,大便调,舌质红,苔薄黄,脉细。考虑湿热渐轻。上方去茵陈 15 g、车前子 15 g、川芎 9 g、佛手 15 g,加王不留行 15 g。守方半年。

六诊 2014 年 5 月,已停用利尿药半年。纳可,大便调,小便量可,无银屑病发作,舌质偏红,苔薄黄,脉细。复查胸水、腹水基本消退。考虑水湿已祛除,当治疗肝硬化之病本,予益气健脾、养阴柔肝、活血通络治疗为主,复肝丸及一贯煎加减。

[方药] 黄芪 15 g,太子参 15 g,生白术 15 g,鸡血藤 15 g,麦冬 15 g,葛花 6 g,首乌藤 15 g,黄芩 10 g,生麦芽 9 g,赤芍 15 g,北沙参 15 g,茯苓 15 g,茜草 15 g,生甘草 6 g,当归 15 g。

[治疗效果] 多次随访,患者胸腹水消退,未有复发;且全身皮肤干燥脱屑等皮损消退,一般情况良好。

【按】肝性胸水多由积聚、水臌、黄疸等病迁延得之。本例患者病情复杂,有银屑病史多年,曾服用不明成分的药物,不能排除有免疫性肝损伤及药物性肝损伤的因素;加之年少纵酒无节,湿浊内壅,日久化热,导致湿热互结。湿热伤及肝脾,肝郁气滞,瘀血内结,阻滞脉络,脾失运化,水湿内停,水饮泛滥,肺失治节,通调失职,共同形成饮停胸膈。本病病位多在肝、脾、肺,波及气、血、水分,其病性多以虚为本,以实为标,虚实夹杂。《内经》云:"诸湿肿满,皆属于脾。"《金匮要略》:"见肝之病,知肝传脾,当先实脾。"故李用粹曰:"治湿不知理脾,非其治也。"徐灵胎也说:"利水既难奏功,可用培土胜湿法以治之。"故健脾法为鼓胀的治疗大法之一。同时还应注意畅通三焦,全身水液的代谢,由肺、脾和肾协作完成,但必须以三焦为通道,才能正常升降出入,如果三焦的水道不够通利,则水液容易潴留,因此在健脾益气的同时,从肺主治节着手,佐以宣肺,使肝功能和临床症状改善,腹水或胸水得以消失。

　　本例患者内科传统治疗方法效果不佳,早期采用胸腔置管引流尚能缓解症状,反复放胸水导致膈肌活瓣频繁开放,后期反而造成胸水生成增多,病情加重,危及生命。患者最终寻求中西医结合治疗,于刘成海门诊接受诊治,在传统西医利尿药治疗基础上,遵从《金匮要略》"见肝之病,知肝传脾,当先实脾"之基础,采用中药辨证施治,用药常以党参、白术、茯苓、山药、薏苡仁等补气健脾之药。肺为水之上源,肺气壅实,则气化失司,水道不通而水肿胀满,药用葶苈子、桔梗等宽胸理气、泄肺气之壅闭而通调水道、利水消肿,减轻痰水壅盛,因葶苈子性味苦寒,配伍温补药黄芪、白术温补阳气;肝为刚脏,体阴而用阳,在补益脾气基础上加用柴胡、香附理气以疏肝,白芍养血以柔肝,使疏而不燥、柔而不滞。另脾喜燥恶湿,水湿困脾日久,可酌加苍术、厚朴、砂仁、枳壳等芳香醒脾之品,以助脾化湿;小便不利者加猪苓、茯苓、大腹皮利水渗湿,最终患者痊愈。

　　值得一提的是本例患者随着中医药治疗的进展,胸水逐步消退,银屑病也逐步好转,皮损消退,从而佐证了中医"治病求本""异病同治"的理论。肝脾肺功能失调,气血水运行不利、免疫机制紊乱可看作病之本。通过调整肝脾肺的功能,恢复气血水的运行,最终收到满意的疗效。

王晓素

【名医简介】

　　王晓素(1967—　　),女,医学博士,主任医师,上海中医药大学博士生导师。师从全国老中医药专家学术经验继承工作指导老师张绚邦、上海市名中医刘平、马贵同,曾跟随上海市名中医姚玉兰、顾丕荣学习。王晓素长期从事消化科工作,尤其擅长中西医结合治疗肝病,如病毒性肝炎、肝硬化、脂肪肝等。在临床中,重视辨病与辨证相结合,长于中医与西医相融合,运用中医中药之长,结合西医学的临床与实验研究,不断丰富中西医结合防治慢性肝病的理论与实践。

【医案】

案 1　胁痛(非酒精性脂肪性肝病)

陈某,男,53 岁,公司职员。2016 年 3 月 1 日初诊。

[主诉] 反复右胁肋部胀痛 3 个月,加重 1 个月。

[现病史] 患者 3 个月前无明显诱因下出现右胁肋部胀痛不适,初起时休息可缓解,

未予重视。近 1 个月来,症情加重,伴有烦躁易怒,口干口苦时作,晨起尤甚,无恶心欲呕。2016 年 1 月 27 日查肝功能:ALT 122 U/L,AST、γ-GT、ALP、血常规、肿瘤标志物均正常,肝炎三对半阴性。上腹部 MRI 提示肝内多发小血管瘤、小囊肿,肝脏 B 超提示肝脏稍增大,肝区光点细密均匀,回声增强。B 超诊断:中度脂肪肝。未行任何药物治疗。刻下:胁痛,烦躁,时有胸闷,口苦,纳可,二便调,夜寐安。查体:神清语利,皮肤黏膜无明显黄染,全身淋巴结未触及肿大,肝脾未触及,腹软,全腹部无压痛、反跳痛,腹部叩诊呈鼓音,有轻度肝掌,未见蜘蛛痣,心肺(一)。舌质暗红,舌体胖,苔薄,脉细弦数。既往史:患者无饮酒嗜好,否认病毒性肝炎病史,否认其他慢性病病史。过敏史:否认食物及药物过敏史。

[中医诊断] 胁痛(肝经郁热、痰瘀内结证)。

[西医诊断] 非酒精性脂肪性肝病。

[治则治法] 疏肝清热,化瘀活血。

[方药] 自拟清肝化瘀活血方加减。

决明子 9 g,柴胡 9 g,陈皮 9 g,制半夏 9 g,郁金 9 g,赤芍、白芍各 15 g,山楂 12 g,大黄 6 g(后下),茵陈 15 g,延胡索 15 g,黄连 3 g,吴茱萸 3 g,川楝子 9 g。

14 剂。

嘱服药期间忌食油腻,低脂低糖饮食,适度锻炼。

二诊 患者胁肋部胀痛较前明显好转,情绪复常,时有乏力,口苦时作。查体:神清语利,皮肤黏膜无明显黄染,全身淋巴结未触及肿大,肝脾未触及,腹软,全腹部无压痛、反跳痛,腹部叩诊呈鼓音,有轻度肝掌,未见蜘蛛痣,心肺(一)。舌质暗红,舌体胖,苔薄,脉细弦。考虑患者工作劳累,兼有脾气亏虚之证,故原方基础上加以补益脾气。

[方药] 决明子 9 g,柴胡 9 g,陈皮 9 g,制半夏 9 g,郁金 9 g,赤芍、白芍各 15 g,山楂 12 g,大黄 6 g(后下),茵陈 15 g,延胡索 15 g,黄连 3 g,吴茱萸 3 g,川楝子 9 g,党参 15 g,白术 12 g,当归 15 g。

守方 1 个月。

三诊 患者一般情况可,胁痛、口苦较前明显改善,乏力亦较前减轻,余无明显主诉不适。复查肝功能正常,B 超提示肝脏稍增大,肝区光点细密均匀,回声稍增强。B 超诊断:轻度脂肪肝。舌淡红,苔薄白,脉细。嘱患者低脂低糖饮食,保证适度锻炼,定期复查。

[治疗效果] 症情明显改善,影像学检查较前好转。

【按】脂肪肝是由多种疾病和病因引起的肝脏脂肪变性,是肝脏脂肪蓄积过多的一种病理状态,可由肥胖、乙醇中毒、病毒性肝炎、糖尿病及药物等原因引起,可引起肝细胞变性坏死和肝纤维化。中医认为脂肪肝是由于过食肥甘厚味,伤食碍胃,或久卧久坐,体丰痰盛,或七情内伤致肝失疏泄,脾失运化,水湿内停,痰浊内生,气滞血瘀而形成。

非酒精性脂肪性肝病是一类肝组织学改变与酒精性肝病相类似,但无过量饮酒史,病理表现上为肝实质细胞脂肪变性、坏死,炎性细胞浸润和脂肪蓄积等临床综合征,归属于中医学"胁痛""肝癖""痰浊"等范畴。病机主要为肝失疏泄,脾失健运,痰浊郁结,湿热内蕴,瘀血阻滞。应以疏肝清热、燥湿化痰、活血化瘀为治则。清肝化痰活血方中,柴胡疏肝解郁、清肝退热,决明子为凉肝之要药,两者合用为君;陈皮健脾和中、燥湿化痰,半夏燥湿化痰、消痞散结;郁金行气解郁、活血止痛,赤芍既能清血分郁热,又能活血祛瘀止痛,山楂散瘀行滞、消食化积。三者共入肝经行气化瘀、消积止痛,大黄泄热逐瘀,茵陈清利湿热,共为佐药。结合患者个体特征,加以白芍柔肝止痛,延胡索、川楝子行气止痛,吴茱萸、黄连清肝泻火,党参、白术健脾益气,当归养血。现代药理研究亦表明清肝化瘀活血方药物多具有调脂、清除自由基和抗脂质过氧化等作用,有些还具有抗纤维化、保护肝细胞超微结构、抑制脂肪细胞瘦素表达、改善胰岛素抵抗以及抗细胞凋亡的作用;而决明子蒽醌苷与山楂总三萜酸配伍降脂作用明显强于单一组分。诸药合用,重在清肝、化瘀、活血、调畅气血。

案2 胁痛(原发性胆汁淤积性肝硬化)

周某,女,60岁,退休。2013年3月11日初诊。

[主诉]胁痛伴乏力5年,加重1周。

[现病史]患者5年前无明显诱因下出现右侧胁肋部隐痛伴乏力,遂于外院就诊。B超提示:肝硬化,脾肿大,胆囊肿大,胆囊炎,胆囊颈部结石。肝功能:AST 57.6 U/L,ALT 21.0 U/L,AKP 180 U/L,γ-GT 71 U/L,STB 34 mmol/L,CB升高。肝纤维化四项:HA 127.72 ng/ml,Ⅳ-C 29.86 ng/ml,层粘连蛋白(LN)113.53 ng/ml,Ⅲ型胶原N端肽41.45 ng/ml;免疫蛋白IgM 6.53 g/L,AMA(+)。刻下:胁痛时作,口苦口干,面色黄,自觉乏力,时有胃脘不适,反酸时作,胃纳尚可,小便调,大便溏薄,夜寐安。查体:神清语利,皮肤及巩膜轻度黄染,全身淋巴结未触及肿大,肝脾未触及,腹软,全腹部平坦对称,全腹无压痛、反跳痛,移动性浊音(-),肝掌(-),未见蜘蛛痣,心肺(-),双下肢无水肿。舌暗红,苔薄白,脉细。既往史:患者有糖尿病病史15年,控制良好,无吸烟及饮酒嗜好,否认病毒性肝炎病史及血吸虫感染病史,否认其他慢性病病史。过敏史:否认食物及药物过敏史。

[中医诊断]胁痛(肝郁脾虚血瘀证)。

[西医诊断]原发性胆汁淤积性肝硬化。

[治则治法]疏肝健脾,活血化瘀。

［方药］柴胡9g,枳壳9g,生白芍9g,煅瓦楞子30g,旋覆梗15g,白芍9g,鸡骨草15g,丹参9g,茵陈15g,甘草6g,吴茱萸9g,徐长卿30g,金钱草15g,鸡内金炭15g,砂仁3g,汉防己12g,川芎9g,陈皮9g,莪术12g,薏苡仁30g,山药30g,浙贝母9g。

守方1个月。

二诊 患者胁痛及乏力感较前好转,仍有口干,近日因劳累后出现双下肢轻度水肿。查体:神清语利,皮肤及黏膜见轻度黄染,全身淋巴结未触及肿大,肝脾未触及,腹软,全腹部平坦对称,全腹无压痛、反跳痛,移动性浊音(一),肝掌(一),未见蜘蛛痣,心肺(一)。舌暗红,苔薄白,脉细。患者下肢水肿,当治以利水渗湿,然利水之药有伤津之忧,加之患者有多年糖尿病病史,阴虚之象明显,故加用清热生津之品。

［方药］柴胡9g,枳壳9g,生白芍9g,煅瓦楞子30g,旋覆梗15g,鸡骨草15g,丹参9g,茵陈15g,甘草6g,吴茱萸9g,徐长卿30g,金钱草15g,鸡内金炭15g,砂仁3g,汉防己12g,川芎9g,陈皮9g,莪术12g,薏苡仁30g,山药30g,浙贝母9g,葛根15g,天花粉15g,玉米须15g,仙鹤草30g。

守方3个月。

三诊 患者胁肋部疼痛较前明显好转,乏力减轻,口干亦有减轻,胃纳一般,小便调,大便偏溏,夜寐安。查体:神清语利,皮肤黏膜黄染较前减轻,全身淋巴结未触及肿大,肝脾未触及,腹软,全腹部平坦对称,全腹无压痛、反跳痛,移动性浊音(一),肝掌(一),未见蜘蛛痣,心肺(一),双下肢无水肿。舌淡红,苔白微腻,脉细。患者脾运欠佳,水湿内生,故于原方基础上加以健脾渗湿之品。

［方药］柴胡9g,枳壳9g,生白芍9g,鸡骨草15g,丹参9g,甘草6g,吴茱萸9g,金钱草15g,徐长卿15g,砂仁3g,生白术12g,汉防己12g,川芎9g,陈皮9g,莪术12g,薏苡仁30g,山药30g,浙贝母9g,葛根15g,天花粉15g,厚朴9g,紫苏梗12g,仙鹤草15g,白豆蔻3g,茯苓皮9g。

守方1个月。

四诊 诸症较前减轻,2014年8月12日复查肝功能:AST、ALT、AKP正常,γ-GT 50 U/L,胆红素正常。肝纤维化四项:HA 65.88 ng/ml,LN 57.4 ng/ml,Ⅲ型胶原N端肽33.27 ng/ml,Ⅳ-C 26.14 ng/ml。嘱患者定期复查肝功能,注意饮食清淡,避免劳累。

【按】 肝硬化的治疗当衷中参西及辨病与辨证相结合。西医认为肝硬化是指各种原因作用于肝脏,引起肝脏的弥漫性损害,使肝细胞变性坏死,残存肝细胞形成再生结节;网状蛋白支撑结构塌陷,结缔组织增生形成纤维隔,最终导致原有的肝小叶结构破坏,形成假小叶,并出现系列的肝功能损害的临床表现,分肝功能代偿期和肝功能失代偿期。而胆汁淤积性肝硬化是因胆道阻塞、胆汁淤积而引起的肝硬化,分为原发性胆汁性肝硬化

(PBC)和继发性胆汁淤积性肝硬化。

原发性胆汁性肝硬化是一种自身免疫性肝病,其病因不明确,目前认为与多种因素相互作用有关,主要有环境、免疫、感染及遗传等因素,PBC 临床表现多样,早期无明显临床症状,并缺乏特异性临床表现,主要为肝内小胆管损害所致的淤胆等相关症状,包括乏力、纳差、黄疸、皮肤瘙痒等,可出现肝大、脾大、皮肤黄色素瘤、黄斑瘤、色素过度沉着等。其病理改变主要以肝内细小胆管的慢性非化脓性破坏、汇管区炎症、慢性胆汁淤积及肝纤维化为特征,最终发展为肝硬化和肝衰竭。PBC 的早期诊断和早期治疗,对于延缓或阻止病情发展至关重要。

中医对于 PBC 的认识也在不断完善,因其临床表现复杂,很难归属于某一固定的中医病证,可在病程的不同阶段归属于"黄疸""胁痛""鼓胀""积聚""水肿"等。其病程较长,虽有挟湿、挟热、挟毒、挟瘀的实性病变,但亦可见脏腑阴阳虚损,病理总以湿热、瘀毒、正虚为主,气虚血瘀为本病主要病机,疾病性质多属本虚标实,与肝胆脾胃关联紧密。正如中医经典所谓"久病多虚,久病多瘀,久病入络",故而在治疗中需根据疾病演变过程中正虚邪盛的趋势,或攻或补,或攻补兼施,权衡斟酌,既无伤正之忧,又无留邪之虞。

临证治疗时,尤重柔肝与疏肝、健脾相结合,因肝为刚脏,主疏泄,喜条达,体阴而用阳,非柔不克,故柔肝为治疗大法,辅以疏肝、健脾。本病例患者病程日久,肝郁脾虚兼有血瘀之象,故予以柴胡、白芍柔肝,吴茱萸暖肝,丹参活血,川芎行气,陈皮、山药、鸡内金炭调理脾胃,旋覆梗、瓦楞子降气敛酸护胃,砂仁、薏苡仁健脾化湿,莪术活血化瘀,鸡骨草、徐长卿清热祛湿,甘草调和诸药。

案 3　胁痛(慢性乙型病毒性肝炎)

祁某,女,36 岁,公司职员。2015 年 7 月 31 日就诊。

[主诉]胁痛伴全身乏力 3 年,加重 1 周。

[现病史]患者 3 年前公司体检时发现肝功能异常,AST 220 U/L,HBsAg、HBeAg、抗 HBc 阳性,遂经抗病毒治疗后多次复查 HBeAg 转阴,后患者虽时有双侧胁肋部胀痛不适,但未行规律治疗,近 1 周来症情加重,遂复查肝功能:AST 75 U/L,余正常,HBsAg、HBeAb、抗 HBc 阳性。刻下:患者双侧胁肋部胀痛,口干口苦,反酸嗳气时作,自觉神疲乏力,头晕、心慌时作,胃纳一般,厌食油腻,小便调,大便偏溏,夜寐一般。查体:皮肤黏膜未见明显黄染,全身淋巴结未触及肿大,肝脾未触及,腹部平坦对称,无局部隆起,触诊腹软,双侧胁肋部无压痛,全腹部无反跳痛,无肌卫,移动性浊音(—),肝掌(+),无蜘蛛痣,心肺(—),双下肢无水肿。舌暗红,苔白腻,脉弦细。既往史:患者否认其他慢性病病史,无吸烟及饮酒嗜好,有家族性乙型病毒性肝炎病史。过敏史:否认食物及药物过

敏史。

　　[中医诊断] 胁痛病(肝郁脾虚证)。

　　[西医诊断] 慢性乙型病毒性肝炎。

　　[治则治法] 疏肝理气,健脾化瘀。

　　[方药] 柴胡9 g,延胡索9 g,龙胆草6 g,赤芍12 g,白芍12 g,虎杖15 g,半枝莲15 g,附子3 g,桃仁6 g,红花6 g,麦冬9 g,五味子12 g,天花粉15 g,海螵蛸20 g,珍珠母30 g,藿香9 g,佩兰9 g,陈皮9 g,枳壳12 g,泽泻12 g,薏苡仁15 g,怀山药30 g。

　　14剂。

　　二诊　患者胁肋部胀满不适较前减轻,口干口苦亦有缓解,仍有神疲乏力,反酸嗳气,偶有腰膝酸软,夜寐不眠。考虑患者病情较久,脾肾不足,故原方基础上加以健脾益气,温肾通阳之品。

　　[方药] 柴胡9 g,延胡索9 g,龙胆草6 g,赤芍12 g,白芍12 g,虎杖15 g,半枝莲15 g,附子3 g,桃仁6 g,红花6 g,麦冬9 g,五味子12 g,天花粉15 g,海螵蛸20 g,珍珠母30 g,藿香9 g,佩兰9 g,陈皮9 g,枳壳12 g,泽泻12 g,薏苡仁15 g,怀山药30 g,党参15 g,黄芪15 g,远志15 g,菟丝子15 g,浙贝母15 g。

　　守方1个月。

　　三诊　患者精神较前大为好转,两侧胁肋胀满不适消失,仅晨起口苦,胃纳转佳,二便调,夜寐转安。原方去清利之品,重柔肝养阴,顾护脾胃。

　　[方药] 柴胡9 g,延胡索9 g,龙胆草6 g,赤芍12 g,白芍12 g,附子3 g,桃仁6 g,红花6 g,麦冬9 g,五味子12 g,天花粉15 g,海螵蛸20 g,珍珠母30 g,藿香9 g,佩兰9 g,陈皮9 g,枳壳12 g,泽泻12 g,薏苡仁15 g,怀山药30 g,党参15 g,黄芪15 g,远志15 g,菟丝子15 g,浙贝母15 g。

　　守方1个月。

　　四诊　诸症皆消,复查肝功能正常,嘱患者饮食清淡,注意休息,避风寒,避免情绪过激。

　　【按】慢性乙型病毒性肝炎中医主要病机为湿邪内蕴、肝气郁滞、肝郁脾虚,也是其主要中医证型,此三个证型贯穿于整个病程,随着病情发展可兼有肝肾阴虚、气滞血瘀、脾肾阳虚或气阴两虚等证型。在临床治疗过程中,应注重中西医相结合,以中医中药为治疗手段达到保肝降酶、清除病因和调节免疫失衡等疗效。具体用药如下。

　　(1) 护肝降酶:应用五味子制剂治疗急、慢性肝炎尚未发现明显副作用,其近期治愈率很高,但实验观察亦发现此药并无遏制肝炎病毒和调节免疫失衡的功效,因此使用此药需长程治疗,否则极易反跳和复发。另一味龙胆草对于长期氨基转移酶不降者,疗效颇佳,且并无苦寒败胃之虑,少数内热外寒者可少佐附片 3～6 g。

(2) 清除病因:乙型病毒性肝炎是病毒性感染,因此抗病毒治疗乃是关键。中医治疗乙型病毒性肝炎一般以解毒为重点。既要清热毒,又要解湿毒。清热毒常用药物有白花蛇舌草、蒲公英、板蓝根、野菊花、虎杖、半枝莲、败酱草等;解湿毒以土茯苓、薏苡仁、半边莲、蚕砂等为好。再配合其他清热利湿之品如茵陈、车前子、滑石、泽泻等,可收到较好效果。

(3) 对于病程较长者,如本案例中患者病程已达 3 年,出现脾肾不足之象,可根据脏腑、阴阳、气血所受损伤的情况适当配伍。

凉血活血:常用药物为牡丹皮、丹参、小蓟、白茅根、生地、赤芍、桃仁、红花等。

护阴柔肝:因选用甘寒养阴、柔而不腻之品,如沙参、麦冬、玉竹、百合、白芍、丹参、芦根、天花粉、墨旱莲等。慢性肝炎治疗中万不可自伤其阴,唯有阴血得复,血燥得滋,肝得柔养,肝功能的恢复才能得以巩固。

顾护脾胃:这一点需要贯穿始终,早期选用芳香化浊、利湿解毒之品如藿香、佩兰、陈皮、苍术等;中期选用党参、茯苓、白术、扁豆、山药;晚期除健脾补气外,应注意温肾通阳法则的配合。

(4) 调节免疫:乙型病毒性肝炎患者通常免疫功能失衡,一般表现为细胞免疫低下,体液免疫亢进。针对这一变化,可选择当归、桃仁、生地等在现代医学研究具有类似硫唑嘌呤的免疫抑制作用,抑制过亢的体液免疫的药物。其他如炙鳖甲、炮穿山甲、刘寄奴、马鞭草、茜草等均有抑制体液免疫,降低 Glo 作用。在 HBeAg 转阴而抗 Hbe 尚未出现时,可加用黄芪、枸杞子、菟丝子、淫羊藿等,有利于抗体出现。

案 4　鼓胀(肝硬化腹水)

隋某,女,79 岁,退休。2016 年 5 月 19 日初诊。

[主诉] 腹部胀满不适 1 年余。

[现病史] 患者 1 年前至外院常规体检发现肝硬化,未予治疗,1 个月前自觉上腹部胀痛不适,遂至医院就诊。查 AFP 18.62 ng/ml,AST 47 U/L,ALT 正常,γ-GT 81 U/L,凝血功能正常,Alb 正常。腹部 MR+磁共振胰胆管造影(MRCP):肝硬化,胆囊内小结石,胆囊积液,肝外胆管及胆总管扩张,双肾小囊肿。刻下:患者时有腹胀,面色萎黄,神疲乏力,胃纳差,小便偏少,大便赖药,夜寐一般。查体:神清语利,皮肤黏膜无明显黄染,全身淋巴结未触及肿大,肝脾未触及,全腹膨隆,全腹无压痛、反跳痛,移动性浊音(+),有轻度肝掌,未见蜘蛛痣,心肺(-),双下肢轻度水肿。舌暗红,苔薄,脉弦滑。既往史:患者有高血压病史 20 余年,控制良好,有胆总管扩张病史 6 年,未行规律治疗,无饮酒嗜好,

否认病毒性肝炎病史及血吸虫感染病史,否认其他慢性病病史。过敏史:否认食物及药物过敏史。

[中医诊断] 鼓胀(肝郁脾虚湿盛证)。

[西医诊断] 肝硬化腹水。

[治则治法] 疏肝健脾,化痰渗湿。

[方药] 自拟肝硬化腹水方。

柴胡 6 g,赤芍 12 g,延胡索 9 g,生白芍 12 g,当归 12 g,枸杞子 15 g,刘寄奴 15 g,马鞭草 15 g,鳖甲 15 g,汉防己 12 g,虎杖 15 g,石见穿 15 g,全瓜蒌 30 g,玄参 15 g,白花蛇舌草 15 g,煅瓦楞子 30 g,煅白螺蛳壳 30 g,海金沙 15 g,枳实 15 g,枳壳 15 g,连钱草 30 g,甘草 6 g。

守方 1 个月。

二诊 患者腹部胀满不适感明显减轻,双下肢水肿减轻,胃纳稍好转,仍自觉乏力,大便日行 3～4 次。查体:神清语利,皮肤黏膜无明显黄染,全身淋巴结未触及肿大,肝脾未触及,全腹膨隆,全腹无压痛、反跳痛,移动性浊音(＋),有轻度肝掌,未见蜘蛛痣,心肺(－),双下肢轻度水肿。舌暗红,苔薄,脉弦滑。患者脾虚湿盛故见大便不调,予滋阴清热药物减量,辅以涩肠止痢。

[方药] 柴胡 6 g,赤芍 12 g,延胡索 9 g,生白芍 12 g,当归 12 g,枸杞子 15 g,刘寄奴 15 g,马鞭草 15 g,汉防己 12 g,虎杖 15 g,石见穿 15 g,白花蛇舌草 15 g,煅瓦楞子 30 g,煅白螺蛳壳 30 g,海金沙 15 g,枳实 15 g,枳壳 15 g,仙鹤草 15 g,连钱草 30 g,甘草 6 g。

守方 1 个月。

三诊 前症减轻,仍有双下肢轻度水肿,胃纳可,小便偏少,大便日行 2 次,夜寐安。查体:神清语利,皮肤黏膜无明显黄染,全身淋巴结未触及肿大,肝脾未触及,腹软,全腹无压痛、反跳痛,移动性浊音(±),有轻度肝掌,未见蜘蛛痣,心肺(－),双下肢轻度水肿。舌暗红,苔薄,脉弦滑。前方效佳,予守方,酌加利水通淋之品。

[方药] 柴胡 6 g,赤芍 12 g,延胡索 9 g,生白芍 12 g,当归 12 g,枸杞子 15 g,刘寄奴 15 g,马鞭草 15 g,汉防己 12 g,虎杖 15 g,石见穿 15 g,白花蛇舌草 15 g,煅瓦楞子 30 g,煅白螺蛳壳 30 g,海金沙 15 g,枳实 15 g,枳壳 15 g,仙鹤草 15 g,连钱草 30 g,甘草 6 g,车前草 30 g。

守方 1 个月。

四诊 患者诸症减轻,无明显主诉不适,2017 年 3 月、5 月复查肝功能正常。

【按】中医学中并无"肝硬化"之病名,但据肝硬化的疾病变化及主要临床症状,可将其归属于积聚、胁痛、黄疸、鼓胀的范畴。多数医家认为肝硬化失代偿早期以肝气郁结、湿热内蕴为主,随着病情的发展,一方面出现湿热瘀毒互结、肝郁脾虚、气血运行不畅导致气滞血瘀,脾失健运致痰湿内盛;另一方面毒瘀互结,郁而化热,耗气伤阴,虚实夹杂。肝硬化失代偿期肝脾两虚,久延及肾,肾阳衰微,脾肾阳气不足,水湿之气不行,停聚于内,可见鼓胀、肢体水肿;及至晚期,或脾肾阳虚,或肝肾阴虚,或阴阳两虚,气结水裹血瘀毒聚,变证由生。

本病案患者年近古稀,脾失健运,致使水湿不化,湿热内蕴,故纳差,土壅木郁,则肝胆失于疏泄,故见腹部胀满不适。本方从肝胃不和角度入手,疏肝健脾和胃,利水消肿。柴胡、赤芍、白芍疏肝柔肝,延胡索理气止痛,当归养血柔肝,刘寄奴、马鞭草、石见穿、虎杖清热利湿、活血化瘀,汉防己利水消肿,海金沙、金钱草利胆通淋,枳实、枳壳化痰除痞通便,煅瓦楞子、煅白螺蛳壳制酸和胃,车前草利水消肿,甘草调和诸药。

中医认为肝硬化虽由肝病引起,但却是一种影响全身的错综复杂的慢性病变,在整个疾病演变过程中,会影响多脏器功能,出现脏腑功能紊乱,表现出虚实交错之象。《金匮要略》中提出"见肝之病,知肝传脾,当先实脾",本病患者肝郁脾虚之象已显现,则更应肝脾同治,同时重视顾护胃气,以期达到疏肝健脾、化痰除湿、活血利水消胀之效。

案5　便血(肝硬化上消化道出血)

顾某,男,67岁,退休。2014年11月19日初诊。

[主诉]腹部肿胀6年,加重伴便血1周。

[现病史]患者6年来,中上腹部反复胀满不适,多次与外院行保肝降酶、利尿消肿等治疗。2009年因门脉高压导致上消化道出血、脾脏肿大,于外院行"门静脉分支断流+脾切除术"及"门静脉分支断流套扎术"。2014年8月因查HBV-DNA 1.65×10³ U/ml,服用恩替卡韦治疗,现复查转阴。近1周来,腹部胀满加重,伴有便血,量较多,便血染纸鲜红,后转为柏油色大便,故于医院连查3次粪常规+隐血:均为隐血阳性(+++)。查血常规:WBC 3.1×10⁹/L,Hb 96 g/L,余正常。上腹部CT增强:肝硬化,脾脏切除术后;胆囊炎、胆囊结石;腹腔积液。电子胃镜:食管静脉曲张(Ⅲ度),糜烂性胃炎,胆汁反流中度。刻下:腹部胀痛,面色白,神疲乏力,精神萎,时有心慌,胃纳差,小便量少偏黄,大便呈柏油样量多,夜寐不安。查体:皮肤黏膜未见明显黄染,全身淋巴结未触及肿大,肝脾未触及,腹部触诊紧张,剑突下及右胁肋部压痛,全腹部无反跳痛,无肌卫,移动性浊音(-),肝掌(+),躯干部见多处蜘蛛痣,心肺(-),双下肢无水肿。舌淡,苔白腻,脉弦细。既往史:患者有糖尿病病史10余年,现控制良好,有乙型病毒性肝炎病史,有饮酒史,否认其他慢性病病史。过敏史:否认食物及药物过敏史。

[中医诊断]便血(气滞血瘀证)。

［西医诊断］肝硬化上消化道出血。

［治则治法］疏肝理气,化瘀止血。

［方药］柴胡 9 g,延胡索 9 g,赤芍 12 g,白芍 12 g,当归 12 g,枸杞子 15 g,麦冬 15 g,刘寄奴 15 g,马鞭草 15 g,龟甲 15 g,防己 12 g,虎杖 15 g,石见穿 15 g,猪苓 15 g,茯苓 15 g,炒车前子 15 g,杏仁 3 g,浙贝母 9 g,海螵蛸 20 g,白及 15 g,茜草 15 g,墨旱莲 15 g。

7 剂。

二诊 患者出血已止,大便颜色正常,复查粪隐血转阴。腹部不适较前减轻,仍自觉乏力,胃纳一般,小便调,夜寐尚可。查体:神清,精神稍差,皮肤黏膜未见明显黄染,全身淋巴结未触及肿大,肝脾未触及,腹部触诊紧张,剑突下及右胁肋部压痛,全腹部无反跳痛,无肌卫,移动性浊音(-),肝掌(+),躯干部见多处蜘蛛痣,心肺(-),双下肢无水肿。舌淡,苔白腻,脉弦细。患者急性出血得到控制,但气随血脱,故仍有乏力。原方收敛止血药物减量,加以健脾益气补血。

［方药］柴胡 9 g,延胡索 9 g,赤芍 12 g,白芍 12 g,当归 15 g,枸杞子 15 g,麦冬 15 g,刘寄奴 15 g,马鞭草 15 g,龟甲 15 g,防己 12 g,虎杖 15 g,石见穿 15 g,猪苓 15 g,茯苓 15 g,炒车前子 15 g,杏仁 3 g,浙贝母 9 g,海螵蛸 20 g,茜草 15 g,黄芪 30 g,白术 12 g,苍术 12 g,山药 30 g。

14 剂。

三诊 诸症较前减轻,因患者病程日久,自觉腰膝酸软,故于前方中减去收敛止血药物,加用补肾强筋之品。

［方药］柴胡 9 g,延胡索 9 g,赤芍 12 g,白芍 12 g,当归 15 g,枸杞子 15 g,麦冬 15 g,刘寄奴 15 g,马鞭草 15 g,龟甲 15 g,防己 12 g,虎杖 15 g,石见穿 15 g,猪苓 15 g,茯苓 15 g,炒车前子 15 g,杏仁 3 g,浙贝母 9 g,黄芪 30 g,白术 12 g,苍术 12 g,山药 30 g,续断 15 g,杜仲 15 g。

守方 1 个月。

四诊 患者症情稳定,无主诉不适,嘱定期复查肝功能、凝血功能、上腹部 CT,避免粗纤维及较硬饮食,避免劳累及情绪激动,避免剧烈咳嗽,保持大便通畅等。

【**按**】上消化道出血是肝胆疾病常见的并发症之一。主要病因常见为门静脉高压、重症肝炎、胆道出血等,临床表现主要为呕吐紫暗色血液或排出柏油样大便。胃镜及大便隐血试验为最主要依据。本病属于中医急症"血证"范畴,一般认为由黄疸、胁痛或鼓胀迁延不愈,加之饥饱无常,饮酒过多,外邪侵袭,肝火犯胃,劳倦久病所致。

肝硬化之出血,轻则鼻齿之衄,皮下瘀斑,重则呕血便血,危及生命。轻缓出血多因肝不藏血、脾不统血、脉络枯涩、阳虚热灼所致,而呕血便血则多为肝胃热盛、火伤胃络引起。

不论何种出血,皆因收涩止血为先,上消化道出血多致气血大亏,虚中有实,故因重视保护脾胃,制止出血的同时应防致瘀,故参以活血化瘀之品。

本病患者肝病病程日久,延及脾肾,故治以疏肝行气,化瘀止血的同时,不忘健脾补肾。方中柴胡、赤芍、白芍清热柔肝,延胡索行气祛瘀止痛,当归活血化瘀,枸杞子、麦冬益气养阴,龟甲滋补肝肾,猪苓、茯苓健脾利水,茜草、墨旱莲止血而不留瘀,白及善止肺胃出血,防己利水。同时现代实验证明,防己主要成分汉防己甲素具有降低门脉高压、减轻胃黏膜病变、防止食管静脉曲张破裂出血的作用,同时其无使肝供血减少、肝功能受损加重等副作用。

李 勇

【名医简介】

李勇(1968—),男,中西医结合医学博士、主任医师,现任上海中医药大学附属市中医医院副院长,兼任中华中医药学会脾胃病分会常务委员、上海市中西医结合学会理事、上海中西医结合学会消化病分会副主任委员、上海中医药学会脾胃病分会副主任委员、《世界华人消化杂志》《临床肝胆病杂志》编委。

曾任上海中医药大学附属市中医医院消化科主任,先后入选第三批全国中医药优秀临床人才、上海中医药领军人才、上海市卫生系统优秀学术带头人(新百人)等项目培养。作为课题负责人曾先后主持国家自然科学基金、上海市自然科学基金、上海市教委、上海市卫计委科研课题10余项。近年来以第一作者或通讯作者发表包括SCI等学术论文60余篇,副主编著作1部。作为主要研究者先后获得国家科技进步二等奖、上海市科技进步一等奖、上海市科技进步二等奖、中国中西医结合学会科技一等奖、上海中医药学会科技三等奖各1项。

【医案】

案1 胁痛(乙型病毒性肝炎后肝硬化代偿期)

戴某,男,54岁,退休,上海人。2005年4月9日初诊。

[主诉] 右胁胀痛伴乏力体倦10余年,加重2个月。

[现病史] 患者10余年前劳累后出现右胁胀痛,乏力体倦,遂至某医院就诊,诊断为乙型病毒性肝炎,未予治疗。2个月前因劳累过度,病情加重,自觉右胁胀痛,乏力,双下肢水肿,口苦,时有便溏,饮食一般,寐可。乙型病毒性肝炎两对半示:HBsAg(+),

HBeAg（＋），HBcAg（＋），余（－）。HBV－DNA（－）。肝功能示：总蛋白（TP）77 g/L，Alb 37％，STB 13 μmol/L，ALT 27 U/L，AST 36 U/L，γ-GT 13 U/L。上腹部彩超示：肝硬化，胆囊结石。刻下：右胁胀痛，乏力，双下肢水肿，口苦，时有便溏，饮食一般，寐可。查体：腹软，未及压痛，反跳痛，肝区叩击痛（－），胆囊点无压痛，墨菲征（－）。舌红，苔黄厚，脉弦。

〔中医诊断〕胁痛（肝胆湿热证）。

〔西医诊断〕乙型病毒性肝炎后肝硬化代偿期。

〔治则治法〕清热利湿。

〔方药〕柴胡 12 g，炒白术 12 g，茯苓 15 g，炒薏苡仁 30 g，泽兰 15 g，苦参 15 g，黄芪 15 g，茵陈 15 g，法半夏 9 g，炒栀子 9 g，黄连 3 g，半枝莲 15 g，焦六曲 12 g，焦山楂 12 g，山药 15 g。

7 剂。每日 1 剂。水煎服，分早晚 2 次温服。

二诊 患者双下肢水肿明显好转，口苦减轻，时感乏力，饮食一般，大小便正常，舌红，苔黄厚，脉弦。改黄芪 30 g，加莪术 9 g，赤芍 15 g，白芍 15 g。14 剂。

三诊 患者肢肿症状显著好转，乏力明显缓解，无右胁胀痛，无口苦，纳可，大小便正常，舌红，苔薄黄，脉弦。加灵芝 20 g、丹参 15 g、西砂仁 3 g。14 剂。

〔治疗效果〕患者至今仍坚持中药调理，随访 12 年，病情仍稳定。

【按】患者以"右胁胀痛伴乏力体倦 10 余年，加重 2 个月"为主诉，当属中医之胁痛范畴。患者外感湿热毒邪，郁而不达，内阻中焦，升降失常，侵犯肝胆，肝络失和，胆失疏泄，而致右胁胀痛，口苦。湿热中阻，脾胃运化失司，故乏力体倦，便溏。脾失运化，水湿内聚，水邪泛滥，故双下肢水肿。患者舌红，苔黄厚，脉弦，属胁痛病肝胆湿热之征象。《临证指南医案》："对属久病入络之胁痛者，多用活血祛瘀、通络止痛、甘温补虚等法。"方中柴胡疏肝清胆，白术、法半夏、山药、炒薏苡仁化湿健脾，茯苓利水渗湿，泽兰利水消肿，苦参清热燥湿，茵陈清利湿热，黄连、炒栀子清热泻火，黄芪益气利水，半枝莲清热解毒，焦六曲、焦山楂健脾和胃。诸药共奏清利肝胆湿热，益气健脾之功。服用 7 剂后，加用白芍柔肝止痛。吴鞠通认为，"肝主血，络亦主血……肝郁久则血瘀，瘀者必通络"，提出"治肝必治络"的主张。李勇注重通络法的运用，故加莪术、赤芍活血凉血；改黄芪为 30 g，以达到益气利水之功，意顾护患者之正气，而使得祛邪外出并不得复。服用 14 剂后，患者纳可，故去焦六曲、焦山楂，加灵芝补气，丹参活血，西砂仁行气化湿。

李勇认为肝硬化治疗上多注重扶正与祛邪，顾护脾胃，久病多瘀的理论。中医认为："邪之所凑，其气必虚。""壮人无疾，虚则有之。"正气亏虚，无力抵御邪气，邪气壅盛而伤正气，故"养正疾自除"，故在肝硬化临床用药上，注重祛邪，如寒凝、血瘀、气滞、痰浊、湿热、毒聚等邪气。同时常用黄芪、白术、茯苓、山药等中药,以达顾护正气之功。此外,《金匮要略》曰:"见肝之病,知肝传脾,当先实脾。"肝脾同为中焦,肝主疏泄,条畅上下气机,而脾主运化,为气血生化之源,肝脾两脏相互制衡、相互依赖。若病位在脾胃,先察肝胆,病位于肝胆当先思脾,以调和肝脾。重视后天之本,应顾护脾胃之气。《证治准绳》曰:"补肾不如补脾。"根据气血津液、五脏六腑功能的盛衰,将顾护脾胃贯穿其中。用药上多选用白茯苓、党参、白术等。肝脏之病久常邪气入络,血行不畅,治疗肝硬化时应辅以活血化瘀。用药上,李勇多选用丹参、蒲黄、当归、莪术等。《素问·上古天真论篇》曰:"法于阴阳,和于术数,饮食有节,起居有常,不妄作劳,故能形与神俱。"故治疗的同时,嘱患者注意饮食均衡,适量锻炼,保持心情舒畅。

案2 胁痛(非酒精性脂肪性肝病)

颜某,女,54岁,退休。2017年3月8日初诊。

[主诉] 反复肝区隐痛胀满半年余。

[现病史] 患者2016年11月饱餐后出现肝区隐痛,伴脘闷腹胀,倦怠乏力,每因情绪变化而加重。查腹部B超提示:中度脂肪肝。肝功能:ALT 81 U/L,AST 56 U/L;血脂:TC 5.85 mmol/L,TG 4.75 mmol/L。先后予多烯磷脂酰胆碱胶囊等药物治疗,效果不佳。平素喜食肥甘厚腻,形体肥胖。已绝经5年。既往否认病毒性肝炎病史,否认糖尿病史,否认自身免疫性疾病史,否认饮酒史,否认药物嗜好。刻下:患肝区隐痛胀满,口苦而干,烦热易汗出,倦怠乏力,大便欠畅,胃纳欠佳,夜寐一般,舌质红,苔白腻,脉弦细。查体:神清,皮肤黏膜无黄染,腹软,未及压痛,反跳痛,肝脾未触及,肝区叩击痛(一),胆囊点无压痛,墨菲征(一)。

[中医诊断] 胁痛(肝郁脾虚,痰瘀互结)。

[西医诊断] 非酒精性脂肪性肝病。

[治则治法] 疏肝理气,健脾化湿,活血化瘀。

[方药] 柴胡9g,枳壳9g,白芍12g,香附9g,郁金18g,香橼9g,黄芪9g,白术12g,茯苓g,陈皮9g,生薏苡仁27g,决明子9g,败酱草18g,水红花子3g,赤芍12g,莪术9g,丹参12g,茶树根15g,海藻15g。

7剂。每日1剂,水煎服,分早晚2次温服。

二诊 患者肝区隐痛胀满、乏力均有好转,胃纳稍馨,烦热汗出,口干仍有,二便尚可,寐一般。舌质红,苔薄白,脉弦。查体:神清,皮肤黏膜无黄染,腹软,未及压痛,反跳痛,肝脾未触及,肝区叩击痛(一),胆囊点无压痛,墨菲征(一)。考虑患者久病伤阴,出现肝肾阴虚之兼证。治以滋补肝肾,疏肝健脾,活血化瘀。前方去陈皮,加生地18g、麦冬18g、女贞子 18 g。14 剂。每日 1 剂。水煎服,分早晚 2 次温服。

三诊 患者肝区隐痛、乏力基本改善,胃纳尚可,汗出口干减少,二便调,夜寐多梦,舌淡红,苔薄白稍腻,脉弦。查体:神清,皮肤黏膜无黄染,腹软,未及压痛、反跳痛,肝脾未触及,肝区叩击痛(一),胆囊点无压痛,墨菲征(一)。前方去败酱草、水红花子、香橼,加首乌藤 30 g,灵磁石 15 g。14 剂。每日 1 剂,水煎服,分早晚 2 次温服。

以上方药加减出入,用药 3 个月后复查肝功能:ALT 35 U/L,AST 34 U/L;血脂:TC 3.14 mmol/L。

[治疗效果] 诸症消失,肝功能恢复正常。

【按】 近年来,随着饮食结构的变化和肥胖的高发,非酒精性脂肪性肝病的发病率逐年上升,且发病渐趋低龄化。非酒精性脂肪性肝病是一种无过量饮酒史,以肝实质细胞脂肪变性和脂肪贮积为特征的临床病理综合征。有效治疗非酒精性脂肪性肝病可阻断其进一步发展成肝纤维化及肝硬化。

中医古代文献中未见"脂肪肝"之名,中医学根据其证候表现多归属于"胁痛""痰浊""痞满""积聚"等范畴。本病患者过食肥甘厚味,阻碍脾胃运化,脾失健运,故见纳差,水谷精微不能输布转化为营卫气血,故而乏力倦怠,成痰浊膏脂,痰浊内蕴,蕴结于肝,发为本病。正如《素问·五常政大论篇》云:"饮食自倍,肠胃乃伤。"同时《素问·阴阳应象大论》亦云:"人有五脏化五气,以生喜怒悲忧恐。"《金匮翼·胁痛统论》说:"肝郁胁痛者,悲哀恼怒,郁伤肝气。"七情失调,既可直接伤及内脏,致使脏腑功能紊乱,也可导致气机升降失调,影响水液代谢、血液运行,而变生痰、瘀;而肝失疏泄、气机逆乱,故而肝区隐痛胀满不适。肝气横犯脾胃,脾失健运则水谷不能归于正化,精微不能输布,化为脂膏痰浊沉积于肝而发病,这也是患者症状每因情绪变化而加重的原因。

本病病位在肝脾,病属本虚标实,本虚为脾气虚弱、肝肾亏损,标实为痰湿内蕴,气滞血瘀。李静认为气滞、痰湿、血瘀及脾虚为本病发病关键。《素问·宝命全形论篇》:"土得木而达之。"肝气条达,气机通畅,则气血运行,脾胃运化正常,痰瘀无从化生。本病本虚标实,"虚则补之,实则泻之",故治疗上以疏肝解郁、活血化瘀、健脾祛痰为基本大法。方中柴胡、枳壳、白芍疏肝理气,香附、郁金、香橼理气止痛,黄芪、白术、陈皮、生薏苡仁补益脾气、燥湿化痰,使痰湿之邪从中焦而化;茯苓、决明子、海藻降脂泻浊,导其从下焦而行;水红花子、赤芍、莪术、丹参、茶树根活血化瘀通络,以助泄浊,分消痰瘀;败酱草清肝经湿热。全方寓通于补,诸药共奏疏肝解郁、活血化瘀、健脾祛痰之效。久病伤阴,患者口干汗出,故二诊加用生地 18 g、麦冬 18 g、女贞子 18 g 养阴之品,后期则以健脾为主,"见肝之病,知肝传脾,当先实脾",治疗肝病的过程中,健脾乃是不可忽视的重要途径。

　　本病病位在肝,与脾、胃、肾等脏腑密切相关。肝、脾、肾亏虚为本,痰、湿、瘀蓄积为标。临床发病中,本病多因素、多病机、多种病理产物,往往在多个环节相互作用,相互交织,互为因果,难以决然划分,彼此形成不良循环,故临证当应辨证辨病相结合,审证求因,才能正确把握其治疗的关键。如今中医药也已经成为国内临床治疗非酒精性脂肪性肝病的重要手段之一,有着广阔前景。

案 3　鼓胀(肝恶性肿瘤)

　　贾某,女,63 岁,退休。2016 年 4 月 13 日就诊。

　　[主诉]腹胀半年余。

　　[现病史]患者半年前无明显诱因下出现腹胀,2016 年 3 月 14 日于外院查上腹部 MRI 平扫＋增强,提示:肝右叶多发肝细胞癌。肝硬化、脾稍大、门脉高压改变,少许腹水。肝、肾多发小囊肿。遂于 2016 年 3 月 31 日行介入肝动脉造影化疗栓塞术＋肝肿瘤微波消融术,术后予保肝、止呕、制酸等对症治疗后出院。于 2016 年 4 月 10 日复查 AFP 94.7 ng/ml;肝功能:Alb 32 g/L,ALT 53 U/L,AST 66 U/L;血常规:Hb 105 g/L。刻下:患者腹胀不适,神疲乏力,肢体倦怠,少气懒言,面色㿠白,大便日行 2 次,质稀,小便短少不利,胃纳减退,夜寐欠安。体检:神清语利,皮肤黏膜无明显黄染,全身淋巴结未触及肿大,腹部稍膨隆、柔软,按之不坚,肝肋下未触及,脾在左肋下 2 cm,质软,腹软无压痛、反跳痛,双下肢水肿。舌暗红有齿痕,苔白腻,脉濡细。

　　[中医诊断]鼓胀(脾气虚弱兼有血瘀)。

　　[西医诊断]肝恶性肿瘤。

　　[治则治法]健脾理气,利湿消肿,兼以活血化瘀。

　　[方药]党参 9 g,白术 9 g,茯苓 12 g,陈皮 9 g,西砂仁 3 g,木香 9 g,莪术 9 g,肉桂 6 g,猫人参 30 g,鸡内金 9 g,六神曲 18 g,赤芍 18 g,半枝莲 30 g,郁金 9 g,黄芪 18 g,鳖甲 9 g,石见穿 30 g,山药 12 g,甘草 6 g。

　　14 剂。每日 1 剂,水煎服,分早晚 2 次温服。

　　二诊　患者腹胀、双下肢水肿等诸症均减轻,胃纳稍增,二便尚调,但神疲乏力、肢体倦怠、少气懒言仍有,面色淡白无华。体检:神清语利,皮肤黏膜无明显黄染,全身淋巴结未触及肿大,腹部稍膨隆、柔软,按之不坚,肝肋下未触及,脾在左肋下 2 cm,质软,腹软无压痛、反跳痛,双下肢略肿。舌暗红有齿痕,苔薄白,脉濡细弱。复查 AFP 60.3 ng/ml;肝功能:Alb 36 g/L,ALT 51 U/L,AST 65 U/L;血常规:Hb 101 g/L。考虑患者脾气亏虚,气血生化无源,出现血虚兼证,治以益气生血,利湿消肿,活血化瘀。前方去肉桂,加当归 9 g、花生衣 12 g。14 剂。每日 1 剂。水煎服,分早晚 2 次温服。

三诊 患者腹胀、双下肢水肿基本改善，胃纳尚可，二便调，神疲乏力、肢体倦怠、少气懒言较前减轻，面色少华。体检：神清语利，皮肤黏膜无明显黄染，全身淋巴结未触及肿大，腹部稍膨隆、柔软，按之不坚，肝肋下未触及，脾在左肋下 2 cm，质软，腹软无压痛、反跳痛，双下肢无水肿。舌淡红，苔薄白，脉细弱。AFP 49.5 ng/ml；肝功能：Alb 41 g/L，ALT 43 U/L，AST 60 U/L；血常规：Hb 103 g/L；腹部 B 超提示：腹水（－）。考虑患者仍有血虚兼症。前方去黄芪，加炙黄芪 18 g、菟丝子 18 g、熟地 18 g。14 剂。每日 1 剂。水煎服，分早晚 2 次温服。

以上方药加减出入，用药 3 个月后复查肝功能：复查 AFP 33.8 ng/ml，肝功能：Alb 45 g/L，ALT 25 U/L，AST 49 U/L。血常规：Hb 111 g/L。

［治疗效果］诸症缓解。

【按】中医学认为"肝"与"脾"之间关系密切。肝脾同为中焦，肝主疏泄，调畅上下气机，而脾主运化，为气血生化之源，肝脾两脏相互制衡、相互依赖。《医碥·五脏生克说》曰："木能疏土而脾滞以行。"又所谓："土得木而达。"脾得肝之疏泄，则升降协调，脾运化功能健旺。《医宗金鉴·删补名医方论》曰："肝为木气，全赖土以滋培，水以灌溉。"又所谓："木赖土以培之。"脾气健运，水谷精微充足，才能不断地输送和滋养于肝，肝才能得以发挥正常的作用。反之，肝失疏泄，升降失调，则脾运化失司，水谷精微不化而成水湿，水湿内停。《金匮要略》曰："见肝之病，知肝传脾，当先实脾。"故应先补益脾胃为主。

本病病位在肝脾，病属本虚标实，本虚为脾气虚弱，标实为水湿内蕴，气滞血瘀。所谓"虚则补之，实则泻之"，故治疗原则为攻补兼施为主。李静认为，《素问·至真要大论篇》曰"诸湿肿满，皆属于脾"。故治疗上以健脾理气，利湿消肿，兼以活血化瘀为基本大法。方以香砂六君子汤化裁。方中党参、白术、茯苓、陈皮、砂仁、木香、甘草取香砂六君子汤之意，健脾理气，利湿消肿。加之以黄芪、山药更助补脾益气，利水消肿之功；"内伤脾胃，百病由生"，故加鸡内金、六神曲健脾开胃；赤芍、莪术、郁金行气活血化瘀；鳖甲软坚散结；半枝莲、石见穿、猫人参清热利湿，活血散瘀；肉桂补元阳，暖脾胃。全方寓通于补，攻补兼施，扶正不留邪，去邪不伤正，诸药共奏健脾理气，利湿消肿，兼以活血化瘀之效。二诊患者出现血虚兼症。脾气亏虚，气血生化无源；加之患者本有瘀血阻滞，正所谓"瘀血不去，血不归经，新血不生"，故治以益气生血，利湿消肿，活血化瘀，加之当归补血活血，花生衣养血止血。三诊患者虽然较前缓解，但仍气血不足，故改黄芪为炙黄芪增加健脾益气之功，加菟丝子、熟地补血滋阴、益精填髓。

总之，李静认为鼓胀虚实错杂，要分清缓急，随证辨治。要顾护正气，慎用攻下。所谓："邪之所凑，其气必虚。"正气亏虚，无力抵御邪气，邪气壅盛而伤正气。原则为攻补兼施，临证尚可采用先攻后补，或先补后攻，或攻补兼施，以顾护正气。李静在治疗中也注重顾护胃气,正所谓:"有胃气则生,无胃气则死。"又所谓:"壮人无积、虚人则有之,脾胃虚弱,气血两衰,四时有感,皆能成积。"

案 4 鼓胀(肝硬化)

孙某,女,61 岁,退休。2016 年 12 月 7 日初诊。

[主诉] 腹胀 1 月余。

[现病史] 患者 1 个月前无明显诱因下出现腹胀,于 2016 年 12 月 7 日于本院查上腹部 CT 提示:肝硬化,伴肝左外叶囊肿可能,脾脏肿大,腹腔积液。HCV - RNA 检测(一);乙型病毒性肝炎两对半(一);肝纤维化指标:HA 119.6 ng/ml,LN 14 ng/ml,Ⅲ型胶原蛋白 75.7 ng/ml,Ⅳ - C 59.49 ng/ml;AFP 2.24 ng/ml;肝功能:Alb 34 g/L,ALT 38.3 U/L,AST 76.5 U/L;血常规:Hb 92 g/L。刻下:患者腹部胀满不适,面色㿠白,神疲乏力,倦怠少言,形寒肢冷,腰膝酸软,下肢水肿,脘闷纳呆,小便短少不利,大便溏薄,夜寐欠安。体检:神清语利,皮肤黏膜无明显黄染,全身淋巴结未触及肿大,腹部膨隆、柔软,按之不坚,肝肋下未触及,脾在左肋下 3 cm,质软,腹软无压痛、反跳痛,双下肢水肿。舌淡胖有齿痕,苔厚腻,脉沉细无力。

[中医诊断] 鼓胀(脾肾阳虚)。

[西医诊断] 肝硬化。

[治则治法] 温补脾肾,化气行水。

[方药] 猪苓 9 g,茯苓 18 g,泽泻 9 g,白术 9 g,桂枝 6 g,肉桂 6 g,附子 6 g,车前子 15 g,生黄芪 18 g,薏苡仁 30 g,冬瓜皮 9 g,大腹皮 9 g,白茅根 9 g,葫芦壳 9 g,葛根 9 g,赤芍 9 g,莪术 9 g。

14 剂。每日 1 剂。水煎服,分早晚 2 次温服。

二诊 患者腹胀、双下肢水肿等诸症均减轻,但患者脘闷纳呆、腰膝酸软仍有,小便欠利,大便尚调。复查 MRI 提示:肝硬化,脾脏肿大,腹腔少量积液,肝脏多发小囊肿。体检:神清语利,皮肤黏膜无明显黄染,全身淋巴结未触及肿大,腹部膨隆、柔软,按之不坚,肝肋下未触及,脾在左肋下 3 cm,质软,腹软无压痛、反跳痛,双下肢稍水肿。舌红有齿痕,苔白腻,脉沉细。前方去附子、冬瓜皮、葫芦壳,加菟丝子 18 g、党参 12 g、木香 9 g。

14 剂。每日 1 剂。水煎服,分早晚 2 次温服。

三诊 患者腹胀、双下肢水肿等基本改善,胃纳稍馨,小便尚调,大便干结。体检:神清语利,皮肤黏膜无明显黄染,全身淋巴结未触及肿大,腹部稍膨隆、柔软,按之不坚,肝肋下未触及,脾在左肋下 3 cm,质软,腹软无压痛、反跳痛,双下肢无水肿。舌红有齿痕,苔薄白,脉细数。前方去泽泻、肉桂、刺猬皮,加山药 18 g、当归 9 g、熟地 9 g、决明子 9 g。14

剂。每日1剂。水煎服,分早晚2次温服。

以上方药加减出入,用药3个月后复查腹部B超提示:腹水(一)。

[治疗效果]诸症缓解。

【按】本病归属于中医学"鼓胀"的范畴。患者年过六旬,年老体衰,脏腑功能减退,肾脏阳气虚衰。然脾之运化,需得肾阳之温煦蒸化,始能健运。正所谓:"先天为后天之根。"《张聿青医案》曰:"脾胃之腐化,尤赖肾中这一点真阳蒸变,炉薪不息,釜罋方成。"而肾阳不足,命门火衰,不能温煦脾阳,火不生土,致脾阳虚。肾为先天之本,脾为后天之本,脾与肾是先后天相互滋生、相互影响的。《傅青主女科·妊娠》曰:"脾为后天,肾为先天,脾非先天之气不能化,肾非后天之气不能生。"脾主运化水谷精微,肾脏精气亦有赖于水谷精微的不断补充与化生。然脾阳虚衰,进而则损及肾阳,以致肾阳亦虚。脾肾相互影响,互为因果,最终致脾肾阳虚。脾肾阳气亏虚,水湿不化,寒水停聚,故见腹部胀满膨隆;阳虚水湿不化,流注肠中,故大便溏薄;肾为先天之本,脾为后天之本,脾肾阳气虚衰则全身脏腑无以温养充实,气血无以滋生,故形寒肢冷、面色㿠白;肾脏阳气亏虚,则气化不利而水无所主,又脾脏阳虚水无所制,故见小便短少不利、肢体水肿;脾阳虚衰,运化失职,故见脘闷纳呆;脾虚则气血生化不足,故见神疲乏力,倦怠少言;肾阳虚则见腰膝酸软。舌淡胖有齿痕,苔厚腻,脉沉细无力均为阳虚阴盛之表现。故本病应治以温补脾肾,化气行水。李静方以五苓散合济生肾气丸加减,五苓散中猪苓、茯苓、泽泻淡渗利湿,白术苦温健脾燥湿,桂枝辛温通阳。济生肾气丸中附子、桂枝温补肾阳,茯苓、泽泻、车前子利水退肿。李静认为,《素问·至真要大论篇》曰"诸湿肿满,皆属于脾",故加生黄芪、薏苡仁,以增益气健脾之效,并加葛根升阳止泻。所谓"虚则补之,实则泻之",又所谓"急则治标,缓则治本",故加冬瓜皮、大腹皮、葫芦壳、白茅根利水消肿。水湿内停,易阻碍气机,日久易则致血瘀气滞,水湿、气滞、血瘀三者易相互壅结、相互转化,故加赤芍活血,莪术行气。二诊患者舌红有热,腰膝酸软,故前方去附子加菟丝子滋肾益精;患者脘闷纳呆仍有,故加党参、木香健脾益气消食;另考虑攻伐不宜太过,以免损伤正气,故去冬瓜皮、葫芦壳。三诊患者胃纳稍馨,加山药继增益气健脾消食之功;患者舌红有齿痕,苔薄白,脉细数,大便干结,乃有热,故去泽泻、肉桂,加熟地滋阴益肾,决明子清热通便,改刺猬皮为当归润燥滑肠,补血活血。

总之,本病特点为虚实夹杂,治疗上应攻补兼施。切忌不宜攻伐太过,以免损伤正气。本病临床表现复杂多样,应根据不同情况随证辨治,正确把握治疗关键。

案5 呃逆(慢性乙型病毒性肝炎)

王某,男,34岁,自由职业。2016年12月20日初诊。

[主诉]持续性呃逆半个月,加重5日。

［现病史］患者既往慢性乙型病毒性肝炎史 10 年余,此次半个月前无明显诱因下出现呃逆、腹胀,并伴乏力纳差,于外院查胃镜示胃窦炎(糜烂性,中度)伴胆汁反流;食管静脉曲张(轻度)。上腹部 CT 示轻度肝硬化。予抗病毒、保肝降酶等对症治疗 10 日后出院,患者自觉腹胀、纳差较前好转,但呃逆及乏力未见明显改善。近 5 日来,患者呃逆进行性加重,呃逆连声,不分昼夜,致卧不能安,夜不能寐,精神萎靡,纳少神疲。现为求进一步诊治,前来李静处就诊。刻诊:呃逆频发,不能自制,胸胁满闷,恶心欲呕,纳差神疲,表情痛苦,烦躁不安,夜寐不能,二便尚调,舌淡红,苔腻微黄,脉弦滑。

［中医诊断］呃逆(气机郁滞证)。

［西医诊断］慢性乙型病毒性肝炎。

［治则治法］顺气解郁,和胃降逆。

［方药］旋覆花 9 g,代赭石 30 g,制半夏 9 g,厚朴 6 g,紫苏梗 9 g,枇杷叶 18 g,制香附 9 g,枳壳 12 g,木香 6 g,西砂仁 3 g,丁香 6 g,柿蒂 12 g,黄连 3 g,甘草 6 g。

7 剂。水煎,饭后温服。考虑患者接连 5 日未眠,精神萎靡,予艾司唑仑 1 mg 每晚口服以助睡眠。

二诊　患者呃逆明显减少,胸胁满闷较前改善,乏力减,烦躁除,泛酸偶见,胃纳尚可,夜可寐,二便调,舌红,苔白腻,脉弦滑。继予原方基础上去枇杷叶、丁香、柿蒂,加柴胡 6 g、党参 9 g、茯苓 9 g、白术 9 g、吴茱萸 3 g、瓦楞子 30 g。继服 7 剂后患者呃逆停止,泛酸消除,胸胁满闷明显改善。现患者定期随访治疗慢性肝病中,呃逆病未见反复。

［治疗效果］诸症缓解。

【按】《素问·宣明五气篇》有云:“胃为气逆,为哕。”呃逆一症,病位在膈,古人责之在胃,病因虽有虚实寒热之分,但其病机主要为胃失和降、胃气上逆。李静认为,慢性乙型病毒性肝炎合并顽固性呃逆,病因复杂,其中慢性肝炎、门静脉高压、腹水、电解质紊乱以及食管胃底静脉曲张等均可成为诱发呃逆的病因,多因器质性病变所致,临床治疗应从整体入手,综合分析,如不积极治疗,患者预后较差。在止呃的同时,应积极治疗原发病,在遣方用药方面当注重调和肝胃,以通降为宜。该患者既往有慢性乙型病毒性肝炎史 10 年余,平素亦因此易忧思恼怒,情志不畅,致使肝气郁结日久,上乘肺胃,故冲喉动膈而发生呃逆;患者肝气郁滞亦可横逆犯胃,胃气挟痰浊上逆亦可表现为呃逆、恶心欲呕;痰饮停滞于胸膈,复因恼怒气逆,气机上冲,或停滞于胸胁,故表现为胸闷满闷、反酸口苦;胃因肝乘而失和降,痰浊中阻,清阳不升,则见泛恶、纳少神疲;气郁日久化火,痰火扰心,则见烦躁不安,夜寐不能。舌淡红,苔腻微黄,脉弦滑,均为气机郁滞兼挟湿热之证。李静考虑该患者当下以胃气上逆之呃逆为标,肝郁化火、横逆犯胃为本,以顺气解郁、和胃降逆为治疗原则,同时予保肝降酶等治疗,并密切监测患者肝功能,以防病情恶化。

李静首诊选用旋覆代赭汤和丁香柿蒂散化裁,其中旋覆花性微温,取其善降肺胃之气之功效;代赭石质重沉降、性平偏寒,可重镇降逆,清肝泻火;半夏燥湿化痰、和胃降逆止呕;紫苏梗乃止呕良药,厚朴下气除满,两者配伍以行气宽中、降逆止呕;枇杷叶、枳壳降气化痰;丁香、柿蒂温中止呃;香附与木香合用,理气止痛;黄连少许以燥湿化痰、泻火除烦,甘草调和诸药。全方配伍,共奏顺气解郁、和胃降逆、泻火除烦之功。二诊时患者呃逆显消,见泛酸口苦,结合其病史,李静不忘疏肝健脾,在原方基础上,去丁香、柿蒂、枇杷叶,加柴胡以疏肝解郁,四君汤以固护脾胃,加吴茱萸、瓦楞子以制酸护胃止痛。此方并用,共达调和肝脾、和胃降逆之功,可谓"肝胃脾三脏调和,呃逆自除"。但值得一提的是,此患者系慢性乙型病毒性肝炎后肝硬化合并顽固性呃逆之疾,现呃逆虽除,但仍不可掉以轻心,当随诊观察。

季 光

【名医简介】

季光(1968—),医学博士、主任医师、博士生导师。兼任世界中医药学会联合会消化病专业委员会副会长、中国医师协会中西医结合消化病专家委员会副主委、上海市医师协会中西医结合分会副会长、上海市中西医结合学会肝病专业委员会主任委员,《中医学》杂志主编,*Journal of Integrative Medicine* 和 *International Journal of Integrative Medicine* 杂志副主编,*World Journal of Gastroenterology*、*Global Journal of Gastroenterology & Hepatology* 等国际期刊编委。

季光从事中医药防治消化疾病临床和科研工作 20 余年,主持国家重大科技专项、国家"863"计划、国家自然科学基金国际合作重点项目等国家级课题 8 项,省部级重点课题 20 项,入选国家百千万人才工程国家级人选、教育部新世纪优秀人才、上海市领军人才、上海市优秀学科带头人等国家和部市级人才计划,获人社部授予"国家有突出贡献中青年专家"称号,以及第十届上海市卫生系统银蛇奖三等奖、第二届上海市优秀医苑新星、上海市卫生局记大功 1 次等个人荣誉。以第一完成人获得上海市科技进步一等奖 1 项、省部级科技进步二等奖 5 项,研发并转让国家新药临床批件 2 项,主持编写行业指南 3 项。以通讯作者发表学术论文 300 余篇,其中 SCI 收录论文 70 余篇,他引 1 000 余次。

【医案】

案 1 胁痛（非酒精性脂肪性肝病）

陈某,女,56 岁。

[主诉] 胁痛、口苦半年,加重 1 周伴纳差。

[现病史] 肝区闷痛,口苦、纳差,双下肢轻度水肿,大便偏干,体检经 B 超发现脂肪肝。既往有肺癌病史,脂肪肝病史。舌淡,苔微腻,脉小弦。

[中医诊断] 胁痛（肝郁脾虚）。

[西医诊断] 非酒精性脂肪性肝病。

[治则治法] 疏肝健脾。

[方药] 柴胡 9 g,黄芩 9 g,白芍 12 g,苍术 12 g,白术 12 g,香附 12 g,枳壳 15 g,泽泻 15 g,干荷叶 15 g,生地 15 g,桃仁 9 g,决明子 15 g,玉米须 15 g。

14 剂。

二诊 眩晕,胸膈胀满,双下肢轻度水肿,大便正常,舌淡苔微腻,脉弦。头颅 CT：腔隙性脑梗死。

[方药] 半夏 12 g,苍术 12 g,白术 12 g,天麻 9 g,泽泻 15 g,干荷叶 15 g,生山楂 15 g,决明子 15 g,陈皮 12 g,桑白皮 15 g,菟丝子 15 g,冬瓜皮 15 g,白芥子 15 g。

14 剂。

三诊 患者眩晕好转,仍觉头昏,睡眠一般。大便正常,舌淡,苔微腻,脉弦。测血压正常。

[方药] 柴胡 12 g,黄芩 15 g,白术 12 g,白芍 12 g,炒枳壳 25 g,决明子 15 g,制香附 12 g,陈皮 15 g,泽泻 15 g,干荷叶 15 g,夏枯草 15 g,冬瓜皮 15 g,牡蛎 30 g。

14 剂。

[治疗效果] 诸症消失。

【按】非酒精性脂肪性肝病早期阶段包括单纯性脂肪肝和脂肪性肝炎,一般认为是代谢综合征的肝脏表现。在此阶段尚可逆转病情,恢复正常。生活方式的改变是治疗的根本,同时加以药物治疗。西药治疗多采取降脂、抗氧化、改善胰岛素抵抗的方法,疗效不确切,副作用较多。中医治疗多考虑脾虚湿盛,从脾论治,加强水谷的消化吸收转化;对于肥胖患者常加用有降脂药理的中药如干荷叶、山楂、泽泻、决明子等。本患者辨证为脾虚湿盛,风痰上扰。治以化痰息风,健脾利湿。头晕是主诉,腔隙性脑梗死是西医病名,脂肪肝是基础疾病,其实均属于代谢综合征。季光采用急则治其标、缓则治其本的原则,使用半夏白术天麻汤治疗风痰上扰,配合降脂中药。另用陈皮、桑白皮、冬瓜皮来代替五皮饮利水湿,使用白芥子、菟丝子来控制肺部疾患。三诊患者眩晕好转,肝郁脾虚湿盛成为主要矛盾,治以疏肝健脾,辅以清肝潜阳。主方柴胡疏肝散配合降脂中药,黄芩、夏枯草清肝,牡蛎镇静潜阳安神,巩固上次风痰上扰治疗效果。

案 2　胁痛(血吸虫肝硬化)

范某,女,75 岁。

[主诉] 反复胁痛不适 20 年余。

[现病史] 有血吸虫肝硬化史 20 余年,反复胁痛不适,近来发作转频,夜间尤多,胃纳欠佳,腰酸,乏力,大便色黄,偏烂,舌黯红,苔薄黄,脉细弦。

[中医诊断] 胁痛。

[西医诊断] 血吸虫肝硬化。

[治则治法] 调和肝脾,软坚散结。

[方药] 柴胡 12 g,黄芩 9 g,白术 12 g,白芍 12 g,茯苓 30 g,制香附 12 g,制鳖甲 9 g,生牡蛎 30 g,茜草 15 g,墨旱莲 15 g,杜仲 15 g,陈皮 12 g,焦六曲 9 g。

14 剂。

二诊　胃纳可,疲乏气短,视物模糊,舌红,苔薄黄。

[方药] 党参 15 g,白术 12 g,白芍 12 g,茯苓 30 g,制香附 12 g,炙鳖甲 8 g,生牡蛎 30 g,茜草 15 g,陈皮 12 g,桑寄生 15 g,菟丝子 15 g,枸杞子 15 g,菊花 9 g。

14 剂。

【按】血吸虫肝病目前已属于少见病。但在 20 世纪五六十年代,血吸虫肝病是整个长江流域肝病的主要病因。血吸虫肝纤维化以气虚血瘀为主要病机,后期发展为肝硬化鼓胀,肝脾肾瘀同治,软坚散结。本患者辨证为肝脾肾俱虚,气滞血瘀成积。方用四君子汤合痛泻要方合牡蛎鳖甲散,再加补肾益精之品,茜草为防止肝硬化出血。

案 3　胁痛(直肠癌术后合并肝硬化)

刘某,女,50 岁。

[主诉] 胁胀痛、口苦半年。

[现病史] 直肠癌术后半年,术前发现肝硬化,患者自觉两胁胀,口苦胸闷,寐欠安,小便黄,大便干。舌红,苔黄腻,脉弦。

[中医诊断] 胁痛。

[西医诊断] 直肠癌术后合并肝硬化。

[治则治法] 调肝运脾,宽胀化浊。

［方药］龙胆草 3 g,炒栀子 9 g,黄芩 12 g,柴胡 12 g,生地 15 g,车前子 15 g,泽泻 15 g,川厚朴 9 g,制香附 12 g,生薏苡仁 15 g,茵陈 15 g,制大黄 6 g,莲子心 3 g。

21 剂。

二诊　口苦减,大便隐血(＋),胸闷,大便不成形,脉弦,舌红苔黄腻。

［方药］白术 12 g,白芍 12 g,陈皮 12 g,柴胡 12 g,黄芩 12 g,煅牡蛎 30 g,红藤 15 g,龙胆草 3 g,栀子 9 g,生地 15 g,车前子 30 g,泽泻 15 g。

21 剂。

三诊　口苦症退,失眠,便秘,左下腹痛,脉弦,舌红苔薄白。

［方药］党参 15 g,黄芩 15 g,白术 12 g,白芍 12 g,制黄精 15 g,制何首乌 15 g,淫羊藿 15 g,葛根 30 g,佛手 12 g,陈皮 12 g,防风 9 g,决明子 30 g,牡丹皮 9 g,栀子 9 g,莪术 15 g。

21 剂。

【按】首诊该患者胁胀、口苦小便黄、舌苔黄腻属肝经湿热证,故选用龙胆泻肝汤加减,祛邪不伤正、泻火不伤胃,清泄肝经湿热;茵陈、生薏苡仁善渗湿利小便;川厚朴辛温行气、制香附行气开郁,气行则水行;肠道喜通畅,制大黄荡涤肠道,莲子心清心安神。共奏行气、清热、利湿之功。结肠癌属于中医"肠覃""肠癖"的范畴,多为气滞痰凝血瘀于肠道而致,兼顾之。

二诊患者口苦苔黄腻稍减,肝经湿热减退,但出现大便不成形、大便隐血,提示脾胃不胜药物之寒凉,故去茵陈、生薏苡仁、制大黄,加白芍柔肝,白术健脾,调肝和脾;煅牡蛎收涩、红藤清热抗炎;陈皮温燥理气。针对患者肝经湿热及泄泻,辨证与辨症相结合予以治疗。

三诊患者口苦、苔黄腻均退,示湿热已退。虑及该患者为结肠癌术后,肠道气机不畅易致排便节律紊乱,实为本虚。故以党参、白术补气,制黄精、制何首乌、淫羊藿补肾益精;黄芩、白芍入肝,调和气血;另,党参、白芍、黄精、何首乌、淫羊藿、葛根、佛手为路志正的治疗经验,通过调和五脏,恢复五脏平衡,从而达到扶正的目的,具有免疫调节、改善睡眠的作用。陈皮、防风、白术、白芍补脾柔肝止痛,牡丹皮、栀子、莪术活血,气行血活,防湿热来复。

案 4　积聚(乙型病毒性肝炎后肝硬化)

王某,女,52 岁。

［主诉］乏力、胁胀 3 月余。

［现病史］自觉乏力,面色萎黄,轻度水肿,右胁胀闷,舌质淡,苔薄白,脉细弦。

［中医诊断］积聚（湿热之毒侵袭）。

［西医诊断］乙型病毒性肝炎后肝硬化。

［治则治法］益气养血，理气破瘀利湿。

［方药］黄芪 30 g，当归 15 g，三棱 15 g，莪术 15 g，白术 12 g，白芍 12 g，制香附 12 g，茯苓 30 g，陈皮 12 g，生地 15 g，车前子 15 g，甘草 6 g。

14 剂。

二诊 颜面双下肢水肿，较前加重，下半身冰冷，腹水，有感冒病史，稍有咳嗽。仍觉乏力，面色萎黄，舌质淡，苔薄白，脉弦。

［方药］炙麻黄 9 g，黄芪 30 g，当归 15 g，三棱 15 g，莪术 15 g，白芍 12 g，白术 12 g，制香附 12 g，干姜 9 g，连翘 10 g，赤小豆 15 g，玉米须 15 g，茯苓 30 g。

14 剂。

并予以检查尿常规、尿蛋白定量。

三诊 颜面及双下肢水肿同前，无鼻塞流涕，无咳嗽。自觉腰酸乏力。面色萎黄，舌质淡，苔薄白，脉弦。尿常规：隐血（＋），白细胞（＋），蛋白（±），血浆 Alb 31.9 g/L，24 h 尿蛋白定量 0.12 g，排除肾性水肿。

［方药］桑寄生 15 g，菟丝子 15 g，桃红 15 g，红花 9 g，茯苓 30 g，干姜 12 g，白芍 12 g，白术 12 g，炙甘草 9 g，莪术 15 g，泽泻 15 g，冬瓜皮 15 g，蒲公英 15 g。

14 剂。

四诊 颜面轻度水肿，较前好转，仍觉乏力，嗳气反酸，晨起便溏 2 次，舌尖红，苔黄腻。

［方药］党参 15 g，白术 12 g，白芍 12 g，陈皮 12 g，鸡内金 9 g，炙甘草 9 g，生牡蛎 30 g，生地 15 g，车前子 30 g，桃仁 12 g，防风 9 g，制香附 12 g，焦山楂 12 g，焦六曲 9 g。

14 剂。

［治疗效果］诸症消失。

【按】患者原本体质为气血不足，肝经血瘀；现水肿较前加重，有上呼吸道感染病史，首先考虑风寒外束，肺失宣降，水液停滞；同时脾气虚损，日渐阳气不足，下肢虚冷，气不化津，水液停滞；还有血不利则为水，也会加重水肿。故首诊方用当归补血汤合麻黄连翘赤小豆汤合肾着汤（苓姜术甘汤），加破血化瘀之品。第一可使邪从外出，水从下走，提壶揭盖；第二助阳化水；第三活血利水。同时继续治以益气养血。检查尿液鉴别肝性水肿和肾性水肿。

三诊患者外感症状消失，但水肿依旧，蛋白尿微量，排除了肾性水肿，考虑低蛋白血症所致水肿。二诊药方去麻黄连翘赤小豆汤，继续温肾利水（肾着汤＋桑寄生、菟丝子、冬瓜皮)＋活血破血(桃红 15 g,红花 9 g,莪术 15 g)治疗。

　　四诊患者水肿有所好转,消化道症状突出,辨证属肝郁脾虚,予以四君子汤＋痛泻要方为主方,加以消食软坚,利湿活血。此后即诸症消失。

　　肝硬化阶段是慢性肝病的后期表现。在此阶段病情难以逆转,改善症状,稳定病情,早期发现并发症,是治疗的主要关注点。肝性水肿,常见肝硬化腹水,也有下肢水肿。患者兼有颜面水肿,需要与肾性水肿、甲状腺功能减退症鉴别。在此阶段,病属虚实夹杂,一般在补肾补气血基础上予以破血利湿之法。三棱、莪术是抗纤维化的常用药物,用以延缓病情进展。

案5　癥瘕(肝硬化,肝癌术后)

孔某,男,42 岁。

[主诉] 反复右胁不适多年,腹胀满、乏力伴发热 1 周。

[现病史] 有乙型病毒性肝炎病史 20 余年,肝癌术后 3 月余。1 周来腹水,低热,自觉乏力,胃纳一般,小便少,大便每日 3～4 次,先干后溏,寐尚安,脉细,舌淡苔薄白。B 超示肝癌术后,肝硬化,脾大,膈下积液,腹腔积液。

[中医诊断] 癥瘕。

[西医诊断] 肝硬化,肝癌术后。

[治则治法] 调肝运脾,宽胀化浊。

[方药] 柴胡 12 g,黄芩 15 g,白术 12 g,白芍 12 g,防风 9 g,陈皮 12 g,葛根 30 g,升麻 9 g,黄芪 15 g,党参 15 g,冬瓜皮 30 g,甘草 9 g,蒲公英 15 g。

14 剂。

呋塞米 20 mg,每日 1 次;螺内酯 40 mg,每日 1 次。

二诊　腹水未见消退,小便量少,大便每日 1～2 次。脉细,舌淡苔薄白。4 月 29 日血常规:Hb 117 g/L,血小板正常,STB 24.2 μmol/L,CB 11.9 μmol/L,PT 正常;肿瘤标志物 CA199、AFP 正常。4 月 30 日 B 超示右侧胸腔积液,符合部分肝脏、胆囊切除术后彩色多普勒血流显像(CDFI)改变,肝硬化,脾大。右肾结晶,右肾囊肿,腹水。

[方药] 柴胡 12 g,黄芩 15 g,白术 12 g,白芍 12 g,防风 9 g,陈皮 12 g,冬瓜皮 30 g,川厚朴 12 g,夏枯草 15 g,黄芪 30 g,升麻 12 g,葛根 30 g,桑白皮 12 g,桃仁 12 g。

28 剂。

呋塞米 40 mg,每日 1 次;螺内酯 100 mg,每日 1 次。

三诊　肝癌术后第一次介入,胃纳差,寐差,倦怠乏力。脉沉细,舌淡有齿痕,苔薄白。

[方药] 黄芪 30 g,党参 15 g,制黄精 15 g,制何首乌 15 g,白术 12 g,白芍 12 g,淫羊

藿 15 g,佛手 12 g,葛根 30 g,夏枯草 15 g,白芥子 15 g,生牡蛎 15 g,冬瓜皮 30 g。

14 剂。

【按】首诊该患者肝癌术后,正气亏虚,自觉发热、乏力、纳差;并见腹水、小便少,大便次数增多,示水湿代谢障碍。辨证为正气亏虚合并肝脾不和证,故选用补中益气汤合痛泻要方、小柴胡汤加减。党参、黄芪、白术、葛根、升麻、柴胡、陈皮补气升阳;柴胡、黄芩、白术、白芍、防风、陈皮调和肝脾;冬瓜皮淡渗利水、蒲公英利湿通淋;联合利尿药对症治疗。

二诊腹水消退不明显,并见胸腔积液,故加大利尿药的剂量,对症治疗。治法同前,加用夏枯草入肝散结消肿,桑白皮泻肺利水,厚朴下气除胀满,桃仁活血,气行血活则水湿不易停滞。

三诊介入治疗后,气血亏虚为本,水湿泛溢为标,治疗以扶正为主,兼利水渗湿。选用路志正经验方——党参、白芍、黄精、何首乌、淫羊藿、葛根、佛手,加用黄芪补益五脏,调和气血,增强抵抗力;白芥子利气机、逐水饮,冬瓜皮淡渗利湿,夏枯草散结消肿,生牡蛎重镇安神、软坚散结。

祝峻峰

【名医简介】

祝峻峰(1970—   ),上海中医药大学附属市中医医院肝病科主任,主任医师,硕士研究生导师,兼任上海市中医药学会肝病分会副主任委员,上海市医师协会消化病分会委员、上海市医院协会传染病管理专业委员会委员、中华中医药学会肝胆病分会委员,中国民族医学会肝病、传染病分会常委。著名中西医结合肝脏病学家王灵台临床学术继承人(国家第五批),全国名老中医王灵台工作室成员。从事中西医结合肝病的临床和研究教学工作 20 余年,曾为安徽省跨世纪中医肝病临床学术带头人培养对象,2008 年作为高级引进人才到上海中医药大学附属市中医医院全面筹建并负责肝病科工作,在总院创建标准化肝病病区和门诊,同时负责上海市中医药事业三年行动计划项目——"肝硬化腹水中医诊疗方案研究""脂肪肝中医综合诊疗""海派中医丁氏内科肝病分基地肝硬化腹水、肝癌研究"。科室同时承担海派中医丁氏内科韩哲仙肝病分基地建设,现发表学术论文 43 篇,SCI 收录 4 篇,主编专著《海上名医论治脏》,副主编肝病专著 2 本,现已培养硕士研究生、住培生共 13 名,联合共同培养博士生 1 名,申请专利肝硬化腹水外敷剂 1 项。

【医案】

案 1　鼓胀(乙型病毒性肝炎后肝硬化失代偿期)

成某,男,48 岁。2009 年 4 月 30 日。

[主诉]腹胀伴乏力纳差 2 个月。

[现病史]患者 2006 年体检时发现慢性乙型病毒性肝炎,当时无明显不适,未予诊治。2007 年 4 月发现肝硬化,其后查知 HBV - DNA 阳性,开始服用恩替卡韦抗病毒治疗,并先后服用扶正化瘀胶囊与复方鳖甲软肝片软肝治疗至今,症情尚稳定。2009 年 1 月初,患者无明显诱因出现腹胀伴乏力纳差,双下肢肿过膝盖,无恶寒发热,无腹痛腹泻,无皮肤黏膜黄染等不适。4 月门诊就诊时患者主诉乏力纳差伴腹胀。查体:患者神清,慢肝面容,肝掌(+),蜘蛛痣(+),腹部膨隆,肝区叩击痛(-),移动性浊音(+++),双下肢中度凹陷性水肿。刻诊:患者腹胀,乏力纳差,口干,夜寐差,小便色黄量少,大便日行 1 次,色黄成形质干,下肢水肿,舌红少苔,脉弦细。辅助检查:(2009 年 4 月)上腹部 MRI:肝硬化,门脉高压,腹水。胸腹水彩超:大量腹水(最深处 112 mm),右侧少量胸水。

[中医诊断]鼓胀(肝肾阴虚,水湿内蕴)。

[西医诊断]乙型病毒性肝炎后肝硬化失代偿期。

[治则治法]滋阴益肾,健脾运湿。

[方药]茯苓 12 g,猪苓 9 g,白术 9 g,桂枝 3 g,薏苡仁 30 g,生黄芪 30 g,汉防己 30 g,车前子 30 g(包煎),大腹皮 30 g,牛膝 9 g,枸杞子 9 g,木瓜 9 g,苍术 6 g,石斛 9 g,太子参 10 g,葶苈子 15 g。

7 剂。每日 1 剂,每次 200 ml,分早晚两次温服。

二诊　服药后患者腹胀及乏力较前明显缓解,纳食较前改善,口唇干燥较前稍好转,舌红苔薄,脉弦细。复查 B 超:腹水(最深处 88 mm),胸水消退。原方去葶苈子再服 1 周。

[方药]茯苓 12 g,猪苓 9 g,白术 9 g,桂枝 3 g,薏苡仁 30 g,生黄芪 30 g,汉防己 30 g,车前子 30 g(包煎),大腹皮 30 g,牛膝 9 g,枸杞子 9 g,木瓜 9 g,苍术 6 g,石斛 9 g,太子参 10 g。

7 剂。每日 1 剂,每次 200 ml,分早晚两次温服。

三诊　患者腹胀已明显缓解,时有乏力,纳谷尚可,二便正常,偶有皮肤瘙痒,舌红苔薄腻,脉弦细。复查 B 超:腹水(最深处 10 mm),未见胸水,再予前方加减。

[方药]茯苓 12 g,猪苓 9 g,白术 9 g,桂枝 3 g,薏苡仁 30 g,生黄芪 30 g,汉防己 30 g,车前子 30 g(包煎),大腹皮 30 g,牛膝 9 g,枸杞子 9 g,木瓜 9 g,苍术 6 g,石斛 9 g,太子参 10 g,僵蚕 6 g,桑叶 9 g,焦栀子 9 g。

7剂。每日1剂,每次200 ml,分早晚两次温服。

四诊 患者腹胀不显,偶有乏力,纳谷可,夜寐差,每夜仅可眠3 h左右,二便正常,舌淡红苔薄黄,脉弦细。复查胸腹水彩超未见明显积液。再予前方加减。

[方药] 茯苓12 g,猪苓9 g,白术9 g,桂枝3 g,薏苡仁30 g,生黄芪30 g,汉防己30 g,车前子15 g(包煎),大腹皮30 g,牛膝9 g,枸杞子9 g,木瓜9 g,苍术6 g,石斛9 g,太子参10 g,酸枣仁30 g,车前草15 g,萱草花30 g,落花生枝30 g。

7剂。每日1剂,每次200 ml,分早晚两次温服。

五诊 患者精神可,腹胀已消,腹围已小,乏力不显,纳可,夜寐较前好转,每日可夜寐晨醒约有5 h,二便调畅,舌淡红苔薄黄,脉弦细。复查胸腹水彩超未见明显积液。气水分消,湿热渐清,主张"衰其大半而止"。

[方药] 茯苓12 g,陈皮9 g,白术9 g,山药9 g,薏苡仁30 g,生黄芪30 g,汉防己30 g,车前草15 g,当归15 g,牛膝9 g,枸杞子12 g,党参9 g,白芍9 g,石斛12 g,太子参10 g,酸枣仁30 g,川芎9 g,落花生枝30 g。

7剂。每日1剂,每次200 ml,分早晚两次温服。

[治疗效果] 诸症消失,腹水消退。

【按】 本例为乙型病毒性肝炎后肝硬化腹水,治疗后近10年未再发,收效理想。肝硬化腹水属于中医学鼓胀一证,为气、血、水、毒互结,气、血、精、津耗伤之虚实夹杂证。病机复杂,为四大难治之证之一。患者久受病毒之邪侵袭,湿热停聚中焦,久则肝脾俱伤,气血凝滞,脉络瘀阻,升降失常,终致肝、脾、肾三脏俱病而成鼓胀。肝肾阴虚,津液不能输布,水液停聚中焦,血瘀不行,故见腹胀、面色晦暗。阴虚津液不能上承,故口干。主方中运用车前子、茯苓、猪苓、防己清热利水,大腹皮理气消胀,太子参、石斛益气养阴,白术、苍术、木瓜、薏苡仁健脾和胃化湿,酸枣仁、萱草花、落花生枝养心安神,牛膝、枸杞子补益肝肾。诸药合用以养阴清热,滋补肝肾,健脾化湿之功。

患者三诊后胸腹水消退,其后数次复查肝功能示Alb正常值范围内,Glo略升高,其余未见明显异常;胸腹水彩超未见胸腹水。患者在上海中医药大学附属市中医医院肝病科随访近10年,至今未有复发。

对于肝硬化腹水的治疗,祝峻峰认为本病虽病位在肝,但病机关键亦在于久病肾虚、脾失健运。水湿积蓄腹中,热蒸生痰,痰瘀交阻,水停于腹,而肝脾病之日久,肾精乏于滋源日久而虚;另一方面腹水内停耗伤肾阳,痰瘀化热伤阴损及肾阴,肾阴阳俱虚而使得病机相互交裹,往复难愈。因而此证用药必当整体辨证,用药周到,既应照顾气血八纲,更应考虑归经阴阳。在腹水消退后则应以扶正固本、健脾益肾为主,调肝以疏利气机,健脾以培土固本,补肾以疏通下源,益本养元。

案 2　癥瘕（肝细胞癌伴随肺部转移，胆囊结石）

赵某，女，45 岁。

[主诉] 肝恶性肿瘤术后 2 月余，乏力伴夜寐差 1 个月。

[现病史] 患者 2009 年体检时发现慢性乙型病毒性肝炎，当时无恶寒发热，无乏力纳差，无腹痛腹泻，无目黄、尿黄、皮肤黏膜黄染等不适，未予以重视，未经系统诊治。2010 年 5 月患者无明显诱因出现肝区疼痛，乏力纳差，在当地医院查腹部彩超发现肝占位性病变，遂于 5 月 11 日至上海中山医院行肝部分切除术，术顺，术中未输血。术后病理：（肝右叶）肝细胞癌，Ⅱ级，伴坏死，脉管内见癌栓，周围 G_1S_2，伴肝细胞脂肪变性。症情稳定后出院，其后于 2010 年 6 月 15 日在中山医院行经导管动脉化学栓塞（TACE）术 1 次，术顺。住院期间查体发现肺部转移性病灶。患者近 1 个月自觉乏力较前加重，纳差，口干，溲黄，体重减轻。查体：患者慢肝面容，形体消瘦，肝掌（＋）。刻诊：乏力，纳差，口干，自汗，溲黄，夜寐差，大便通畅，舌红苔白腻，脉弦。辅助检查：（2010 年 5 月 18 日）肝功能正常；肿瘤指标：CY211 轻度升高，AFP、CEA、CA199、CA724、CA242、NSE 均正常。MRI：肝癌术后，肝门部及腹腔内淋巴结稍大，胆囊结石。

[中医诊断] 癥瘕，内科癌病（肝郁气滞，脾虚湿阻）。

[西医诊断] 肝细胞癌伴随肺部转移，胆囊结石。

[治则治法] 疏肝理气，健脾化湿。

[方药] 茯苓 12 g，白术 12 g，山药 12 g，陈皮 9 g，薏苡仁 15 g，党参 15 g，太子参 15 g，白芍 12 g，生麦芽 15 g，玄参 9 g，北沙参 9 g，灵芝 10 g，麦冬 10 g，生黄芪 15 g，制黄精 10 g，夏枯草 30 g，杜仲 10 g，川续断 10 g，白花蛇舌草 30 g，蒲公英 30 g，酸枣仁 30 g，鸡内金 10 g，猫人参 15 g，半枝莲 15 g，龙葵 10 g，浙贝母 9 g，川贝母 3 g，露蜂房 10 g，天龙 3 g。

7 剂。每日 1 剂，每次 200 ml，分早晚两次温服。

二诊　患者服用 1 个月后，复诊乏力明显缓解，纳寐较前改善，无恶心呕吐，体重无明显下降，舌质暗红，苔薄白腻，脉弦。

[方药] 茯苓 12 g，白术 12 g，山药 9 g，陈皮 6 g，薏苡仁 15 g，党参 15 g，太子参 15 g，白芍 12 g，生麦芽 15 g，玄参 9 g，北沙参 9 g，灵芝 10 g，麦冬 10 g，生黄芪 15 g，制黄精 10 g，夏枯草 30 g，白花蛇舌草 30 g，蒲公英 30 g，天龙 3 g，石斛 9 g，酸枣仁 30 g，鸡内金 10 g，猫人参 15 g，半枝莲 15 g，龙葵 10 g，浙贝母 9 g，川贝母 3 g，露蜂房 10 g。

7 剂。每日 1 剂，每次 200 ml，分早晚两次温服。

嘱患者定期复查肝、肾功能，血常规，肿瘤指标及腹部彩超等。畅情志，慎饮食，多休息。定期肝科门诊复诊，至今病情稳定，肿瘤未见发病，未见再次或他处转移。

［治疗效果］诸症消失，病情稳定未见发病，未见再次或他处转移。

【按】本案系原发性肝癌伴肺转移，胆囊结石，HBsAg 携带患者，治疗后近 7 年病情稳定未发病，未见他处转移。

患者既往感染湿热邪毒，邪毒内滞，气、血、湿、瘀、毒等互结而成肝癌。久病耗伤正气，损伤肝脾，脾失健运，脾肾亏虚，则见乏力，纳差；热毒内蕴，耗气伤津，阴津亏虚，故见口干，溲黄。舌红苔白腻，脉弦，为湿毒内结，脾肾亏虚之象。治宜扶正为本，方中党参、生黄芪、太子参、茯苓、白术、陈皮、山药健脾益气，薏苡仁合牡蛎以健脾利湿，软坚散结；麦冬、玄参、北沙参滋阴，白花蛇舌草、半枝莲、夏枯草、蒲公英、露蜂房、猫人参、浙贝母、龙葵等清热解毒，白芍、制黄精补气养血、滋肾柔肝，生麦芽、鸡内金和胃消食，灵芝、酸枣仁养心安神、滋肝健脾。

清热解毒抗肿瘤药物，祝峻峰认为选用配伍得当往往可事半功倍。龙葵清热活血，解毒消肿，尤其对于癌肿的清消，再配合夏枯草"消各种无名肿毒"的作用，收效明显；猫人参有清热消毒肿之用，其性凉，所行之气得露蜂房之引配入肝、胃、肾经，可祛风止痛，攻毒消肿。另一方面，对肝癌尤其是伴随肺转移的患者，临证对于浙贝母及川贝母的运用祝峻峰也较有心得：川贝母质润从降微升，润而有散有泄，清化散结，其消肿毒之用虽不及浙贝母，但可补浙贝母清降之凉。《本草正》有云："（浙贝母）善升郁结，止疼痛，消胀满，清肝火⋯⋯解热毒⋯⋯一切痈疡肿毒。"浙贝母等此清热解毒、软坚散结化瘀之药兼之党参、太子参、玄参、北沙参、生黄芪、麦冬、制黄精等补益滋润之品，阴阳得调，经络得展，攻补兼施，收效满意。

案 3　内科癌病（直肠癌术后，转移性肝癌）

袁某，女，51 岁。

［主诉］乏力纳差加重 1 个月。

［现病史］患者 1 年前因解暗红色血便于第二军医大学附属长海医院手术治疗。术后病理：直肠腺癌。术后行化疗及放疗治疗。1 个月前发现转移性肝癌，行 TACE 术治疗。2015 年 5 月 20 日 PET - CT 提示肝内转移性肿瘤，胸腔积液，腹水。患者自觉乏力，纳差，食后腹胀，右胁不适。2015 年 6 月 30 日肝功能：Alb 22 g/L，Glo 30 g/L，TB 198 μmol/L，AST 148 U/L，ALT 136 U/L，ALP 222 U/L，γ - GT 236 U/L，PT 13.6 s，INR 1.3，CA199 1 000 U/ml，CA125 41.77 U/L，CA724 300 U/ml，AFP 3.21 ng/ml，CEA 1 820 ng/ml。患者现乏力明显，精神较软，胃纳欠佳，为求中医治疗至门诊就诊。查体：神志清楚，面色萎黄，未见蜘蛛痣，肝掌（－），巩膜明显黄染，下腹部见长约 15 cm 手术瘢痕，未见腹壁静脉曲张，腹软，肝区叩击痛（－），移动性浊音（－），双下肢凹陷性水肿。

刻诊：患者乏力,精神萎软,胃纳欠佳,食后腹胀,右胁隐痛不适,晨起口苦,尿色偏黄,大便尚调,夜寐一般,舌红苔薄黄腻,脉弦细。

［中医诊断］内科癌病。

［西医诊断］转移性肝癌,直肠癌术后。

［中医辨证］肝郁脾虚兼湿热蕴结。

［治则治法］清热解毒,健脾化湿。

［方药］虎杖 15 g,茯苓 12 g,山药 12 g,陈皮 9 g,白术 12 g,石斛 15 g,苦参 9 g,焦栀子 9 g,生薏苡仁 18 g,苍术 9 g,荷叶 9 g,车前子 30 g(包煎),败酱草 18 g,蒲公英 30 g,黄连 3 g,茵陈 30 g,地耳草 18 g,白茅根 30 g,鸡内金 9 g,葶苈子 30 g(包煎)。

7 剂。每日 1 剂,每次 200 ml,分早晚两次温服。

二诊 服药后患者胃纳好转,乏力腹胀较前改善,右胁仍有隐痛,下肢无明显水肿。复查肝功能：Alb 30 g/L,Glo 31 g/L,TB 88 μmol/L,AST 88 U/L,ALT 102 U/L,γ-GT 151.2 U/L,ALP 137.3 U/L。彩超：未见胸水,腹水 24 mm。舌红苔薄白,脉弦细。

［方药］虎杖 15 g,茯苓 12 g,山药 12 g,陈皮 9 g,白术 12 g,石斛 15 g,苦参 9 g,焦栀子 9 g,生薏苡仁 18 g,白芍 12 g,茵陈 30 g,车前子 30 g(包煎),败酱草 18 g,蒲公英 30 g,地耳草 18 g,白茅根 30 g,鸡内金 9 g,山慈菇 15 g,夏枯草 15 g。

7 剂。每日 1 剂,每次 200 ml,分早晚两次温服。

三诊 患者右胁无不适,乏力好转,胃纳正常,二便正常,下肢无水肿,舌红苔薄白,脉弦细。复查肝功能：Alb 35 g/L,Glo 32 g/L,TB 38 μmol/L,AST 38.5 U/L,ALT 46.1 U/L,γ-GT 68 U/L,ALP 82.3 U/L。彩超：未见胸、腹水。再予前方加减。

［方药］虎杖 15 g,茯苓 12 g,山药 12 g,陈皮 9 g,白术 12 g,石斛 15 g,苦参 9 g,焦栀子 9 g,生薏苡仁 18 g,白芍 12 g,茵陈 30 g,车前子 30 g(包煎),败酱草 18 g,蒲公英 30 g,地耳草 18 g,白茅根 30 g,鸡内金 9 g,龙葵 15 g,藤梨根 15 g,白花蛇舌草 15 g。

患者其后定期门诊随访,坚持服用中药,至今未再发现肿瘤复发及转移。

【按】本例患者直肠癌术后,肝转移诊断明确,属于中医学"内科癌病"范畴。《素问·评热病论篇》云："邪之所凑,其气必虚。"患者脾气虚弱,脾虚则化生水湿乏力,故生痰生湿,痰湿阻于经络则影响肝之疏泄,故肝郁可知,肝郁则气滞血瘀,气滞血瘀加之痰浊,三邪聚于本虚之肠,日久成块则生本病。《诸病源候论·癥瘕候》："癥瘕者,皆由寒温不调,饮食不化,与脏器相搏结所生也。"肝气郁结,肝脾两虚,病久痰凝气滞,瘀血阻络,不通则痛,不荣则痛,故见右胁隐痛;肝郁脾虚,肝胃不和,湿热中阻,故见乏力、纳差、口苦、尿黄等症,舌红苔薄黄腻、脉弦细亦为肝郁脾虚兼有湿热之征象。故辨为肝郁脾虚兼湿热,肝脾亏虚为本,痰、瘀为标。本病治疗辨病与辨证相结合,急则治其标,缓则治其本,患者直肠癌术后，转移性肝癌，TACE 术后，至门诊就诊时，患者肝功能损伤明显，彩超提示胸水、腹水，治疗以清热解毒为主，辅以健脾化湿，经调理半个月后患者肝功能较前改善，胸腹水减少，治疗继以健脾化湿为主，辅以清热解毒之品。《素问·六元正纪大论篇》说："大积大聚，其可犯也，衰其大半而止。"目前对于肝癌术后的复发、转移仍是有待解决的难题，本例患者直肠癌术后，肝转移，经 TACE 术及中药综合治疗，2015 年底至今未再发现肿瘤转移灶，明显提高了患者的生存时间及生存质量。

案 4　肝癌（原发性肝癌）

顾某，男，55 岁。2013 年 2 月 19 日初诊。

[主诉] 肝癌术后 4 月余，乏力 2 周。

[现病史] 患者慢性乙型病毒性肝炎病史 20 年，2012 年 9 月体检 B 超发现肝占位。2012 年 9 月 28 日至东方肝胆外科医院行右肝肿瘤切除术，术后病理：（肝右叶）肝细胞癌，粗梁型，Ⅲ级，慢性肝炎 G_2S_2。患者乙肝二对半：HBsAg 阳性，HBeAb 阳性，HBcAb 阳性，HBV-DNA 6.84×10^6 U/ml，AFP 4.6 μg/L，CEA 4.4 μg/L，CA199 33.6 U/ml。予口服拉米夫定联合阿德福韦酯抗病毒治疗。近 2 周患者乏力明显，左胁隐痛不适，纳欠佳，余无明显不适。查体：神志清楚，慢性肝病面容，未见蜘蛛痣，肝掌（＋），巩膜无黄染，右上腹见长约 20 cm 手术瘢痕，未见腹壁静脉曲张，腹软，肝区叩击痛（－），移动性浊音（－），双下肢无水肿。刻诊：患者乏力，时有腰酸，胃纳欠佳，口干，左胁隐痛不适，夜寐差，偶有盗汗，二便尚调。舌红少苔，脉弦细。

[中医诊断] 肝癌（肝肾阴虚）。

[西医诊断] 原发性肝癌术后。

[治则治法] 滋阴益肾，益气健脾，清热利湿。

[方药] 焦白术 12 g，白茯苓 12 g，炒白芍 12 g，生薏苡仁 15 g，炒麦芽 15 g，陈皮 9 g，山药 12 g，玄参 9 g，当归 9 g，北沙参 12 g，太子参 15 g，生黄芪 15 g，浙贝母 9 g，延胡索 9 g，半枝莲 15 g，夏枯草 18 g。

14 剂。每日 1 剂，每次 200 ml，分早晚两次温服。

二诊　服药后患者胃纳好转，乏力较前改善，左胁隐痛好转，仍略腰酸，口干、盗汗较前缓解，舌红苔薄，脉弦细。上方加女贞子、杜仲、续断。

[方药] 焦白术 12 g，白茯苓 12 g，炒白芍 12 g，生薏苡仁 15 g 炒麦芽 15 g，陈皮 9 g，山药 12 g，玄参 9 g，当归 9 g，北沙参 12 g，太子参 15 g，生黄芪 15 g，浙贝母 9 g，延胡索 9 g，半枝莲 15 g，夏枯草 18 g，女贞子 18 g，杜仲 9 g，续断 9 g。

14 剂。

三诊 患者腰酸乏力明显减轻,两胁无不适,胃纳正常,二便正常,无口干、盗汗,舌红苔薄白,脉弦细。再予前方加减。

[方药]焦白术 12 g,白茯苓 12 g,炒白芍 12 g,生薏苡仁 15 g,炒麦芽 15 g,陈皮 9 g,山药 12 g,玄参 9 g,当归 9 g,北沙参 12 g,太子参 15 g,女贞子 18 g,枸杞子 9 g,灵芝 9 g,半枝莲 15 g,夏枯草 18 g,杜仲 9 g,续断 9 g,白花蛇舌草 15 g,龙葵 15 g,猫人参 9 g。

患者其后定期门诊随访,曾监测肾功能发现血 Cr 轻度升高,予换用替比夫定联合阿德福韦酯抗病毒,后监测肾功能正常,HBV - DNA 阴性,2013—2017 年定期于上海中医药大学附属市中医医院肝病科住院,予保肝、胸腺法新调节免疫、艾迪、复方苦参注射液、康艾注射液等抗肿瘤治疗,患者定期复查上腹部 MRI 未发现肝癌复发及转移。患者平素正常工作生活。

【按】本例患者原发性肝癌术后诊断明确,属于中医学"肝癌"范畴。患者既往感染湿热邪毒,损伤肝脾,久则肝脾俱伤,气血凝滞,脉络瘀阻,痰凝血瘀,邪凝毒结,使气、血、湿、瘀、毒等互结而成肝癌,术后气阴两虚,痰瘀阻络,故见左胁隐痛,乏力,肝肾阴虚,阴不敛阳,津液不能上承,故见口干、盗汗、夜寐欠佳。病在肝、脾、肾,为本虚标实之证。肝肾阴虚为本,痰、瘀为标。

《素问遗篇·刺法论》云:"正气存内,邪不可干。"《素问·评热病论篇》云:"邪之所凑,其气必虚。"从正反两方面论述了正邪虚实对于人体健康的作用,在慢性乙型病毒性肝炎—肝硬化—肝癌三部曲的疾病发展过程中,注重未病先防,既病防变,瘥后防复,符合中医"上工治未病"的原则。本例患者在慢性乙型病毒性肝炎基础上发生原发性肝癌,术后正气亏虚,气阴不足,方中白术、茯苓、山药、陈皮、薏苡仁等理气健脾化湿;太子参、北沙参、生黄芪、枸杞子、女贞子等滋阴益肾,益气养阴;白芍酸甘化阴,缓急止痛,配伍当归、延胡索活血止痛;浙贝母化痰散结;半枝莲、夏枯草、白花蛇舌草、猫人参等清热解毒;诸药合用以滋阴益肾,健脾化湿,清热解毒为主。《金匮要略》云"见肝之病,知肝传脾,当先实脾",肝为刚脏,体阴而用阳,肝肾同源,精血同源,故滋肾阴以养肝,肝主藏血,主疏泄,脾主运化,气血生化之源,故调和肝脾,使气血旺盛,扶正以祛邪,佐以清热解毒,活血化瘀之品,消癥散结。可有效减少肝癌患者术后复查,提高患者生存质量。

案5 黄疸(原发性胆汁性胆管炎)

胡某,女,30 岁。

[主诉]肤色发黄 2 年余,加重伴双目轻度黄染 10 日。

[现病史]患者于 2012 年下半年开始自觉肤色发黄,当时单位体检查肝功能 STB 轻度升高,因无明显不适症状未予重视。近 10 日患者自觉肤黄较前有所加重,伴有双目黄

染,溲便色黄,胃纳欠佳。查外院肝功能:STB 253.5 μmol/L,AST 60 U/L;肝炎病毒检查阴性;自身免疫性肝病抗体 AMA - M2(＋);腹部彩超示:肝回声增粗。经外院保肝退黄药物(不详)初步治疗后效果不显,于 2014 年 12 月 10 日在上海中医药大学附属市中医医院肝科门诊就诊。刻下:自觉略有疲劳,无明显畏寒,偶有右胁不适,无明显刺痛或胀闷感,右胁不舒感在劳累后有所加重,大便色黄,每日 1 次,质软成形,目睛黄染,面色少泽,舌红,苔薄白腻,舌根苔略黄,两侧边尖少许暗红点,脉沉细而滑。化验:急查肝功能 STB 287.9 μmol/L。

[中医诊断] 黄疸(阴黄)(脾虚不运、湿痰阻络,入血分发为阴黄之证)。

[西医诊断] 原发性胆汁性胆管炎(PBC)。

[治则治法] 健脾助运,祛痰化湿,活血退黄。

[方药] 茯苓 12 g,白术 9 g,陈皮 9 g,山药 9 g,虎杖 15 g,茵陈 30 g,党参 15 g,生薏苡仁 15 g,当归 9 g,郁金 9 g,田基黄 30 g,蒲公英 30 g,苏败酱 15 g,赤芍 30 g,淡附片 3 g,车前子 15 g(包煎)。

14 剂。每日 1 剂,每次 200 ml,分早晚两次温服。

同时予熊去氧胆酸软胶囊,每次 50 mg,每日 2 次口服。

上方服用后症状稍改善。复查肝功能是 STB 42 μmol/L,ALT、AST 等肝功能余项检查结果正常。因病程日久,继续服药 2 周。

二诊 患者 2015 年 1 月 12 复查肝功能示 STB 38 μmol/L。舌红,苔白微腻,腻苔较前减轻,舌根苔稍厚,两侧边尖暗红点少见。脉沉细小滑。

[方药] 茯苓 12 g,白术 9 g,陈皮 9 g,山药 9 g,虎杖 15 g,茵陈 30 g,党参 15 g,生薏苡仁 15 g,当归 9 g,郁金 9 g,鸡内金 20 g,蒲公英 30 g,苏败酱 15 g,车前草 15 g,丹参 9 g。

14 剂。每日 1 剂,每次 200 ml,分早晚两次温服。

两年间断随访患者 STB 维持在 23～28 μmol/L,每月复查,无明显不适。

[治疗效果] 诸症消失,黄疸明显下降至基本消退。

【按】本案系黄疸之阴黄证,属原发性胆汁性胆管炎范畴,治疗后症状消退,黄疸明显下降,恢复至 28 μmol/L,至今已 2 年余,黄疸情况稳定。

患者肤色发黄 2 年有余,目睛黄染,面色少泽,疲劳乏力,脉沉细而滑,辨为阴黄之证。首方治疗主要针对脾虚不运、湿痰阻络、入于血分而引发阴黄的病机,主要责之在健脾助运化湿、活血退黄方面。方选淡附片温阳补肾,茯苓、白术、山药、陈皮力扶中焦,以健脾运,选虎杖、茵陈、田基黄配合苏败酱清热利湿。苏败酱性凉,味辛、苦,有清热解毒、祛瘀排脓之用,归于胃、肝、大肠经,阴黄日久夹有湿热时与郁金、赤芍共用,取郁金、赤芍行气活血祛瘀，而郁金、赤芍得败酱解毒排脓之功以利胆，两者共用可收活血退黄之效；党参补中益气助运配合生薏苡仁、车前子以行气利水，湿从下行，利尿使邪有出路以利湿；方配当归，一方面防利湿清热等药伤阴，另一方面防辛散化湿之品劫阴，取当归既能活血，又可润燥，尚能治疗癥瘕积聚的功效，使全方衡于阴阳，行气不至于燥，活血不至于热，利湿不至于峻，将本方置于健脾助运、活血退黄之位。

祝峻峰认为，清热利湿固为退黄之要，因毕竟"黄家所得，从湿得之"，但《景岳全书》有云："阴黄证，多由内伤不足，不可以黄为意，专用清利。但宜调补心脾肾之虚，以培血气，血气复则黄必尽退。"因而，在首方清利湿热收效后，改车前子为车前草，加丹参增强通经活血之用，兼以清心除烦。《妇人明理论》言："一味丹参，功同四物。"后取丹参调补心之血气，配合扶中焦健脾及坚阴之苦利湿化瘀，以收活血退黄之功效。

祝峻峰认为，黄疸之治，重在抓住病因病机，应兼顾病程长短和发病节奏及程度，发病主症与伴随症状也对辨证有所帮助，不能一概而论。黄疸用药理应方随证立，且不能急于求成，比如脾运失司酿湿成痰，其后出现气机不畅，痰湿交裹，则应首以运脾利湿为主，运用化湿药时也要避免急功近利，通常久病伤阴，如若痰湿内蕴再伤及阴，后期症状交裹，则难取其效。

高月求

【名医简介】

高月求（1966—　），中西医结合临床医学博士，上海中医药大学教授、博士研究生导师，上海中医药大学附属曙光医院主任医师、肝病科主任、细胞免疫学实验室主任，享受国务院特殊津贴专家。长期从事慢性乙型病毒性肝炎中西医结合治疗临床和基础研究，获得 2017 年度全国卫生计生系统先进工作者和 2015 年度上海市"五一"劳动奖章荣誉称号。入选国家百千万人才工程国家级人选、上海市领军人才、上海市曙光学者、上海市优秀学科带头人、上海市医学领军人才、上海市中医药领军人才、第三批全国中医临床优秀人才、上海中医药大学中医肝病学术带头人、浦东新区中医领军人才。兼任中国民族医药学会肝病分会常务副会长、中华中医药学会肝胆病分会副主任委员、中国医师学会中西医结合分会肝病专家委员会副主任委员、上海市中医药学会肝病分会主任委员、上海市中西医结合学会肝病专业委员会副主任委员。

作为第一负责人承担包括"十一五""十二五""十三五"国家重大科技专项、国家中医药行业专项、国家科技部"十一五"支撑计划、国家自然科学基金等国家级科研课题 12 项，省部级课题 34 项。发表学术论文 140 篇,其中第一作者或通讯作者 90 篇,SCI 收录 16 篇。作为第一完成人获得国家教育部科技进步二等奖、上海市科技进步二等奖及三等奖、中国中西医结合学会科技成果二等奖、上海市医学会科技成果三等奖等奖项共 10 项。申报发明专利 5 项,其中已授权 4 项。已培养博士后 2 名,博士研究生 12 名,硕士研究生 22 名。

【医案】

案 1　胁痛(慢性乙型病毒性肝炎)

盛某,男,46 岁,公司职员。2017 年 4 月 19 日初诊。

[主诉] 右胁肋疼痛不适 1 周余。

[现病史] 患者发现慢性乙型病毒性肝炎近 20 年,其间氨基转移酶在正常上限波动,也未正规进行专科治疗,偶尔服用保肝药物治疗(具体用药不详)。2017 年 4 月 10 日 B 超示:肝实质回声粗糙(肝损样表现);肝多发实质占位(血管瘤可能?);胆囊壁粗糙、胆囊息肉。2017 年 4 月 18 日血管造影:肝左叶实质占位造影呈慢进慢出——血管瘤。查 HBV - DNA 为 1.53×10^4 U/ml;HBsAg(＋)、HBeAg(－)、HBeAb(＋);STB 25.36 μmol/L,UCB 20.5 μmol/L,前白蛋白 191;AFP 11.24 ng/ml、CEA(－)、CA199(－)、CA724(－);PT(－);肾功能(－);纤维蛋白原(FBG)(－);血脂(－);血常规(－);抗 HCV(－)、HCV - RNA(－);TE 20.6 kPa、CAP 203 db/m。刻下:右胁肋胀痛不适,乏力,齿衄,立久脚后跟疼,大便三四日一行。体检:神清语利,皮肤黏膜无明显黄染,全身淋巴结未触及肿大,肝脾未触及,腹软无压痛、反跳痛。舌质红苔灰腻,脉弦滑。

[中医诊断] 胁痛(气滞湿阻)。

[西医诊断] 慢性乙型病毒性肝炎。

[治则治法] 健脾利湿,兼补肾。

[方药] 补肾健脾利湿方加减。

黄芪 30 g,白术 15 g,淫羊藿 15 g,苦参 15 g,升麻 15 g,青皮 9 g,猫爪草 15 g,猫人参 15 g,枳实 15 g,郁金 30 g,牡丹皮 15 g,薏苡仁 30 g。

14 剂。守方 1 个月。

西药:富马酸替诺福韦二吡呋酯片每次 1 片,每日 1 次。

二诊　患者右胁肋胀痛不适、乏力、齿衄等诸症均减轻,大便 2～3 日一行,齿衄仍有,近期夜寐欠佳、多梦,纳谷不香、食后胀满感,舌质红苔薄腻、脉弦滑。体检:神清语利,皮肤黏膜无明显黄染,全身淋巴结未触及肿大,肝脾未触及,腹软无压痛、反跳痛。考虑患者出现气郁化火、脾胃不和等兼症,治以健脾利湿、理气解郁、消食行气。由于患者肝区不适症状较前明显缓解,故去郁金、紫苏梗;但大便仍有不爽,故去枳实,改用大剂量的大腹皮行气消胀;患者夜寐欠佳,加丹参、远志、合欢皮解郁宁神;纳谷不香,加鸡内金、陈皮消食和胃。

[方药] 黄芪30 g,白术15 g,淫羊藿15 g,苦参15 g,升麻15 g,青皮9 g,猫爪草15 g,牡丹皮15 g,薏苡仁30 g,丹参30 g,远志9 g,合欢皮9 g,大腹皮30 g,白蒺藜9 g,鸡内金9 g,陈皮6 g。

14剂。守方2个月。

西药同前。

三诊　患者肝区无明显不适,夜寐明显改善,大便1～2日一行,齿衄频次降低,但仍每周2～3次,纳谷不香。查HBV-DNA(-),小三阳,HBsAg 2 759.08 U/ml;UCB 18.1 μmol/L;AFP 3.65 ng/ml(-);肝纤维化指标(-);血常规(-);B超基本同前。舌质红苔黄腻,脉滑。正值暑日,内外湿相引,郁而化热。治宜补肾健脾,清热祛湿。

[方药] 黄芪30 g,白术15 g,淫羊藿15 g,苦参15 g,升麻15 g,青皮9 g,猫爪草15 g,牡丹皮15 g,薏苡仁30 g,鸡内金9 g,陈皮6 g,藿香9 g,佩兰9 g,石膏30 g,黄柏15 g,知母15 g。

14剂。守方1个月。

西药同前。

四诊　TE 10.5 kPa,CAP 184 db/m;肝功能正常。患者无明显不适主诉,舌质红苔薄白,脉弦。以消胀方继续巩固治疗。

[治疗效果] 诸症消失,HBV-DNA转阴。

【按】高月求认为,根据慢性病毒性肝炎的临床表现可将其归属于"胁痛""黄疸""郁病""癥积""虚劳"等范畴,其病机是感受湿热或疫毒之邪,熏蒸肝胆,正气不足而发。《内经》有云:"邪之所凑,其气必虚。"因此,从慢性乙型病毒性肝炎的整个转归来看,正气虚弱是发病之所在,所以治疗时非常重视扶正,而扶正落实在脏腑上,主要是指脾肾两脏。脾主运化、主升清,为后天之本,肾藏精,主水,为先天之本,两脏相互资助,互相促进,是人体正气强弱的表现。强调扶正的同时,也不能忘记祛邪的重要性,可选用清热解毒、凉血解毒、利湿解毒、化湿解毒等方法祛邪。补肾健脾利湿方是在继承上海市名中医王灵台补肾方治疗慢性乙型病毒性肝炎学术经验的基础上创制的。高月求承担的"十一五"国家科技重大专项纳入全国1 129例慢性乙型病毒性肝炎患者的中医证候,研究发现慢性乙型病毒性肝炎的基本病机特点为脾虚湿热兼肾虚,创立了补肾健脾利湿为主治疗慢性乙型病毒性肝炎的治法。方中黄芪、白术健脾益气,脾气健旺则利湿除热;淫羊藿又称仙灵脾,温肾平补肾阳,即壮水之主以消阴翳。三药合用,共为主药,奏健脾气、温肾阳之效。猫人参、猫爪草、皆入肝经,清肝泻火解毒,为臣药,发挥祛除体内疫毒之功。苦参、升麻清热解毒;牡丹皮凉血活血解毒,为佐药,进一步加强清热利湿的作用;青皮为使药,疏肝理气,引诸药至肝,发挥药效。该患者胁肋部疼痛,加用郁金疏肝理气止痛;大便艰涩,用枳实泻热导滞;齿衄多发,牡丹皮清热凉血,薏苡仁有清热利湿、顾护脾胃之效。诸药合用,健脾利湿,兼补肾益气。高月求认为慢性乙型病毒性肝炎的治疗,应该在辨病和辨证相结合的基础上出发,注意气血的盛衰和各个脏腑的情况,详查其辨证归类,根据其阶段特点,抓住主要矛盾,分辨兼夹证候和互相转化的规律,进行辨证施治,在施治方案的拟订上要注意邪正交争的病理实质,在调整肝脾肾的时候,注意各个脏器的生理特点,选择相对应的药物,进行有效的治疗,使得邪得以去,正气得以恢复,阴阳得调,人体功能能复,终得善养。

案 2　鼓胀(原发性肝癌)

计某,男,59 岁。2017 年 7 月 28 日初诊。

[主诉] 乏力 1 月余。

[现病史] 患者 2003 年体检发现肝硬化,至当地医院就诊,诊断为酒精性及乙型病毒性肝炎后肝硬化。2014 年 6 月因上消化道出血至同济大学附属同济医院就诊,诊断为肝硬化门静脉高压胃出血,食管胃底静脉曲张,行胃底静脉轻度曲张硬化剂注射及食管下段静脉重度曲张套扎术后好转。后规律复查并服用恩替卡韦 0.5 mg,每日 1 次,控制病情。2017 年 3 月 17 日于同济医院复查上腹部增强 MRI 发现肝恶性肿瘤,至曙光医院肝胆外科就诊,分别于 2017 年 3 月 23 日、2017 年 4 月 24 日、2017 年 5 月 31 日、2017 年 7 月 3 日行 TACE 术(方案:奥沙利铂 100 mg＋三氧化二砷 10 mg)。此次化疗出院后至门诊就诊。

刻下:乏力,面色萎黄,眼目赤涩,纳一般,大便黏滞,二日一行,寐尚安。

体检:皮肤巩膜黄染,皮肤黏膜无出血点,腹平软,未见腹壁静脉曲张,全腹无压痛、反跳痛,未触及包块,肝脾肋下未触及,墨菲征(一),肝区无叩痛,移动性浊音阴性。舌质暗,苔灰腻,脉滑。

辅助检查:(7 月 1 日)上腹部 MRI 增强示,肝脏多发恶性肿瘤介入术后,大部分病灶未灭活,请复查;肝硬化、脾肿大,门脉高压伴轻度食管下段、胃底静脉曲张。脾脏小片梗死,肝内胆管右支轻度扩张;胆囊多发结石。(7 月 5 日)肝肾功能:STB 23.68 μmol/L,UCB 17.0 μmol/L,ALT 73 U/L,AST 144 U/L,ALP 201 U/L,γ-GT 441.87 U/L,TPA 57.35 μmol/L,Alb/Glo 1.01,BUN 5.10 mmol/L,Cr 65.47 μmol/L,GFR 106.19 ml/min,NA 284 μmol/L,Alb 35.09 g/L,Glo 34.7 g/L,TG 3.64 mmol/L,α-岩藻糖苷酶 26.99 U/L,血 β_2 微球蛋白 2.78 mg/L。(2017 年 3 月 17 日同济医院)上腹部

MRI 增强：肝癌伴肝内转移可能大，肝硬化，脾肿大；胆囊多发结石，胆囊炎；左肾多发小囊肿；腹膜及系膜结构模糊、紊乱；左肾门区小结节影，考虑稍肿大淋巴结可能。PT 14.7 s。（4 月 17 日）肝胆胰脾肾＋腹水 B 超：肝实质弥漫性病变——肝硬化表现，肝多发性占位，胆囊壁粗糙，胆囊结石，脾大（SPV 8 mm），胰腺未见明显异常。未见腹腔积液。肝功能 Child‐Pugh 分级 5 分 A 级。

〔中医诊断〕积聚（脾肾两虚，瘀结水停）。

〔西医诊断〕原发性肝癌介入术后，乙型病毒性肝炎后肝硬化失代偿期。

〔治则治法〕补肾健脾解毒，消瘀散结，兼清利水湿。

〔方药〕补肾解毒方加减。

巴戟天 30 g，淫羊藿 15 g，黄芪 30 g，茯苓 30 g，炒白术 30 g，生地 15 g，青皮 9 g，苦参 9 g，升麻 15 g，莪术 9 g，防己 9 g，灵芝 30 g，鸡骨草 18 g，山慈菇 9 g，片姜黄 9 g，合欢皮 9 g，白蒺藜 9 g，白菊花 9 g，炒薏苡仁 30 g。

14 剂。

二诊　患者症见面色改善，乏力减轻，纳可，大便畅，2 日行 1 次，寐安。（8 月 1 日）辅助检查：肝肾功能，STB 22.75 μmol/L，ALP 197 U/L，γ‐GT 302.08 U/L，TPA 39.74 μmol/L，Alb 33.94 g/L，Glo 42.8 g/L，Alb/Glo 0.79，CB 6.65 μmol/L，UCB 16.1 μmol/L，ALT 21 U/L，AST 30 U/L，BUN 4.36 mmol/L，Cr 66.05 μmol/L，GFR 106.97 ml/min，NA 271 μmol/L，TC 3.41 mmol/L；血常规：WBC 3.80×10⁹/L，中性粒细胞比例（N％）73.0％，淋巴细胞比例（L％）16.3％，淋巴细胞 0.6×10⁹/L，PLT 47×10⁹/L，中性粒细胞计数 2.8×10⁹/L，RBC 4.86×10¹²/L，Hb 147 g/L，C 反应蛋白（CRP）1.90 mg/L。

〔方药〕予补肾健脾方加减。

巴戟天 15 g，淫羊藿 15 g，茯苓 15 g，黄芪 15 g，炒白术 15 g，灵芝 15 g，生地 15 g，鸡骨草 9 g，山慈菇 9 g，青皮 9，牡丹皮 15 g，知母 15 g，黄柏 15 g，郁金 30 g，紫苏梗 12 g，炒薏苡仁 30 g。

28 剂。

三诊　患者于 2017 年 9 月 4 日在本院住院部行局部麻醉下选择性肝动脉灌注化疗＋栓塞术。患者症见面色改善，活动后稍有乏力，纳可，大便畅，日行一次，寐安。辅助检查：（9 月 1 日）上腹部 MRI 增强示肝脏多发恶性肿瘤介入术后，大部分病灶未灭活，部分病灶较 2017 年 6 月 30 日缩小，请复查；肝硬化、脾肿大，门脉高压伴轻度食管下端、胃底静脉曲张，脾脏小片梗死，肝内胆管结右支轻度扩张；胆囊多发结石。（9 月 5 日）血常规：N％ 86.5％，L％ 7.7％，PLT 62×10⁹/L，CRP 2.74 mg/L，WBC 7.10×10⁹/L，RBC

$4.87×10^{12}/L$, Hb 144 g/L; 肝肾功能: STB 32.2 μmol/L, CB 32.0 μmol/L, ALT 64 U/L, AST 48 U/L, γ-GT 250 U/L, ALP 177 U/L, Glo 43.5 g/L, Alb 33.5 g/L, Alb/Glo 0.77, TC 2.8 mmol/L, Cr 50.4 μmol/L, NA 262.6 μmol/L, BUN 5.71 mmol/L; PT 14.7 s; 钾 3.5 mmol/L, 钠 136.4 mmol/L; HBV-DNA 104.515 U/ml; HBsAg 稀释 500 倍 1 004.72 U/ml; HBcAb 8.81 S/CO, HBsAb 0.27 S/CO, HBeAg 0.277 S/CO, HBeAb 1.73 S/CO。

[方药] 予补肾解毒方加减。

巴戟天 15 g, 淫羊藿 30 g, 黄芪 30 g, 茯苓 30 g, 炒白术 30 g, 生地 15 g, 青皮 9 g, 升麻 15 g, 苦参 15 g, 莪术 9 g, 防己 9 g, 女贞子 30 g, 墨旱莲 15 g, 葛根 30 g, 炒薏苡仁 30 g。

28 剂。

【按】中医药治疗一直是我国防治慢性肝病的主要措施之一,其辨证论治的个体化与慢性肝病极具个体化的免疫发病机制非常契合。高月求应用补肾健脾解毒为主要治则的治疗方法,将慢性肝病的免疫机制同中医病机、证候分布规律及辨证论治有机地结合起来,丰富和发展了慢性肝病的治则治法。

高月求认为肝癌属于中医学"积聚""鼓胀""癥瘕"的范畴,其病机主要是肝病日久,肝脾受损,肝失疏泄,脾失健运,水湿内生,气滞血瘀,血不利则为水,气血水内停腹中,腹部癥积包块,有时腹中如囊裹水;病程逾长,邪踞日盛,正气消残,肝脾受损加剧,则见面色萎黄乏力、纳差、消瘦等,甚则四肢消瘦,腹大如鼓,大便如溏,形如蜘蛛。先天脾胃虚弱或后天脾胃受损,则湿邪内生,外感之湿热疫毒难以自除;湿邪缠绵,或从热化,或从寒化,踞于肝胆脾胃,阻滞气血,影响脏腑功能,或发黄疸,或发胁痛,或发痞证,或发泄泻;日久内脏亏损,邪聚体内,出现癥积、鼓胀、水肿等重症,甚至发生神昏、出血等变证;疾病末期,脾病及肾,先后天俱败,病无挽机。补肾解毒方的立方原则是补肾为主,清化解毒为辅,可达补益不留邪、祛邪不伤正的目的。方以巴戟天、淫羊藿、黄芪、茯苓、炒白术、生地、青皮、苦参、升麻,共奏补气、健脾、解毒、利湿之效。既补脾气,又益脾阴,脾胃同治,阴阳并补。全方配伍精当,相辅相成,既针对病因病机,又可改善患者的症状和体征。另外,高月求以白蒺藜、白菊花治疗患者眼目赤涩之症。白蒺藜,味苦,性辛微温,归肝经。功能:平肝解郁、活血祛风,明目。《本草经解》谓其"禀天春和之木气,入足厥阴肝经……得地南方之火味,入手少阴心经,气升味降,秉火气而生阳也……久服心火独明,火能生土,则饮食倍而肌肉长,肝木条畅,肝开窍于目,故目明……专为末服,治一切郁证,明二三十年之目疾"。白菊花,味甘苦,微寒,归肺、肝经,有散风清热、平肝明目之效。《珍珠囊》谓其"养目血"。《用药心法》称其"去翳膜,明目"。《本草纲目》云:"菊花……盖不知其尤多能益金、水二脏也,补水所以制火,益金所以平木,木平则风息,火降则热除,用治诸风头目。"《本草正义》云:"凡花皆主宣扬疏泄,独菊花则摄纳下降,能平肝火,息内风,抑木气之横逆……唯菊花之清苦泄降,能收摄虚阳而纳归于下,故为目科要药。"《张氏医通》记载的白蒺藜散即以白蒺藜、白菊花的药对。高月求在临证遇慢性肝病头晕眼花、眼目赤涩、迎风流泪、目赤肿痛等眼部症状者,多以白蒺藜、白菊花配伍加入处方,或清泻肝热,或滋养肝肾,或平肝息风,或健脾养肝。

案 3 鼓胀[肝硬化(乙型病毒性肝炎、酒精性)失代偿期]

陆某,男,65 岁,退休。2017 年 1 月 3 日初诊。

[主诉] 乏力胁痛 2 年,上腹部不适加重 1 周。

[现病史] 患者 1968 年起开始饮酒,平均每日 2 瓶高粱酒(大约 1 500 ml),度数 65°。1978 年无明显诱因下出现乏力、纳差。故前往当地医院就诊,确诊为"乙型病毒性肝炎后肝硬化",行补液治疗后(具体治疗方案无法供述)出院。出院后继续饮酒每日约 1 500 ml 高粱酒,后症状未加重故亦未引起重视。至 1995 年时,自觉纳差乏力情况加重且体检时 ALT>200 U/L,遂前往仁济医院就诊,采取脾脏切除术及脾肾静脉分流术治疗(具体手术记录无法供述)。出院后未服药治疗,戒酒 1 年,后再次开始饮酒,平均每日 2.5 瓶黄酒(大约 2 000 ml),度数 34°。后 1996 年出现意识淡漠、嗜睡、反应迟钝等肝性脑病情况,并因昏迷入院补液治疗(详细治疗方案无法供述),后多次因肝性脑病入院治疗。自 2005 年至今每年 1~2 次发作入院,仍未戒酒,亦无服用其余保肝降酶药物系统治疗。末次入院为 2016 年 10 月因昏迷于上海长海医院急诊治疗。予门冬氨酸鸟氨酸、谷胱甘肽、异甘草酸镁注射液、谷氨酸钠持续补液 3 日后情况好转,出院后至今仍未戒酒。1 周前患者上腹部不适加重,伴腹胀,双下肢水肿,夜间不欲睡眠等症。刻下:患者乏力,时有右胁胀痛,胃纳差,夜寐欠安,大便二三日一行,小便频数,夜尿 3~4 次,面色萎黄,少华,舌红苔白腻,未闻及异常气味,脉弦滑。体检:全身皮肤黏膜轻度黄染,腹软,无压痛,无反跳痛,麦氏征(一),墨菲征(一),右胁胀痛。肝脾肋下未及。肝区叩痛(±),移动性浊音(一),肠鸣音不亢。二肾区叩痛(一)。四肢脊柱无红肿畸形,双下肢水肿。

[中医诊断] 鼓胀(肝郁脾虚,湿热蕴结)。

[西医诊断] 肝硬化(乙型病毒性肝炎、酒精性)失代偿期。

[治则治法] 疏肝健脾利湿。

[方药] 消胀方加减。

太子参 15 g,白术 15 g,炙鸡内金 15 g,白茅根 10 g,生牡蛎 15 g,泽泻 15 g,大腹皮 10 g,泽兰 9 g,鳖甲 9 g,橘皮 9 g,合欢皮 10 g,白蒺藜 15 g,汉防己 10 g,片姜黄 10 g。

7 剂。

二诊 患者复诊,乏力改善,服上药后右胁胀痛改善,胃纳亦改善,夜寐仍欠安,大便二三日一行,小便频数,夜尿 3～4 次。面色较前改善,少华,舌红苔薄白。未闻及异常气味。脉弦滑。

［方药］太子参 15 g,白术 15 g,炙鸡内金 15 g,白茅根 10 g,生牡蛎 15 g,泽泻 15 g,大腹皮 10 g,泽兰 9 g,鳖甲 9 g,橘皮 9 g,合欢皮 10 g,白蒺藜 15 g,汉防己 10 g,片姜黄 10 g,郁金 10 g,金钱草 15 g,赤芍 15 g,垂盆草 15 g,枳椇子 10 g。

14 剂。

守方 1 个月。

三诊 患者乏力改善明显,且右胁胀痛基本未见,夜寐欠安仍存,大便、小便频数。面色虽仍偏黑少华,但较初诊时已好转明显,舌红苔薄白。未闻及异常气味。脉弦滑。

［治疗效果］诸症改善,肝硬化无不良进展。

【按】高月求认为肝硬化失代偿期属于中医学"鼓胀"的范畴,其病机主要是肝病日久,肝脾受损,肝失疏泄,脾失健运,水湿内生,气滞血瘀,血不利则为水,气血水内停腹中,则成腹胀、腹部癥积包块、腹中如囊裹水;病程逾长,邪踞日盛,正气消残,肝脾受损加剧,则见乏力、纳差、腹泻、消瘦等,甚则四肢消瘦,腹大如鼓,大便如溏,形如蜘蛛。治疗当以健脾养阴柔肝,行气活血利水。消胀方由太子参、白术、陈皮、白茅根、泽泻、泽兰、鳖甲、牡蛎、鸡内金、大腹皮等组成。太子参为君药,益气健脾、生津润肺。《本草再新》谓其"补脾土,消水肿,化痰止渴",气阴两补,肺脾兼顾,补益而不滋腻。白术、鸡内金、陈皮、大腹皮健脾消食,行气利湿。张锡纯云:"若有瘀积,气化不能升降,是以易致胀满,用鸡内金为脏器疗法。若再与白术等分并用,为消化瘀积之要药,更为健补脾胃之妙品,脾胃健壮,益能运化药力以消积也……又凡虚劳之证,其经络多瘀滞,加鸡内金于滋补药中,以化其经络之瘀滞,而病始可愈。"牡蛎、鳖甲软坚散结、祛瘀消癥。《汤液本草》云:"牡蛎,入足少阴,咸为软坚之剂,以柴胡引之,故能去胁下之硬。"《本草新编》云:"鳖甲善能攻坚,又不损气,阴阳上下有痞滞不除者,皆宜用之。"泽兰、泽泻活血利水,为治疗血瘀证伴水肿的要药。白茅根清热利水养阴,祛邪而不伤正。全方具有益气健脾、行气利水、消癥散结的功效,切合肝硬化肝脾受损、气血水内停的病机特点。患者复诊时脾虚好转,肝郁仍存,并且考虑患者为酗酒引起,后加入郁金、垂盆草行气,枳椇子解酒。并严厉嘱咐患者禁止饮酒,后患者滴酒未进,结合中药治疗,故而控制肝硬化进展并显著改善症状。

案 4　虚劳(原发性胆汁性胆管炎合并皮肌炎)

沈某,女,成人。2016 年 8 月 11 日初诊。

［主诉］乏力伴晨僵 3 年,合并皮肤瘙痒 1 年。

［现病史］患者原发性胆汁性胆管炎病史 3 年余,肝功能异常,长期服用熊去氧胆酸

250 mg,每日 3 次。2014 年 12 月出现肌肉酸痛,双下肢无力,晨僵。查肝功能:ALT 76 U/L,AST 44 U/L,ALP 133 U/L,γ-GT 159 U/L,AMA-M2(＋),CK 887。查神经肌电图示:肌源性损伤。2015 年 8 月 1 日复查肝功能 ALT 34 U/L,AST 61 U/L,ALP 129 U/L,γ-GT 151 U/L,肌酸激酶(CK)680 U/L,停用熊去氧胆酸,予甲泼尼龙 16 mg,每日 1 次口服,补充诊断为皮肌炎。2015 年 8 月 28 日复查 CK 860.4 U/L,红细胞沉降率(ESR)27 mm/h,IgA、IgG、IgM(－),AMA-M2(＋),ANA 周边型(±)。2015 年 12 月复查肝功能 ALT 158 U/L,γ-GT 1 094.5 U/L,予重新服用熊去氧胆酸 250 mg 每日 3 次口服。风湿科复查 ANA 1∶80。(2016 年 3 月 8 日)肝功能:ALT 128 U/L,AST 85 U/L,γ-GT 399 U/L,CK 103.1 U/L(－),加用硫唑嘌呤 50 mg 每日 1 次口服,熊去氧胆酸减量为 250 mg 每日 2 次口服。(2016 年 8 月 11 日)肝功能 AST 43 U/L,γ-GT 304.73 U/L,CK(－)。停用甲泼尼龙及硫唑嘌呤。刻下:疲乏,足跟痛,晨起面部水肿,双下肢水肿,背痒,纳寐可,二便调。体检:神清语利,皮肤黏膜无黄染,全身浅表淋巴结未及肿大,肝脾未触及,腹软,无压痛、反跳痛。舌暗,苔薄灰,脉弦滑。

〔中医诊断〕虚劳(脾肾阳虚证)。

〔西医诊断〕原发性胆汁性胆管炎合并皮肌炎。

〔治则治法〕温补脾肾,兼清热利湿。

〔方药〕健脾利湿方合二仙汤加减。

党参 15 g,白术 15 g,垂盆草 30 g,夏枯草 10 g,虎杖 10 g,女贞子 30 g,田基黄 15 g,仙茅 15 g,淫羊藿 15 g,巴戟天 15 g,知母 9 g,黄柏 9 g,当归 15 g,金钱草 30 g,郁金 30 g,杜仲 15 g,怀牛膝 15 g,炒薏苡仁 30 g。

14 剂。

二诊　患者疲乏好转,水肿、背部瘙痒减轻,四肢关节疼痛,纳差,寐可,二便调。体检:神清语利,皮肤黏膜无黄染,全身浅表淋巴结未及肿大,肝脾未触及,腹软,无压痛、反跳痛。舌淡,苔灰腻,脉滑。考虑患者水肿好转,以纳差、关节疼痛为主。治以温补肾阳,和胃健脾,疏通经络。

〔方药〕二仙汤加减。

仙茅 15 g,淫羊藿 15 g,巴戟天 15 g,知母 9 g,黄柏 9 g,当归 15 g,木香 6 g,砂仁 6 g,党参 15 g,炒白术 30 g,杜仲 15 g,怀牛膝 15 g,伸筋草 10 g,络石藤 30 g,炒薏苡仁 30 g。

三诊　患者疲乏不显,手指关节僵硬,肌肉酸胀,口干,尿频,纳寐可,大便可。体检:神清语利,皮肤黏膜无黄染,全身浅表淋巴结未及肿大,肝脾未触及,腹软,无压痛、反跳痛。舌淡,苔灰腻,脉滑。查肝功能 ALT 55 U/L,AST 44 U/L,γ-GT 105.7 U/L,CK 463 U/L,碱性磷酸酶(ALP)181 U/L。加用白芍总苷胶囊 1.2 g 每日 3 次口服。治以健脾利湿,佐以疏通经络,缓急止痛。

[方药] 健脾利湿方加减。

党参 15 g,白术 15 g,垂盆草 30 g,夏枯草 10 g,虎杖 10 g,女贞子 30 g,田基黄 15 g,羌活 15 g,独活 15 g,伸筋草 10 g,生黄芪 30 g,炒知母 15 g,炒黄柏 15 g,仙茅 15 g,淫羊藿 15 g,仙鹤草 15 g,赤芍 15 g,白芍 15 g,炙甘草 6 g。

[治疗效果] 诸症好转,肝功能指标好转。

【按】中医学认为,"肝"与"脾""肾"关系密切。肝主疏泄,脾主运化,肝藏血,脾生统血。脾得肝之疏泄,则升降协调,运化功能健旺。如《医碥》所说:木能疏土而脾滞以行。脾主中央湿土,其体卓泽,脾气健运,水谷精微充足,才能滋养于肝,肝才得以发挥其正常的作用。肝之疏泄功能正常,则脾胃升降适度,所谓"土得木则达""木赖土以培之"。肝肾两脏同居下焦,经脉皆起于足,循行于下肢内侧,入腹达胸,并有多处交会,经脉相通。肝属木藏血,肾属水藏精,肝木赖肾水之滋润,肾阴滋养肝阴,肾精肝血同源。木乃水生,母实子壮,肝之疏泄与肾之藏精息息相关,相互制约调节,保持藏泄平衡,不及与太过均能导致病变。故应当肝、脾、肾同治。

高月求根据健脾利湿为主、温补肾阳为辅的治则来选方用药,拟定了健脾利湿方,并加减使用了二仙汤。二仙汤中仙茅、淫羊藿、巴戟天温补肾阳,填补肾精,黄柏、知母泻肾火,滋肾阴,当归养血。健脾利湿方中党参、白术相配,健脾益气,和胃化湿;垂盆草性味甘淡凉,归肝、胆、小肠经,其正丁醇提取物在现代研究中发现可有效降低 ALT 及 AST 的活性,有利湿退黄、清热解毒的功效。夏枯草辛、苦、寒,归肝胆两经,清热泻火且明目。虎杖可清热利湿,其中的白藜芦醇和白藜芦醇苷有明显抑制肝微粒体脂质过氧化反应对干细胞的损伤和破坏作用,能促进肝细胞修复,且有利胆作用。田基黄清热利湿,凉血活血,主黄疸目赤,其提取物可降低胆汁中固形物、胆酸盐及胆红素浓度。女贞子滋补肝肾,根据《本草经疏》记载:"女贞子,气味俱阴,正入肾除热补精之要品,肾得补,则五脏自安,精神自足。"女贞子中的齐墩果酸也有降低氨基转移酶的作用。诸药合用,相辅相成,健脾益肝,清热利湿,以达到治疗的目的。

案 5　肝癖(非酒精性脂肪性肝病)

唐某,男,50 岁,退休。2017 年 3 月 18 日初诊。

[主诉] 疲乏伴痞满 10 日余。

[现病史] 患者于 2017 年 3 月 14 日查 ALT 131 U/L,AST 92 U/L,肾功能(一),FPG 6.68 mmol/L, TC 6.51 mmol/L, TG 2.22 mmol/L,低密度脂蛋白(LDL) 4.58 mmol/L,AFP(一),HBsAg(一),DNA(一)。上腹部 CT 平扫示:中度脂肪肝,肝/

脾为 0.63,CAP 323 db/m,TE 7.9 kPa。遂就诊于上海中医药大学附属曙光医院肝病科门诊。刻下:痞满,乏力,腰膝酸软,口苦,纳可,大便溏,日行 3 次,近 3 个月体重增加 5 kg。体检:神清语利,皮肤黏膜无明显黄染,全身淋巴结未触及肿大,肝脾未触及,腹软无压痛、反跳痛。有糖尿病病史 4 年。既往无饮酒史,否认其他长期用药史。舌质淡胖有齿痕苔稍灰腻,脉弦。

〔中医诊断〕肝癖(肝郁脾虚,痰浊内阻)。

〔西医诊断〕非酒精性脂肪性肝病。

〔治则治法〕健脾祛湿,化痰通络。

〔方药〕参葛方加减。

丹参 15 g,葛根 15 g,白术 15 g,片姜黄 15 g,女贞子 15 g,垂盆草 30 g,党参 15 g,夏枯草 10 g,田基黄 15 g,虎杖 15 g。

14 剂。

嘱患者清淡饮食,适当运动,忌油腻、高糖食物。

二诊　患者乏力、腰膝酸软等诸症均减轻,但牙痛、口干、消渴明显。体检:神清语利,皮肤黏膜无明显黄染,全身淋巴结未触及肿大,肝脾未触及,腹软无压痛、反跳痛。查肝功能:ALT 57 U/L,AST 92 U/L,FPG 8.02 mmol/L,TG 2.22 mmol/L。舌质淡胖有齿痕,苔黄腻,脉弦滑。考虑患者由于脾失健运,痰湿内阻,郁久化热而致。治以益气健脾、清利湿热。上方加车前子、川黄连以清利湿热。14 剂。守方 3 个月。

三诊　患者一般情况可,出现口干症状。查 ALT 38 U/L,AST 55 U/L,FPG 7.95 mmol/L,TG 1.89 mmol/L。舌质淡红苔薄白,脉弦滑。证属肝郁脾虚,痰湿内阻,郁久化热而出现肝肾阴虚的病理变化。加用补益肝肾之品。

〔方药〕丹参 15 g,葛根 15 g,白术 15 g,片姜黄 15 g,女贞子 15 g,垂盆草 30 g,党参 15 g,夏枯草 10 g,田基黄 15 g,虎杖 15 g,车前子 30 g,川黄连 3 g,女贞子 30 g,墨旱莲 15 g。

14 剂。守方 2 月余。

四诊　患者肝功能正常,上腹部 CT 平扫示:轻度脂肪肝。肝/脾为 0.84。CAP 276 db/m,TE 7.0 kPa。患者无明显不适主诉,舌质红,苔薄白,脉弦。

〔治疗效果〕诸症消失。

【按】非酒精性脂肪性肝病在中医学中称为"肝癖",属于中医的"胁痛""积聚""痰浊""肥气"的范畴。《素问》中有"年四十,而阴气自半也,起居衰矣"之描述。人到中年,肾中精气渐衰,气血渐虚,往往处于生理性肾虚状态,再加上生活节奏加速,社会竞争激烈,劳神过度,加之饮食不节,生活无序,使得各脏器功能受损,日久及肾,肾中精气亏损,阴阳失衡,肾功失调,导致水不涵木,肝失疏泄,脾失健运,血脂失于正常运化,积于血中为瘀为痰,瘀阻于肝而形成脂肪肝。故非酒精性脂肪性肝病本虚标实之证,即肝、脾、肾亏虚为本,湿热、痰浊、瘀血等积滞为实。其中,脾虚湿盛为非酒精性脂肪性肝病的常见证候。故治宜健脾祛湿。高月求在其师王灵台治疗脂肪肝经验的基础上,提出脂肪肝应以健脾祛湿、化痰活血为主要治疗大法,统筹兼顾、攻补兼施,自拟参葛方。其中方中重用丹参活血化瘀为君;臣以白术健脾利湿化痰,葛根清热降火、升降气机;佐以女贞子补益肝肾、片姜黄破血行气、垂盆草清热利湿以达到标本兼治的目的。参葛方具有活血化瘀、清热祛湿、益气健脾兼补益肝肾之效。现代药理学研究表明,丹参可促进脂肪在肝中的氧化,从而降低肝中脂肪的含量。葛根黄酮对改善脂质代谢作用显著。总之,全方主次有别,相辅相成,从而达到治疗的目的。

邢练军

【名医简介】

邢练军(1966—),主任医师,师从著名中医肝病专家、上海市名中医王育群,长期从事肝脏和胃肠疾病的临床和科研工作,在中医药治疗慢性肝病(肝炎后肝病、脂肪肝、自身免疫性肝病、胆汁淤积性肝病、硬化性胆管炎、药物性肝病)、肝硬化腹水、原发性肝癌、高脂血症、慢性胃炎、溃疡性结肠炎、胃肠癌前病变诊治等领域经验丰富,卓有成效,对亚健康及内科虚证调理亦有相当丰富的临床经验。现任中华中医药学会补肾活血法分会副主任委员,中华中医药学会肝病分会常务委员,中国中西医结合传染病专业委员会常务委员,上海市中西医结合学会肝病专业委员会副主任委员,上海市中医药学会肝病分会副主任委员,上海市中医药学会感染病分会副主任委员,上海中医药研究院脾胃病研究所脂肪肝研究室主任,上海市科委基金委评审专家,曾获得上海市科技进步一等奖 1 次、二等奖 4 次,教育部科技进步二等奖 1 次,上海市中医药科技一等奖 2 次,及其他行业奖 10 余次。参与国家、省部级自然基金课题 5 项,局级课题 10 项。以第一作者和通讯作者发表论文 35 篇(其中 SCI 3 篇),副主编著作 2 部。

【医案】

案 1　水臌(肝硬化失代偿期)

邓某,女,54 岁。2014 年 8 月 7 日初诊。

[主诉] 反复腹部胀满不适半年余,加重 1 周。

[现病史]患者于 20 余年前体检查出为乙型病毒性肝炎携带者,未行复查及治疗。近半年出现腹部反复胀满不适,伴乏力、口干、口淡、纳差。寐尚安,二便调。面色少华,皮肤及巩膜无明显黄染,心肺查体未见明显异常,腹膨隆,无泛酸嗳气,无发热恶寒,无腹泻、便秘等,双下肢无水肿,舌质红,苔白腻,脉细弦滑。辅助检查:2013 年 11 月于外院查 HBV - DNA 1.05×10^5 U/ml。CT 示肝内占位,2013 年 12 月行左半肝切除术,术后予拉米夫定抗病毒治疗。2014 年 6 月查上腹部 CT 示:残肝肝硬化,脾肿大,腹水,门静脉侧支静脉曲张。WBC 2.88×10^9/L,AFP 13.09 ng/ml,γ - GT 149 U/L,血糖 7.72 mmol/L。2014 年 8 月 7 日上海中医药大学附属龙华医院查血常规:WBC 2.10×10^9/L,PLT 52×10^9/L;凝血功能:D-二聚体 1.60 mg/L,纤维蛋白原 1.71 g/L,PT 13.6 s;尿常规+沉渣:酸碱度 7.0,尿胆原(+),余正常。生化全套:总蛋白 59 g/L,Alb 34 g/L,Glo 25 g/L,Alb/Glo 1.4%,ALT 26 U/L,AST 31 U/L,γ - GT 121 U/L,ALP 111 U/L,血清总胆汁酸 14.6 μmol/L,余正常。B 超示肝硬化声像图,胆囊切除,脾肿大,肾未见明显异常,腹水(+)。

[中医诊断]水臌病(气滞湿阻证)。

[西医诊断]肝硬化失代偿期。

[治则治法]疏肝理气,运脾除湿。

[方药]柴胡 6 g,茯苓 9 g,薏苡仁 9 g,丹参 9 g,生山楂 9 g,鸡骨草 12 g,黄芩 9 g,垂盆草 15 g,苦参 12 g,生地 9 g,赤芍 9 g,大火草 3 g,大黄 3 g,乌药 9 g,灵芝 9 g,淡竹叶 6 g,生草 6 g,大腹皮 12 g,泽泻 15 g,枸杞子 9 g,牛膝 9 g,鳖甲 6 g,龟甲 6 g,猪苓 9 g。

14 剂。每日 1 剂,水煎,早晚分服。

并嘱患者进食易消化食物,少食多餐,禁辛热、煎炸及油腻之品。同时予拉米夫定抗病毒治疗。

二诊 患者偶感腹胀不适,胁肋隐痛,食少纳差,大便欠畅,小便调,寐尚安。神清,精神可,皮肤及巩膜无明显黄染。舌淡红,苔薄白,脉弦滑。血常规示:WBC 2.42×10^9/L,PLT 52×10^9/L;凝血功能:D-二聚体 1.48 mg/L,纤维蛋白原 1.61 g/L,余正常。生化:总蛋白 57 g/L,Alb 33 g/L,Alb/Glo 1.4%,ALT 30 U/L,AST 36 U/L,γ - GT 127 U/L;FPG 6.68 mmol/L,糖化血红蛋白 6.6%,餐后 2 h 血糖:13.7 mmol/L;HBV - DNA < 500 U/ml。肝纤维化四项:PⅢP 131.68 μg/L,Ⅳ- C 125.35 ng/ml,HA 179.79 ng/ml,LN 132.09 ng/ml。B 超示:肝硬化声像图,门静脉右支血流流速正常,胆囊切除,胆总管不扩张,腹部胀气明显,胰腺显示不清,脾肿大,双肾未见明显异常,腹水(-)。证属胁痛(肝郁气滞)。治拟疏肝理气。

[方药]柴胡 6 g,茯苓 15 g,薏苡仁 9 g,丹参 9 g,生山楂 9 g,黄芩 9 g,垂盆草 15 g,

鸡骨草 15 g,苦参 9 g,生地 9 g,连翘 9 g,赤芍 9 g,大腹皮 15 g,泽泻 15 g,葛根 9 g,鳖甲 3 g,龟甲 6 g,六曲 9 g,谷芽 15 g,生甘草 6 g,淫羊藿 15 g。

14 剂。每日 1 剂,水煎,早晚分服。

三诊 患者自诉近日有尿频尿痛等症状,门诊查尿常规示:尿胆红素(+),尿胆原(+),尿蛋白(+),尿隐血(++++),尿白细胞(++),提示泌尿道感染。腹部右胁肋不适,乏力,腰膝酸软,胃纳可,夜寐安,大便可。舌淡红苔薄白,脉弦滑。考虑可能为肝主疏泄功能失常,导致气滞不畅,继而引起诸症,同时久病可能损伤肝肾,引起肝肾不足。治宜行气解郁化湿,兼补益肝肾。

[方药] 柴胡 9 g,茯苓 15 g,薏苡仁 15 g,生山楂 9 g,鸡内金 9 g,黄芩 9 g,垂盆草 15 g,鸡骨草 15 g,苦参 9 g,虎杖 9 g,大火草 3 g,怀牛膝 12 g,杜仲 9 g,川续断 9 g,黄柏 9 g,车前草 15 g,葛根 9 g,灵芝 9 g,鳖甲 3 g,龟甲 3 g,龙葵 9 g,半枝莲 15 g,藤梨根 15 g,生甘草 6 g,萹蓄 9 g,瞿麦 9 g。

14 剂。每日 1 剂,水煎,早晚分服。

四诊 患者诉胃脘部轻微不适,右胁肋不适时有,乏力,腰酸,尿频尿痛稍好转,尿常规未见异常,HBV-DNA 高灵敏度检测<20 U/ml。胃纳可,夜寐安,大便干。舌红,苔薄白,脉弦。证属胁痛病(湿热内蕴)。治拟清热利湿行气,兼以补益肝肾。

[方药] 柴胡 9 g,茯苓 15 g,薏苡仁 15 g,生山楂 9 g,鸡内金 9 g,黄芩 9 g,垂盆草 15 g,鸡骨草 15 g,苦参 9 g,虎杖 9 g,大火草 3 g,怀牛膝 12 g,杜仲 9 g,川续断 9 g,黄柏 9 g,车前草 15 g,葛根 9 g,灵芝 9 g,鳖甲 3 g,龟甲 3 g,龙葵 9 g,半枝莲 15 g,藤梨根 15 g,生甘草 6 g,萹蓄 9 g,瞿麦 9 g,生大黄 3 g。

14 剂。每日 1 剂,水煎,早晚分服。

【按】西医学认为肝硬化多由肝炎、饮酒等多种因素长期作用于肝脏而引起的肝脏慢性、进行性、弥漫性损伤。肝硬化患者出现腹水,多见于疾病的中晚期,此时已处于肝硬化的失代偿期。本病属于传统医学中"鼓胀""积聚""胁痛"等范畴,《灵枢·水胀》记载:"鼓胀何如? 岐伯曰:腹胀身皆大,大与肤胀等也,色苍黄,腹筋起,此其候也。"并出"鸡矢醴"方治之。《理瀹骈文》认为"气虚不能制水鼓胀",喻嘉言将其概括为"胀亦不外水裹、气结、血瘀"。中医认为鼓胀多以肝脾受损,疏泄运化失常,气血相互交阻致水气内停,以腹胀大如鼓、皮色苍黄、脉络暴露为主要临床表现。肝主疏泄,脾主统血主运化,两者相互依赖,相互影响。肝病可以传脾,脾病也会影响肝,肝脾俱损,疏泄运化功能失常,气血凝滞,清浊相混,致气、血、水停于腹中。若病久及肾,肾开阖失司,气化不利,水湿不化,结于腹中,聚而成水。

肝主一身之气机,气滞则水停,导致水饮停聚而中阻。肝属木,主升发,此案为肝之气机升降失常,水饮内停而致胁痛。《内经》有"虚则腹满""肾病者,腹大"等记载,认为其主要与肝、脾、肾三脏病变关系密切。疾病初起以实证为主,后期多属本虚标实,以虚为主,治疗则应本虚标实兼顾。邢练军在治疗上采用攻补兼施的原则,初期以清热利湿行气为主,使气行则水行,水饮化则胁痛止。《诸病源候论》认为"水病无不由脾肾虚所为。脾肾虚则水妄行,盈溢皮肤而令身体肿满",因此在疾病后期又兼以补肝肾健脾。方中柴胡和解退热,疏肝解郁,使其上通下疏,肝气得以调达,为疏肝之要药。《素问·至真要大论篇》言:"诸湿肿满,皆属于脾。"茯苓淡渗利湿,健脾安神;薏苡仁清利湿热,健脾补肺。茯苓偏于健脾,薏苡仁偏于利水,两者共用健脾和胃,淡渗利湿,补泻并行。现代药理学研究证明,鸡骨草具有保肝作用,能清热利湿,疏肝止痛,治疗急慢性肝炎、肝硬化腹水等;垂盆草能够清热解毒,利湿,对于急慢性肝炎具有一定疗效。两者相辅相成,清热解毒之效更甚。苦参能"养肝胆气,安五脏,定志益精,利九窍,除伏热肠辟",能够清热燥湿。黄芩苦寒,能清热燥湿,泻火解毒,止血安胎,与柴胡配伍,升清降浊,调和表里,和解少阳,既可调节肝胆之气机,又能清泻内蕴之湿热。以上诸药配伍山楂、鸡内金,共奏疏肝健脾、清热利湿解毒之效,为邢练军治疗各种急慢性肝炎的基础方。灵芝能够益气强壮,养心安神,《全国中草药汇编》及临床报道发现其具有良好的治疗肝炎的作用。龙葵、半枝莲清热解毒,活血消肿,可用于水肿、腹水,"腹皮性轻浮,散无形之滞气",与泽泻、猪苓同用,利水渗湿,泻热通淋。《本草正义》中记载:"泽泻气味淡泊,而体质又轻,故最善渗泄水道,专能通行小便。"湿为阴邪,其性重浊黏腻,易阻碍气机,气机阻滞,又使湿邪不得运化,故方中又佐以行气之乌药、连翘,使气行则湿化。又恐祛湿药或清热药温燥太过,耗伤阴津,因此选用生地、赤芍、鳖甲、龟甲等药滋阴清热,软坚散结。患者后期又出现尿频、尿痛等症状,故在前方的基础上进行加减,选用萹蓄、瞿麦利尿通淋。恐病久及肾,辅以怀牛膝、杜仲、川续断补益肝肾。纵观全方,既能清热利湿行气以治标,又能补肝肾,健脾胃以治本,做到了标本兼顾,并获得良好的治疗效果。

案2　积聚(肝肿瘤)

王某,男,68岁,退休。2015年8月27日初诊。

[主诉] 肝肿瘤病史3年,伴反复肺部感染1周。

[现病史] 患者有乙型病毒性肝炎肝硬化病史,后发展为肝癌,在中山医院行介入手术后,服小剂量甲苯磺酸索拉非尼片,因乏力明显,肝功能STB、ALT、AST升高而停药,并伴有反复低热,既往有慢性阻塞性肺疾病。2015年8月27日于龙华医院就诊。刻下:肝区胀痛,乏力,纳差,口苦,寐不安,二便正常。体检:神清,皮肤黏膜无明显黄染,全身淋巴结未触及肿大,肝脾未触及,腹软无压痛、反跳痛。舌质淡胖,苔稍黄腻,脉弦。

［中医诊断］积聚(肝肾亏虚,正虚瘀结)。

［西医诊断］肝恶性肿瘤。

［治则治法］补益肝肾,活血化瘀。

［方药］柴胡 6 g,茯苓 9 g,薏苡仁 9 g,丹参 9 g,生山楂 9 g,鸡内金 9 g,黄芩 9 g,垂盆草 15 g,鸡骨草 15 g,苦参 9 g,生地 9 g,赤芍 9 g,金钱草 15 g,茵陈 15 g,龙葵 9 g,半枝莲 15 g,藤梨根 15 g,怀牛膝 9 g,杜仲 9 g,川续断 9 g,灵芝 9 g,黄精 9 g,葛根 9 g,淡竹叶 6 g,大腹皮 15 g,泽泻 15 g。

14 剂。每日 1 剂,水煎,早晚分服。

同时服用参丹散结胶囊,茵栀黄颗粒,茵三硫片。

二诊 患者肝功能尚可,胁痛、乏力等症状均较之前减轻,胃纳、精神可。体检尚可,舌红苔薄白,脉弦。考虑患者出现阴虚症状。治以滋补肝肾,兼以养阴清热解毒。

［方药］柴胡 6 g,茯苓 9 g,薏苡仁 9 g,丹参 9 g,生山楂 9 g,鸡内金 9 g,黄芩 9 g,垂盆草 15 g,鸡骨草 15 g,苦参 9 g,生地 9 g,赤芍 9 g,炒白术 9 g,怀山药 9 g,藤梨根 15 g,茵陈 15 g,鳖甲 3 g,灵芝 9 g,黄精 9 g,生甘草 6 g,生黄芪 9 g,泽泻 15 g,金钱草 15 g。

14 剂。每日 1 剂,水煎,早晚分服。

随访肝功能。

三诊 患者服中药治疗 1 年,无明显不适,轻度嗜睡,咳嗽,素有痰饮,近加外感,其余一般情况尚可。查 HBV - DNA 小于最低检测值,舌质淡红,苔薄白腻,脉弦数。为久病肝肾亏虚,邪毒久滞。治宜补肝益肾健脾,兼活血化湿解毒。又由于患者出现咳嗽等肺系疾病症状,故辅以少量降气化痰止咳之药。

［方药］柴胡 9 g,茯苓 15 g,薏苡仁 15 g,丹参 9 g,陈皮 6 g,姜半夏 6 g,黄芩 9 g,垂盆草 15 g,鸡骨草 15 g,苦参 9 g,炒白术 15 g,怀山药 15 g,车前草 15 g,白前 9 g,鲜石斛 9 g,前胡 9 g,杏仁 9 g,鱼腥草 15 g,大腹皮 15 g,泽泻 15 g,猪苓 15 g,怀牛膝 9 g,杜仲 9 g,葛根 9 g,生甘草 6 g,金钱草 15 g,茵陈 15 g,龙葵 9 g,半枝莲 15 g,藤梨根 15 g,鳖甲 9 g,龟甲 9 g。

14 剂。每日 1 剂,水煎,早晚分服。

治疗效果:诸症减轻,目前症状平缓。

【按】积聚多由于正气亏虚,脏腑失和,气滞、血瘀、痰浊蕴结于腹内所致。患者既往有乙型病毒性肝炎肝硬化病史,后发展为肿瘤,同时又伴有长期反复咳嗽、咳痰,日久不愈,由气虚发展为阳虚,甚则阴阳两虚,肝肺肾俱损。《素问·六微旨大论篇》曰:"出入废则神机化灭,升降息则气立孤危……是以升降出入,无器不有。"肺主宣发肃降应秋气,其气以下降为顺,肝主升发应春气,其气以上升为顺,肝肺二脏共同调节人体的气机,既相互制约，又相互为用。《内经》提出"诸病皆可从肝论治"，强调五脏六腑，肝最为要，内伤杂病，肝脏首当其冲。肾是人体先天之本，各个脏腑的病变日久都会伤肾，所谓"五脏之伤，穷必及肾"，肾藏精，肝藏血，肝肾同源，邢练军认为肝病日久及肾，疾病后期又多发展为肝肾两虚，精血不足，临床表现为头晕，肝区隐痛，腰膝酸软，乏力，舌质红或偏黯，苔薄白腻或黄腻，脉弦细。若精血亏虚日久，常致脉络瘀阻，则见面色晦黯，蜘蛛痣，肝掌，肝脾肿大质硬，故邢练军在临证中常以补肾活血法为原则，在补益肝肾的基础上，加用活血化瘀药。前者多选用怀牛膝、杜仲、续断、枸杞子、生地、鳖甲、菊花、怀山药、淫羊藿等，后者可选丹参、赤芍等药。邢练军认为补肾活血法能改善肝脏微循环和门静脉高压，保护肝细胞，改善肝功能，与传统医学中的乙癸同源有异曲同工之妙，能补虚攻实，标本兼顾，故在临证中经常用到。

全方以疏肝解郁之柴胡、健脾化湿之茯苓、薏苡仁及清热解毒之垂盆草、鸡骨草为基础方，重在治肝，兼顾肺脾肾的治疗。方中生地、赤芍合用，滋阴清热凉血。金钱草能清热解毒，活血散瘀，消肿止痛，利尿排石，临床多用于胆囊炎、黄疸、肝炎等疾病。藤梨根，即猕猴桃根，现代药理学研究发现其含猕猴桃多糖复合物及丰富的抗坏血酸，具有抗肿瘤作用以及治疗急性肝炎。《陕西中草药》中提到藤梨根能"清热解毒，活血消肿，健胃催乳，抗癌。主治创疖、瘰疬，消化不良，乳汁不足，癌肿"，与龙葵、半枝莲配伍，清热解毒，对肿瘤具有良好疗效。鳖甲、龟甲软坚散结，能改善肝脾肿大的症状，同时能促进水液运行。白前、前胡、杏仁、鱼腥草降气化痰、宣肺止咳，由于患者体质多虚，则配伍怀牛膝、杜仲补益肝肾，使正气充足。诸药合用，主次有别，相辅相成，既能疏肝健脾、补益肝肾，同时也能补益肺气，兼清湿热、虚热，从而达到一定的治疗效果。

案 3　胁痛病（慢性乙型病毒性肝炎）

徐某，男，60 岁，退休。2015 年 4 月 8 日初诊。

[主诉] 乏力，胁痛 1 周。

[现病史] 患者慢性乙型病毒性肝炎史伴糖尿病史。2014 年 1 月 13 日查 HBV-DNA $6.2×10^6$ U/ml，肝功能示 ALT 13 U/L、AST 91 U/L，予中成药五酯胶囊联合中药治疗，未予抗病毒治疗。2014 年 3 月 27 日查肝功能：ALT 35 U/L，AST 78 U/L，血糖 6.4 mmol/L，予拉米夫定抗病毒治疗，并长期口服中药。2015 年 4 月 8 日，门诊检查显示：HBV-DNA＜500 U/ml，HBeAb（＋），HBcAb（＋），其余皆阴性，Alb 49.6 g/L，ALT 与 AST 皆为 20 U/L，血糖 7.52 mmol/L。刻下：肝区胀痛，劳累后胁痛加剧，乏力，腰膝酸软，纳差，口苦口干，夜寐不安，神清，精神可，皮肤及巩膜无明显黄染，全身淋巴结未触及肿大，肝脾未触及，腹软无压痛、反跳痛。舌红苔黄腻，脉弦滑数。

［中医诊断］胁痛病（肝肾阴亏，兼湿热蕴结）。

［西医诊断］慢性乙型病毒性肝炎。

［治则治法］养阴柔肝，清热化湿。

［方药］柴胡6g，茯苓9g，薏苡仁9g，丹参9g，生山楂9g，黄芩9g，垂盆草15g，鸡骨草15g，苦参9g，虎杖9g，连翘9g，玉竹9g，龙葵9g，半枝莲15g，麦冬9g，枸杞子9g，制香附9g，生甘草6g，葛根9g，淡竹叶9g。

14剂。每日1剂，水煎，早晚分服。

二诊　患者胁痛、乏力等诸症均较之前减轻，纳增，寐安，但口干仍较明显。查肝功能：Alb 48.4 g/L，ALT 21 U/L，AST 28 U/L，舌红苔黄，脉弦。考虑患者可能湿热未化，故又在上方基础上进行加减。治以滋阴清热除湿。同时补益肝肾。

［方药］柴胡6g，茯苓9g，薏苡仁9g，丹参9g，生山楂9g，鸡内金9g，黄芩9g，垂盆草15g，鸡骨草15g，苦参9g，生地9g，赤芍9g，怀牛膝9g，杜仲9g，川续断9g，玉竹9g，麦冬9g，灵芝9g，黄精9g，生甘草6g，葛根9g，淡竹叶9g。

14剂。每日1剂，水煎，早晚分服。

三诊　患者服中药治疗1年，一般情况都尚可，无明显不适。查HBV-DNA小于最低检测值，舌质淡红苔薄白，脉弦。久病肝肾亏虚，阴虚较为明显，同时伴有脾失健运，故治疗以补益肝肾，滋阴清热，健脾助运为主。

［方药］柴胡9g，茯苓15g，薏苡仁15g，丹参9g，生山楂9g，鸡内金15g，黄芩9g，垂盆草15g，鸡骨草15g，苦参9g，生地9g，赤芍9g，灵芝9g，黄精9g，天冬9g，麦冬9g，鲜石斛9g，怀牛膝9g，杜仲9g，川续断9g，鳖甲9g，龟甲9g，生甘草6g，玉竹9g，酸枣仁9g，枸杞子9g，菊花6g。

14剂。每日1剂，水煎，早晚分服。

［治疗效果］诸症减轻，病毒转阴。

【按】肝为刚脏，体阴而用阳，主疏泄，调畅一身之气机，喜调达而恶抑郁，能助精血津液运行输布、脾胃之气升降畅达及情志舒畅。《血证论》提出："木之性主于疏泄，食气入胃，全赖肝木之气以疏泄之，而水谷乃化。"邪郁于肝，肝气失疏，脾失健运，可见肝区胀痛，胃脘胀闷，纳差，倦怠乏力，夜寐不安，治疗当以疏肝健脾为主。《医宗必读》云："初者，病邪初起，正气尚强，邪气尚浅，则任受攻；中者，受病渐久，邪气较深，正气较弱，任受且攻且补；末者，病魔经久，邪气侵凌，正气消残，则任受补。"因此邢练军在治疗中始终重视扶助正气，攻补兼施。本例患者不仅肝病日久，且伴有消渴症状。《素灵微蕴》曰："消渴之病则独责肝木而不责肺金。"《灵枢》云："肝脆则善病消瘅、易伤。"因此肝失疏泄可能引发情志病变，肝郁化火则上灼肺阴，发为上消；肝火中灼胃阴致胃热炽盛或因肝郁气滞引发肝、脾、胃气机不利而致消谷善饥,发为中消;下灼肾水或耗伤肾精致溲且甘,发为下消。可见消渴与肝脏病变密切相关,治疗也应充分考虑两者的联系,在疏肝健脾、滋补肝肾的同时,也同时应用清热润燥、养阴生津类中药,辨证施治,以达到理想的治疗效果。

患者湿热蕴结于肝脾,又见肝肾阴虚,虚中夹实。邢练军在补养肝阴,养血柔肝的同时兼以健脾益胃,扶土抑木。养阴清热以枸杞子、麦冬、玉竹、黄精、鳖甲、龟甲、生地、石斛等药为主,在疏泄的同时注意顾护阴液。"见肝之病,当先实脾""脾为后天之本",调理脾胃亦至关重要,故配伍茯苓、薏苡仁、黄精、生山楂、鸡内金等健脾药,"实脾"以治肝病,怀牛膝、杜仲、续断补益肝肾,兼以淡竹叶、苦参、黄芩、垂盆草、鸡骨草清热解毒化湿。诸药皆较平和,且标本兼治,使邪去正自安,正气逐渐充实,病情趋于稳定。

案4 鼓胀(重型肝炎,乙型病毒性肝炎后肝硬化)

周某,男,34岁。2016年9月7日初诊。

[主诉]右胁肋不适1年余,加重2周。

[现病史]患者乙型病毒性肝炎病史10余年,未予系统治疗。2015年4月患者因右胁肋不适前往龙华医院就诊,查HBV-DNA 5.73×10^7 U/ml,遂服用拉米夫定抗病毒治疗,后定期复查肝功能基本正常,HBV-DNA 5.73×10^3 U/ml左右(具体报告未见)。2周前患者自觉右胁肋疼痛,小便色黄,前往龙华医院查B超示:慢性肝病,右肾结石,前列腺增生伴钙化,胆囊壁增厚,胰腺、脾脏、左肾膀胱、双侧精囊未见明显异常,双侧肾上腺区域未见明显肿大,双侧输尿管未见明显扩张。经治疗后(具体治疗不详),症状未好转,故患者8月底前往中山医院青浦分院就诊,查血常规:单核细胞百分比11.2%,PLT 82×10^9/L;肝肾功能、电解质:STB 52 μmol/L,CB 14 μmol/L,ALT 1021 U/L,AST 750 U/L,Cr 61 μmol/L;尿常规:白细胞(±)、亚硝酸盐阳性,尿酮体(±),尿胆原(++),尿胆红素(++)。遂住院治疗,查血常规:血小板 84×10^9/L;粪常规:隐血弱阳性;乙型病毒性肝炎两对半:HbsAg 250 S/CO,HbsAb 0.00 S/CO,HbeAg 9.31 S/CO,HbeAb 1.09 S/CO,HbcAb 10.22 S/CO;肝肾功能、电解质:STB 77 μmol/L,直接胆红素 46.4 μmol/L,间接胆红素 30.6 μmol/L,总蛋白 55 g/L,Alb 34 g/L,ALT 1 274 U/L,AST 873 U/L,Cr 53 μmol/L;肿瘤标志物:AFP 15.69 ng/ml,HBV-DNA 5.91×10^7 U/ml;腹部CT:肝硬化表现,腹水,右肾结石,双侧肾前筋膜增厚。予乙酰半胱氨酸、复方甘草酸苷保肝,丁二磺酸腺苷蛋氨酸退黄,拉米夫定抗病毒等治疗后,未见明显好转。刻下:右胁肋疼痛,体温升高至38.5℃,恶心,纳少,乏力,身目俱黄,小便少、色黄,大便尚可,夜寐尚可。查体:面色萎黄,全身皮肤巩膜黄染,肝掌(一),蜘蛛痣(一)。舌红,苔白,脉弦。

[中医诊断]黄疸病(气滞血瘀)。

[西医诊断] 重型肝炎,乙型病毒性肝炎后肝硬化。

[治则治法] 清热解毒退黄。

[方药] 柴胡 9 g,茯苓 15 g,薏苡仁 15 g,陈皮 6 g,姜半夏 6 g,黄芩 9 g,垂盆草 15 g,鸡骨草 15 g,金钱草 15 g,茵陈 15 g,车前草 15 g,大黄 3 g,生地 9 g,赤芍 9 g,生甘草 6 g。

14 剂。患者自诉症状改善不明显。

二诊 上方加用紫花地丁 9 g、败酱草 15 g、红藤 9 g、牡丹皮 6 g、小蓟炭 15 g,服用 2 周,患者右胁肋疼痛较前好转,仍有体温升高,恶心减轻,纳一般,乏力仍有,身目黄染较前减轻,小便少、色黄,大便尚可,夜寐尚可。查体:面色萎黄,全身皮肤巩膜黄染,肝掌(-),蜘蛛痣(-)。舌红,苔白,脉弦。查血:ALT 282 U/L,AST 181 U/L,STB 53.40 μmol/L。舌红,苔白,脉弦。

三诊 继予上方服用 4 周。患者右胁肋疼痛基本消失,体温平,无恶心,纳一般,乏力仍有,身目轻度黄染,小便少、色黄,大便尚可,夜寐尚可。查体:面色黄,全身皮肤巩膜黄染,肝掌(-),蜘蛛痣(-)。舌红,苔白,脉弦。查血:ALT 79 U/L,AST 82 U/L,STB 30 μmol/L。舌红,苔白,脉弦。

四诊 治拟行气健脾,解毒利湿退黄。

[方药] 柴胡 9 g,茯苓 12 g,薏苡仁 9 g,生山楂 15 g,鸡内金 15 g,陈皮 6 g,半夏 6 g,金钱草 12 g,茵陈 12 g,车前草 12 g,生地 9 g,赤芍 9 g,制大黄 9 g,六曲 15 g,谷芽 15 g,生甘草 6 g,大腹皮 12 g,泽泻 15 g。

[治疗效果] 服用 3 周,患者症状基本消失,皮肤及巩膜黄染消失,查肝功能恢复正常。

【按】本证是由慢性肝炎急性发作,久治不愈迁延而来。《临证指南医案》有云:"黄疸,身黄、目黄、溺黄之谓也。病以湿得之,有阴有阳,在腑在脏。阳黄之作,湿从火化,瘀热在里,胆热液泄,与胃之浊气共并,上不得越,下不得泄,熏蒸遏郁,侵于肺则身目俱黄,热流膀胱,溺色为之变赤,黄如橘子色。阳主明,治在胃,阴黄之作,湿从寒水,脾阳不能化热,胆液为湿所阻,渍于脾,浸淫肌肉,溢于皮肤,色如熏黄,阴主晦,治在脾……"综合患者症状来看,本证属于黄疸中的阳黄,肝病日久,肝气郁结,气行不畅,导致胆汁淤积,蔓延全身,致皮肤及巩膜发黄;气聚化而为热;而气行不畅,可致水湿内蕴,又加重黄疸。《景岳全书》曰:"阳黄证,因湿多成热,热则生黄,此即所谓湿热证也。然其证必有身热,有烦渴,或躁扰不宁,或消谷善饥,或小水热痛赤涩,或大便秘结,其脉必洪滑有力。此证不拘表里,或风湿外感,或酒食内伤,皆能致之。但察其元气尚强,脾胃无损,而湿热果盛者,直宜清火邪,利小便,湿热去而黄自退,治此者本无难也。"初诊重在清热利湿退黄,茵陈汤为底,但是效果不明显,加用紫花地丁、败酱草、红藤等清热解毒药,致黄退热解。四诊患者症情好转,但肝病日久,传脾致伤,脾胃不和,后天失养,精微无所化,致纳差、乏力等。所以此时,继续清热解毒、利湿退黄的同时,兼顾调理脾胃。虽然此时虚证明显,但邢练军没有用补益之药,而是通过健脾利湿之品调补后天。因为正邪未祛,再用补益之品可助邪气缠体,难以祛除。

案5 慢性肝炎

张某,女,49岁。2015年2月26日初诊。

[主诉] 乏力1年余,加重伴右胁肋不适1周。

[现病史] 患者1年前无明显诱因下出现乏力,双下肢酸软。查肝功能示:ALT、AST升高(未见报告)。(2014年9月27日)中山医院青浦分院肝功能示:ALT、AST、STB正常,(2014年10月4日)朱家角人民医院B超示:慢性肝病图像,肝脏建议进一步检查。后长期中医药保肝降酶治疗。1周前患者自觉右胁肋不适加重,乏力。(2015年2月16日)朱家角人民医院肝功能示:ALT 165 U/L,AST 233.0 U/L,γ-GT 171 U/L。有抑郁症病史,平素服用阿立哌、氯硝西泮等。既往无肝炎、血吸虫等肝炎病史。刻下:患者右胁肋不适时有,乏力,口苦,恶心欲吐,胃纳差,二便可,夜寐差。舌红,苔白,脉弦细。

[中医诊断] 胁痛(肝郁脾虚,湿热蕴结)。

[西医诊断] 慢性肝炎。

[治则治法] 疏肝解郁,补脾益气,清热散结。

[方药] 柴胡6g,茯苓15g,薏苡仁9g,丹参9g,鸡内金9g,黄芩9g,垂盆草15g,鸡骨草15g,苦参9g,藿香9g,佩兰9g,车前草15g,生大黄3g,龙葵9g,半枝莲15g,连翘9g,牛膝15g,杜仲9g,川续断9g,生甘草6g,木香6g,砂仁3g。

并嘱长期服用生血之中成药,以养血柔肝;同时嘱患者及家属保持患者心情舒畅。

二诊 服药半月后,患者自觉右胁肋不适仍有,但乏力及口苦症状好转。恶心呕吐较前稍有好转,胃纳一般,二便可,夜寐稍有好转。舌红,苔白,脉弦。2015年3月12日复查肝功能示ALT 67 U/L,AST 80 U/L,γ-GT 181 U/L。并嘱长期服用生血之中成药,以养血柔肝。治拟疏肝解郁,行气祛湿,清热散结。

[方药] 柴胡6g,茯苓9g,薏苡仁9g,丹参9g,生山楂9g,黄芩9g,垂盆草15g,鸡骨草15g,苦参9g,藿香9g,佩兰9g,虎杖9g,葛根9g,生大黄3g,淡竹叶6g,白术9g,山药9g,香附9g,生甘草6g。

连服2周,嘱患者及家属患者多陪伴患者,使其保持心情通畅。

三诊 2周后,患者自觉右胁肋不适好转,乏力、口苦明显好转,基本无恶心呕吐,胃纳一般,二便可,夜寐较前好转。2015 年 4 月 8 日复查肝功能:ALT 15 U/L,AST 31 U/L,γ-GT 80 U/L。治拟疏肝解郁,补脾行气,清热散结。

[方药]柴胡 6 g,茯苓 9 g,薏苡仁 9 g,丹参 9 g,生山楂 9 g,黄芩 9 g,垂盆草 15 g,鸡骨草 15 g,苦参 9 g,藿香 9 g,佩兰 9 g,虎杖 9 g,葛根 9 g,生大黄 3 g,淡竹叶 6 g,白术 9 g,山药 9 g,香附 9 g,生甘草 6 g,石菖蒲 15 g,郁金 15 g,川厚朴 9 g,枳实 15 g。

连服 1 个月后患者右胁肋不适基本消失,偶有乏力,无口苦,无恶心、呕吐,胃纳尚可,二便可,夜寐一般。舌淡红,苔薄白,脉弦。复查肝功能正常。家属亦反映患者抑郁情况较前明显好转。继服上方 3 个月,巩固症情。

【按】中医学理论认为肝气性喜调达而恶抑郁,肝主疏泄,调畅情志,肝气疏泄,能条畅气机,因而能使人心情舒畅,既无亢奋,也无抑郁。患者抑郁病史多年,累及肝脏,肝气不疏,致肝气郁结于内。肝属木,脾属土,木克土,肝气太过,上升不及,相乘于土,致脾虚湿盛。肝气郁结于内可郁而化火,与湿相合,结于内里。另一方面,肝气郁结不疏,又可导致情志不畅,加重抑郁症的病情。本病患者因长期抑郁状态导致肝气不疏,气机不畅,表现在外即为右胁肋不适,肝功能指标升高;木胜乘土,可见纳差口苦,恶心呕吐,乏力。所以,辨证为肝郁脾虚,湿热蕴结,舌脉均为佐证。因此疏肝解郁贯穿本病的治疗始末,方拟柴胡疏肝散加减。初诊在主方的基础上加入行气祛湿健脾药物,脾胃乃后天之本,湿祛则脾健,气血乃性。初诊见效后,二诊热象明显,加用虎杖、大黄、淡竹叶等清热祛湿药物,兼顾健脾。服药 2 周后,患者肝气得疏,脾气得健,热象得清。乏力口苦、恶心呕吐等症状基本消失。三诊加入石菖蒲、郁金、川厚朴等行气疏肝散结之药,重在疏导郁结之肝气。三诊过后,患者不适之症基本消失,抑郁症也有所缓解,舌淡红,苔薄白,脉弦。再服 3 个月以巩固疗效。正如《丁甘仁医案》注明:"先哲云,肝为刚脏,非柔养不克,胃为阳土,非清通不和。拟进养血柔肝,和胃通经之法,不治心脾,而治肝胃,穷源返本之谋也。第是症属七情,人非太上,尤当怡养和悦,庶使药达病所,即奏肤功。不致缠绵为要耳。"

案 6 积聚(慢性乙型病毒性肝炎,肝肿瘤)

程某,男,61 岁。2015 年 11 月 19 日初诊。

[主诉]右胁肋不适 3 月余。

[现病史]患者乙型病毒性肝炎"小三阳"病史 15 年余,一直服用保肝药物(五脂胶囊、当飞利肝宁等),其间定期病情稳定。2015 年 8 月外院体检 B 超示:肝硬化。给予恩替卡韦 1 粒每日 1 次抗病毒治疗。后出现黑便,并自觉胁肋部不适,腹胀明显,双下肢水肿。查血生化:ALT 434 U/L,AST 75 U/L,STB 17.3 μmol/L,Cr 149 μmol/L,血氨 25.7 μmol/L;凝血功能:D-二聚体 2.15 mg/L,PT 13.9 s,活化部分凝血活酶时间测定

（APTT）35.2 s，HBV - DNA 87.5 U/ml。腹水 B 超：肝弥漫性病变，门静脉、脾静脉增宽，脾肿大，符合肝硬化，胆囊胆汁淤积，腹腔积液。上腹部增强 MRI：肝癌（多发结节型），肝硬化，门脉高压，脾大，右肾多发囊肿，腹腔积液，考虑患者肝恶性肿瘤（肝内多发转移）。刻下：右胁肋不适，腹胀，乏力，口干，胃纳欠佳，夜寐安，黑便每日 1～2 次，成形，小便尚可，夜寐一般。肝掌（＋）。舌质红，苔薄白，脉弦。

〔中医诊断〕胁痛（气滞血瘀，肝肾阴虚）。

〔西医诊断〕慢性乙型病毒性肝炎，肝肿瘤。

〔治则治法〕行气散结，补肾养阴。

〔方药〕柴胡 9 g，茯苓 15 g，薏苡仁 15 g，陈皮 6 g，姜半夏 6 g，生山楂 9 g，鸡内金 15 g，制香附 9 g，六曲 15 g，谷芽 15 g，藿香 9 g，佩兰 9 g，车前草 15 g，灵芝 9 g，黄精 9 g，葛根 9 g，淡竹叶 6 g，生甘草 6 g，仙鹤草 15 g，墨旱莲 15 g，夏枯草 9 g。

二诊　服药 3 周后，患者自觉右胁肋不适稍有好转，腹胀有所减轻，乏力较前缓解，口干仍有，胃纳好转，夜寐安，大便色黄，日行 1～2 次，成形，小便尚可，夜寐一般。肝掌（＋）。舌质红，苔薄白，脉弦。复查肝功能：ALT 28 U/L，AST 61 U/L，γ - GT 244 U/L。查 B 超：少量腹水。治拟行气散结，清热解毒，补肾利水。

〔方药〕柴胡 6 g，茯苓 12 g，薏苡仁 9 g，丹参 9 g，生山楂 15 g，鸡内金 9 g，泽泻 15 g，黄芩 9 g，垂盆草 15 g，鸡骨草 15 g，苦参 9 g，赤芍 9 g，生地 12 g，大腹皮 12 g，大火草 3 g，牛膝 12 g，鲜石斛 9 g，杜仲 9 g，川续断 9 g，葛根 9 g，竹叶 6 g，龙葵 15 g，半枝莲 15 g，藤梨根 15 g，生甘草 6 g，生黄芪 9 g。

三诊　服药 1 个月，患者自觉右胁肋不适好转，偶有腹胀，乏力基本缓解，无口干，胃纳好转，夜寐安，大便色黄，日行 1～2 次，成形，小便尚可，夜寐一般。肝掌（＋）。舌质稍红，苔薄白，脉弦。查 B 超：腹水（－）。查肝功能：ALT 25 U/L，AST 40 U/L，γ - GT 150 U/L。治拟行气散结，清热解毒，补肾养阴。

〔方药〕柴胡 9 g，茯苓 12 g，薏苡仁 9 g，丹参 9 g，生山楂 9 g，鸡内金 15 g，黄芩 9 g，垂盆草 15 g，鸡骨草 15 g，苦参 9 g，虎杖 9 g，金钱草 15 g，茵陈 12 g，鳖甲 6 g，龟甲 6 g，生地 9 g，赤芍 9 g，怀牛膝 12 g，杜仲 12 g，续断 9 g，生甘草 6 g，鲜石斛 9 g，葛根 9 g，车前草 9 g。

服药 1 个月后，患者自觉右胁肋不适基本消失，偶有腹胀，乏力基本缓解，无口干，胃纳好转，夜寐安，大便色黄，日行 1～2 次，成形，小便尚可，夜寐一般。肝掌（＋）。舌质淡红，苔薄白，脉弦。查 B 超：腹水（－）。查肝功能：ATL 30 U/L，AST 38 U/L，γ - GT 42 U/L。

【按】乙型病毒性肝炎后肝硬化属积聚证。《中藏经》有云："积聚、癥瘕、杂虫者，皆五脏六腑真气失而邪气并，遂乃生焉，久之不除也。或积或聚，或癥或瘕，或变为虫，其状各异。有能害人者，有不能害人者，有为病缓者，有为病速者，有疼者，有痒者，有生头足者，有如杯块者，势类不同。盖因内外相感，真邪相犯，气血熏抟，交合而成也。"患者感染外邪，后正气不足，气滞血阻，脉络不和，致瘀血日久，积而成块，其病多在血分，治当行气活血、化瘀散结。气滞不行，导致气虚乏力、腹胀；肝气不疏致右胁肋不适；津液运行不畅，不能上达，导致口干；水湿运行不畅，集聚于内形成腹水。因此本证基础方为柴胡疏肝散，在辨证论治的基础上加用夏枯草、丹参、藿香、佩兰等行气散结；患者肝病日久及肾，肝肾阴虚，加以牛膝、杜仲、川续断、黄精等补益肝肾之精，以葛根、淡竹叶、石斛、鳖甲、龟甲等清热养阴。HBV 感染属中医疫毒范畴，因此，清热解毒一直贯穿治疗始末，要用垂盆草、鸡骨草、仙鹤草等清热解毒。本病为慢性病，没有危重症的出现，因此在治疗中始终辅助正气，攻补兼施。正如《医宗必读》云："初者，病邪初起，正气尚强，邪气尚浅，则任受攻；中者，受病渐久，邪气较深，正气较弱，任受且攻且补；末者，病魔经久，邪气侵凌，正气消残，则任受补。"

参考文献

［1］ 季晓天,周晓虹.从肝论治功能性消化不良的研究进展［J］.湖南中医杂志,2017(6)：191－193.

［2］ 于峥,黄晓华,滕静如,等.肝主疏泄畅情志的理论内涵及临床应用［J］.中医杂志,2013,54(22)：1914－1916.

［3］ 李如辉.从肝体阴用阳看体用范畴在中医学的应用［J］.中国中医基础医学杂志,2002(3)：4－5.

［4］ 周强,张声生.论调肝十五法［J］.中医杂志,2015(19)：1648－1650.

［5］ 李秀.《脾胃论》治疗肝与脾胃内在关系学术思想探析［J］.世界最新医学信息文摘,2015(15)：77－78.

［6］ 何文彬.《内经》情志致病理论及对后世的影响［J］.浙江中医学院学报,2000(5)：18－19.

［7］ 谢萍,姜海燕,温海莹,等.情志因素与妇科疾病相关性的探讨［J］.山东中医杂志,2007(12)：503－504.

［8］ 于宁,张银柱,车轶文,等."肝主疏泄"概念的演进［J］.中国中医基础医学杂志,2014,20(1)：9－10,22.

［9］ 黄韬,唐文超,安圣海,等.170例失眠症患者病机特点分析［J］.江西中医药,2009(8)：49－50.

［10］ 王少丽,朱进忠.肝脏学说的提出与发展［J］.中华中医药杂志,2005(10)：624－625.

［11］ 张征波,薛博瑜.从"湿毒瘀"谈肝病黄疸病因病机［J］.辽宁中医药大学学报,2010(12)：131－132.

［12］ 刘长平.试论肝与心主血脉的关系［J］.天津中医学院学报,1997(3)：3－4.

［13］ 金延强,张伟.从肝肺相关论治胸闷变异性哮喘［J］.成都中医药大学学报,2015,38(3)：66－68.

［14］ 张全明.从肝论治脾病［J］.实用中医内科杂志,2014,28(2)：67－69.

［15］ 权觉武.肝与肾同为水火之宅初探［J］.陕西中医,2006(2)：256－257.

［16］岳广欣，黄启福，陈家旭，等.七情发生与五脏功能调节［J］.中华中医药杂志，2007 (9)：585－588.

［17］郑勇飞，张国梁，徐经世.徐经世教授论治肝胆病思路浅析［J］.新中医，2012，44(7)：211－213.

［18］王江河，洪慧闻.脂肪肝的中医辨证分析［J］.中国中西医结合杂志，1999(4)：57.

［19］贾慧玲.王国三应用柴胡疏肝散治疗肝胆病症验案举隅［J］.河北中医，2014，36(10)：1450－1451.

［20］戚团结，危北海.危北海“治肝八法”浅析［J］.北京中医药，2012，31(3)：179－182.

［21］李秀玉，李超群，张志敏，等.中药相关性肝损害研究——从理论到临床［J］.转化医学杂志，2015，4(4)：244－249.

［22］王新华.中医基础理论［M］.北京：人民卫生出版社，2010.

［23］赵估.圣济经［M］.北京：人民卫生出版社，1990.

［24］吴崑.黄帝内经素问吴注［M］.济南：山东科学技术出版社，1984.

［25］张志聪.黄帝内经素问集注［M］.上海：上海科学技术出版社，1980.

［26］李志庸.张景岳医学全书［M］.北京：中国中医药出版社，1999.

［27］包来发.李中梓医学全书［M］.北京：中国中医药出版社，1999.

［28］饶宏孝.“治病求本”探析［J］.浙江中医杂志，1993(1)：77.

［29］沙建飞.治病求本纵横谈［J］.江苏中医，1994，15(3)：35.

［30］刘完素.金元四大家医学全书［M］.天津：天津科学技术出版社，1996.

［31］吴润秋.对《内经》“治病必求于本”的探讨［J］.吉林中医药，1984(4)：43.

［32］刘家义.试论“治病必求于本”［J］.山东中医学院学报，1984，8(4)：19.

［33］童园园，梅晓云.“治病求本”概念讨论［J］.南京中医药大学学报(自然科学版)，2002，18(4)：204－205.

［34］聂金娜.浅析中医体质与疾病相关性［J］.中外医疗，2011(23)：186－187.

［35］王灵台.辨治慢性肝病的临证经验［J］.上海中医药大学学报，2007(4)：1－2.

［36］韩捷.中医辨证论治研究现状和展望［J］.中医药学刊，2005(9)：1657－1659.

［37］王灵台，蒋健，夏德馨.温肾法为主治疗 HBsAg 阳性乙型病毒性肝炎 60 例报告［J］.中医杂志，1985(1)：24－27.

［38］王灵台.辨治慢性肝病的临证经验［J］.上海中医药大学学报，2007(4)：1－2.

［39］张雯，郑宜南，张云鹏.张云鹏治疗慢性丙型病毒性肝炎经验撷英［J］.上海中医药杂志，2011，45(4)：1－2.

［40］张亚声.辨症察秋毫，投药守宜忌——姚玉兰治疗慢性肝炎的经验［J］.上海中医药杂

志,1995(4):17-19.

[41] 范兴良,王灵台.王灵台教授论治乙型病毒性肝炎肝硬化经验[J].世界中西医结合杂志,2007(7):380-381.

[42] 王振常,毛德文,黄彬,等.慢性乙型病毒性肝炎中医证型与纤维化指标及肝脏病理的相关性研究[J].辽宁中医杂志,2011(6):1036-1038.

[43] 袁放,宋彬.肝脏疾病的影像学检查技术进展与展望[J].四川医学,2015(5):592-595.

[44] 周晴,杨悦娅,张云鹏.张云鹏解毒为先治疗肝病的临证思辨特点[J].辽宁中医杂志,2010(7):1216-1218.

[45] 游文明.病毒性肝炎的治疗与分析[J].医学信息,2010(4):1092-1093.

[46] 傅晓晴.从八纲辨证的形成看八纲在中医辨证学中的作用与地位[J].中华中医药杂志,2005(3):136-139.

[47] 李国春,陈文垲,梅晓云,等.中医宏观辨证指标量化方法研究探讨[J].中国中医基础医学杂志,2005(9):650-652.

[48] 沈自尹.微观辨证和辨证微观化[J].中医杂志,1986(2):55-57.

[49] 陈家旭,薛飞飞."微观辨证"的产生及其发展[J].中西医结合学报,2005(5):12-16.

[50] 金群.中医分型辨治脂肪肝七十六例[J].江苏中医,1997(8):8-9.

[51] 王灵台,陈建杰,张斌,等.柔肝冲剂抗肝纤维化的临床研究[J].上海中医药杂志,2001(10):7-9.

[52] 许莉华.脂肪肝常见中医证型与彩色多普勒超声形态学、血流动力学及生化指标的关系分析[J].中华中医药学刊,2015,33(8):2024-2026.

[53] 刘树业,段樱,李娴.代谢组学的进展及肝脏代谢组学[J].分子诊断与治疗杂志,2009(3):197-202.

[54] 刘欢,韩涛.代谢组学及其在肝脏疾病研究中的应用进展[J].实用肝脏病杂志,2008(1):59-61.